醫道傳承叢書

干祖望 名譽總主編
王心遠 總主編

第二輯
醫道準繩

脈經

〔晉〕王叔和 撰 〔北宋〕林億等 類次
陳居偉 郭玉晶 校注

學苑出版社

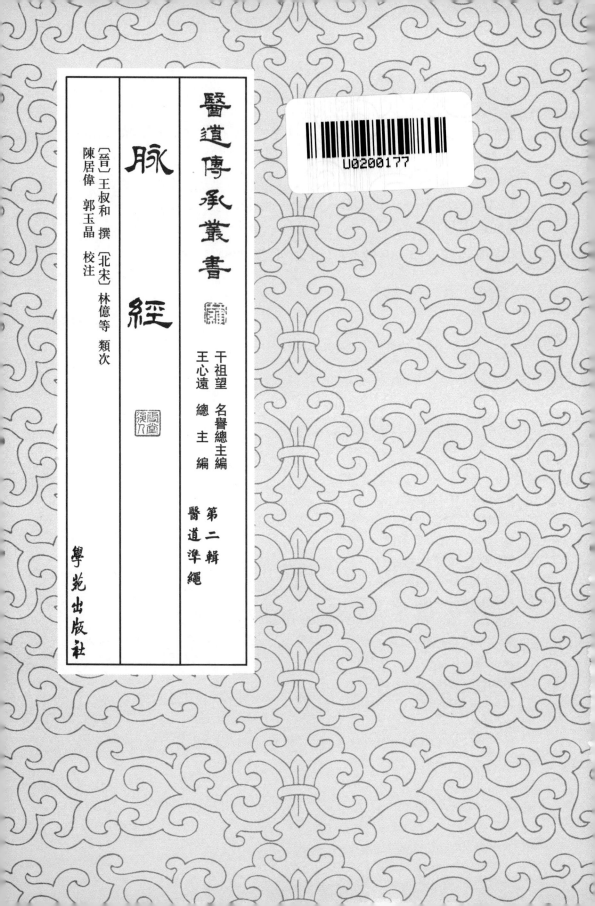

圖書在版編目(CIP)數據

脉經/(晉)王叔和撰;(北宋)林億等類次;陳居偉,郭玉晶校注. —北京:學苑出版社,2014.3(2018.9 重印)
ISBN 978-7-5077-4180-3

Ⅰ.①脉… Ⅱ.①王…②林…③陳…④郭… Ⅲ.①《脉经》
Ⅳ.①R241.11

中國版本圖書館 CIP 數據核字(2014)第 046447 號

責任編輯:付國英
出版發行:學苑出版社
社　　址:北京市豐臺區南方莊 2 號院 1 號樓
郵政編碼:100079
網　　址:www.book001.com
電子信箱:xueyuanpress@163.com
銷售電話:010-67601101(銷售部)、67603091(總編室)
經　　銷:新華書店
印 刷 廠:保定市彩虹藝雅印刷有限公司
開本尺寸:787×1092　1/16
印　　張:22.5
字　　數:250 千字
印　　數:5001—7000 冊
版　　次:2014 年 9 月第 1 版
印　　次:2018 年 9 月第 3 次印刷
定　　價:69.00 圓

醫道傳承叢書

《醫道傳承叢書》專家顧問委員會（按姓氏筆畫排序）

干祖望 王子瑜 王玉川 孔光一 印會河 朱良春 朱南孫 李今庸 李振華 李 鼎
李濟仁 何 任 余瀛鰲 金世元 周仲瑛 孟景春 胡海牙 馬繼興 馬鬱如 郭子光
唐由之 陸廣莘 陳大啟 陳彤雲 許潤三 張士傑 張志遠 張紹重 張 琪 張舜華
張學文 程莘農 費開揚 賀普仁 路志正 劉士和 劉志明 錢超塵 顏正華 顏德馨

《醫道傳承叢書》編輯委員會

名譽總主編 干祖望
總 主 編 王心遠
副總主編 邱 浩
編 委 王心遠 付國英 李 雲 李順保 邱 浩 姜 燕 陳居偉
陳 輝 趙懷舟 趙 艷

第二輯《醫道准繩》

主 編 邱 浩
編 委 李 雲 邱 浩 尚元勝 尚元藕 陳居偉 趙懷舟 蕭紅艷

總目錄

《醫道傳承叢書》序

醫之道奚起乎？造物以正氣生人，而不能無夭劄疫癘之患，故復假諸物性之相輔相制者，以為補救；而寄權於醫，夭可使壽，弱可使強，病可使痊，困可使起，醫實代天生人，參其功而平其憾者也。

夫醫教者，源自伏羲，流於神農，注於黃帝，行於萬世，合於無窮，本乎大道，法乎自然之理。孔安國序《書》曰：伏羲、神農、黃帝之書，謂之三墳，言大道也。前聖有作，後必有繼而述之者，則其教乃得著於世矣。惟張仲景先師，上承農、軒之理，又廣《湯液》為《傷寒卒病論》十數卷，然後醫方大備，率皆倡明正學，以垂醫統。茲先聖後聖，若合符節。仲師，醫中之聖人也。理不本於《內經》，法未熟乎仲景，縱有偶中，亦非不易矩矱。儒者不能捨至聖之書而求道，醫者豈能外仲師之書以治療。間色亂正，靡音忘倦。醫書充棟汗牛，可以博覽之，以廣見識，知其所長，擇而從之。

醫，大道也！農皇肇起，軒岐繼作，醫聖垂範，薪火不絕。懷志悲憫，不揣鄙陋，集為是編，百衲成文，聖賢遺訓，吾志在焉！凡人知見，終不能免，途窮思返，斬絕意識，直截皈禪，通身汗下，險矣！險矣！尚敢言哉？

《醫道傳承叢書》編委會

《醫道傳承叢書》前言

《醫道傳承叢書》是學習中醫的教程。中醫學有自身的醫學道統、醫宗心要，數千年授受不絕，有一定的學習方法和次第。初學者若無良師指點，則如盲人摸象，學海無舟。編者遵師所教，總結數代老師心傳，根據前輩提煉出的必讀書目，請教中醫文獻老前輩，選擇最佳版本，聘請專人精心校讎，依學習步驟，次第成輯。叢書以學習傳統中醫的啟蒙讀本為開端，繼之以必學經典、各家臨證要籍，最終歸於《易經》，引導讀者進入『醫易大道』的高深境界。

叢書編校過程中，得到中醫界老前輩的全面指導。長期以來，編者通過各種方式求教於他們，師徒授受、臨證帶教、授課講座、耳提面命、電話指導。他們對本叢書的編輯、刊印給予了悉心指導，提出了寶貴的修改意見。三十餘位老先生一致認同：『成為真正的、確有資格的中醫，一定要學好中國傳統文化！首先做人，再言學醫。應以啟蒙讀本如脈訣、藥性、湯頭為開端，基本功要紮實；經典是根基，繼之以必學的中醫四大經典；各家臨證要籍、醫案等開拓眼界，充實、完善自己師承的醫學理論體系。趁著年輕，基礎醫書、經典醫書背熟了，終生受益！』『始終不可脫離臨床，早臨證、多臨證、勤臨證、反復臨證，不斷總結。中醫的生命力在臨床。』幾位老中醫強調：行有餘力，可深入研讀《易經》、《道德經》等。

百歲高齡的國醫大師干祖望老師談到：要成為合格的中醫接班人，需具備『三萬』：『讀萬卷書，行萬里路，肉萬人骨。』並且諄諄告誡中醫學子：『首先必讀陳修園的《醫學三字經》。這本一定要讀！一定讀，非讀不可！對！熟記這一本，基礎紮實了，再讀《內經》、《本草》、《傷寒》，可以重點做讀書筆記。經典讀熟了，要讀「溫病」的書，我臨床上使用「溫病」的方子療效更好。』作為《醫道傳承叢書》名譽總主編，他的理念思路代表了老一代的傳統學醫路徑。

國醫大師鄧鐵濤老先生強調了中醫的繼承就是對中華優秀傳統文化的繼承，中醫學是根植于中華文化、不同於西方現代醫學，臨床上確有療效，獨立自成體系的醫學。仁心仁術，溫故知新，繼承不離本，創新不離宗。

老先生們指出：『夫生者，天地之大德也；醫者，贊天地之生者也。』（《類經圖翼·序》）中醫生生之道的本質就是循生生之理，用生生之術，助生生之氣，達生生之境。還指出：中醫學術博大精深，是為民造福的寶庫。學好中醫一要有悟性，二要有仁心，三要具備傳統文化的功底。只有深入中醫經典，用中醫自身理論指導臨床，才會有好的中醫療效。只有牢固立足中醫傳統，按照中醫學術自身規律發展，中醫才會有蓬勃的生命力。否則，就會名存實亡。

在此，叢書編委會全體成員向諸位老前輩表示誠摯的謝意。

本叢書在編輯、聘請顧問過程中得到北京中醫藥大學圖書館古籍室邱浩老師鼎力支持、大力協助，在此特致鳴謝！感謝書法家羅衛國先生為本叢書題簽（先生系國學大師羅振玉曾孫，愛新覺羅·溥儀外孫，大連市文化促進會副會長，大連墨緣堂文化藝術中心負責人）。

古人廣藏書、精校書是為了苦讀書、得真道。讀醫書的最終目的，在於領悟古人醫學神韻，將之施用於臨床，提高療效，造福蒼生。人命關天，醫書尤其要求文字準確。本套叢書選擇善本精校，豎版、繁體字排印，力求獻給讀者原典範本，圍繞臨證實踐，展示傳統中醫學教程的原貌，以求次第引導學習者迅速趣入中醫學正途。學習中醫者手此一編，必能登堂入室，一探玄奧；已通醫術的朋友，亦可置諸案頭，溫故知新，自然終生受益。限於條件，內容有待逐漸豐富，疏漏之処，歡迎大家批評指正。

學習方法和各輯簡介

良師益友，多方請益。勤求古訓，博采眾方。慎思明辨，取法乎上。學而時習，學以致用。大慈惻隱，濟世救人。（道生堂學規）。

古人學醫的基本形式為半日侍診，半日讀書。行醫後還要堅持白天臨証，晚間讀書，終生學習。《朱子讀書法》說：『於中撮其樞要，厘為六條：曰循序漸進，曰熟讀精思，曰虛心涵泳，曰切己體察，曰著緊用力，曰居敬持志。……大抵觀書，先須熟讀，使其言皆若出於吾之口。繼以精思，使其意皆若出於吾之心。然後可以有得爾。』讀書先要誦讀，最好大聲地念，抑揚頓挫地念，能夠吟誦更好。做到眼到、口到、心到，和古人進入心息相通的境界，方可謂讀書入門。叢書大部分採用白文本，不帶註釋，更有利於初學者誦讀原文；特別是四大經典，初學者不宜先看註釋，以防先入為主。書讀百遍，其義自見。在成誦甚至背熟後，文意不明，才可參看各家註釋，或請教師長。

在讀書教程方面，一般分三個學習階段，即基礎課程、經典課程、臨證各家。

第一輯：醫道門徑

本輯對應基礎課程，初學者若不從基礎入手，則難明古經奧旨。

《醫學三字經》是清代以來公認的醫學正統入門書，其內容深入淺出，純正精粹。

《瀕湖脈學》是傳統脈訣代表，脈學心法完備、扼要。

《藥性賦·藥性歌括》，其中《藥性賦》是傳統本草概說，兼取《藥性歌括》，更適於臨證應用。

《醫方集解》之外，又補充了《長沙方歌括》、《金匱方歌括》、《時方歌括》，歌訣便於背誦記憶。經方法度森嚴，劑量及煎服法都很重要！包含了經方劑量、煎服法的歌括，初學者要注意掌握。

第二輯：醫道準繩

本輯對應經典課程。《黃帝內經》（包括《素問》、《靈樞》）、《神農本草經》、《傷寒論》、《金匱要略》、《難經》，為中醫必學經典，乃醫道之根本、萬古不易之準繩。

醫道淵深，玄遠難明，故本輯特編附翼：《太素》《甲乙經》《難經集注》《脈經》等，詳為校注，供進一步研習中醫四大經典之用。

第三輯：醫道圓機

本輯首選清代葉、薛、吳、王溫病四大家著作，以為圓機活法之代表，尤切當今實用。歷代各家著作，日後將擇期陸續刊印。明末清初大醫尊經崇原，遂有清代溫病學說興起。各家學說、臨證各科均為經典的靈活運用，在學習了經典之後，才能融會貫通，悟出圓機活法。

第四輯：醫道溯源

本輯對應醫道根源、醫家修身課程。

《易經》乃中華文化之淵藪，『醫易相通，理無二致，可以醫而不知易乎？』（《類經附翼》）

《黃帝內經》夙尚『恬淡虛無，真氣從之；精神內守，病安從來』之旨；《道德經》一本『道法自然』、『清靜為天下正』之宗，宗旨一貫，為學醫者修身之書。

《漢書·五行志》：『《易》曰：「天垂象，見吉凶，聖人象之；河出圖，雒出書，聖人則之。」劉歆以為虙羲氏繼天而王，受《河圖》，則而畫之，八卦是也；禹治洪水，賜《雒書》，法而陳之，《洪範》是也。』《尚書·洪範》為『五行』理論之源頭。

隋代蕭吉《五行大義》集隋以前『五行』理論之大成，是研究『五行』理論必讀之書。

繁體字的意義

傳承醫道的中醫原典，採用繁體字則接近古貌，故更為準確。

以《黃帝內經·靈樞·九針十二原》為例：

繁體字版：『知機之道者，不可掛以髮；不知機道，叩之不發。』

簡體字版：『知机之道者，不可挂以发；不知机道，叩之不发。』

《靈樞經》在這裏談到用針守機之重要。邪正之氣各有盛衰之時，其來不可迎，其往不可及。宜補宜瀉，須靜守空中之微，待其良機。當刺之時，如發弩機之速，不可差之毫髮，於邪正往來之際而補瀉之；稍差毫髮則其機頓失。粗工不知機道，敲經按穴，發針失時，補瀉失宜，則血氣盡傷而邪氣不除。簡體字把『髮』、『發』統寫為『发』字，給理解經文造成了障礙。

繁體字版：『方刺之時，必在懸陽，及與兩衛，神屬勿去，知病存亾。』

簡體字版：『方刺之时，必在悬阳，及与两卫，神属勿去，知病存亡。』

『衛』，《甲乙經·卷五第四》《太素·卷二十一》均作『衡』。『陽』『衡』『亾』皆在段玉裁《六書音韻表》古韻第十部陽韻；作『衡』則於韻不協。『衡』作『眉毛』解，《靈樞·论勇第五十》曰：『勇士者，目深以固，長衡直揚。』『兩衡』即『兩眉』，經文的意思是：『准備針刺之時，一定要仔細觀察患者的鼻子與眉毛附近的神彩；全神貫注不離開，由此可以知道疾病的傳變、愈否。』於醫理為通；『衡』又作『眉上』解，《戰國策·中山策》鮑彪注：『衡，眉上。』『兩衡』指『兩眉之上』，於醫理亦通。作『兩衡』則於上下文句醫理難明。故『衛』乃『衡』形近鈔誤之字，若刊印為簡化字『卫』，則難以知曉其當初為『衡』形近致誤。

《醫道傳承叢書》編委會　壬辰正月

校注説明

《脉經》十卷，約成書於西晉太康年間（二八〇至二八九），西晉王叔和（名熙）撰著。王叔和，高平（一説爲今山東濟寧鄒城，一説爲今山西高平）人，曾任太醫令，博通經方，精意切診，以爲脉理精微，其體難辨，在心易了，指下難明，於是撰集岐伯以來諸前賢精論要訣，撰成《脉經》十卷。此書係現存較早的脉學專書，爲後世脉學發展奠定了基礎，具有較高的臨床實踐意義。

一、版本流傳概述

《脉經》現存元天曆三年（一三三〇）廣勤書堂刻本，明萬曆三年（一五七五）福建袁表校徐中行刻本、萬曆二十九年吳勉學校刻《古今醫統正脉全書》本、清代楊守敬影鄰蘇園刊本等六十餘種刻本等。現通行本主要有科技衛生出版社一九五八年影印楊守敬影鄰蘇園本和人民衛生出版社一九五六年影印廣勤書堂刻本（簡稱廣勤堂本，下同）。

北宋熙寧元年（一〇六八）高保衡、尚孫奇、林億等人奉旨點校，鏤版施行；紹聖元年（一〇九四）國子監雕版爲宋刻《脉經》；北宋紹聖三年（一〇九六）對《脉經》進行了第二次刊刻，即以小字重刊；南宋嘉定二年（一二〇九）廣西漕司重刻，由侯官陳孔碩作序；嘉定十年（一二一七）何大任以北宋紹聖小字監本復刊；元泰定四年（一三二七），刊於河南龍興道儒學。

兩宋以降，《脉經》諸傳本主要以何氏刊本系統與龍興刊本兩大系統爲主，其餘刊本皆失傳。屬龍興刊本系統演化的版本主要有：明代由畢玉氏刊行於成化十年（一四七四）的畢玉刊本、袁表刊於萬曆三年（一五七五）的袁表刊本。日本活字本、明沈際飛刊本、清沈禮意刊本、清錢熙祚校本等本爲據袁表刊本重刊。日本的澁江全善及森立之所著《經籍訪古志中》著録懷仙閣所藏舊鈔明成化重雕元泰定刊本、懷仙閣藏萬曆三年袁表校刊本，也屬龍興系統。

由何氏刊本系統演化的版本主要包括：元代廣勤堂刊本，刊於元天曆三年（一三三〇）葉氏廣勤書堂；明代趙府居敬堂刊本。另外明代佚名氏影刻宋本、明刊《醫統正脉》影宋本（是明吳勉學據明代佚名氏影刻本再次影刻成）、清代楊守敬鄰蘇園刊本等諸本屬何氏系統的影本。另外還有明末天啟四年（一六二四）繆希雍刻本屬於其俗刻本。日本的澁江全善及森立之所著《經籍訪古志中》著録聿修堂藏明代模雕宋本也屬何氏系統刊本。

何氏刊本由於更接近宋本原貌，訛誤相對較少。龍興系統刊本從北宋至龍興本先後已復刻四次，難免訛誤較多。

二、内容概要

《脉經》全書共十卷，九十七篇。王氏認爲『脉理精微，其體難辨』，故撰集『岐伯以來至華佗之經論要訣，詳析脉理，陳述脉法，細辨脉象，明其主病，使百病根源各以類相從，聲色證候，治法宜忌，無不賅備，首次從理論的臨床對中醫脉學做了全面系統的總結。其中，卷一主要論述寸、關、尺三部脉位、浮中沉三種脉候，二十四種病脉體象（浮、芤、洪、滑、數、促、弦、緊、沉、革、實、微、色、細、軟、弱、虚、散、緩、遲、結、代、動）及平脉、疾病將瘥和難愈脉候；卷二論述『關前』、『關後』脉象，以及寸口、人迎、神門等部位的脉象變化及所主疾病，寸、關、尺各部脉象主病與治療以及奇經八脉之脉象與主病；卷三主要論述臟腑的平、病、死脉；卷四論述『遍診法』與獨取寸口脉法的各部脉象主病、雜病的各種病脉、各種診虧損病證及訣死生脉候；卷五主要爲輯錄扁鵲和仲景脉法、扁鵲與華佗察色聞聲要訣；卷六主要論述臟腑病機與病證；卷七主要介紹汗、吐、下、溫、灸、刺、火、水等八法的適應證與禁忌證，熱病諸證與死候；卷八論各種雜病的脉證治法；卷九主要闡述婦、兒科諸病的機理、脉證與預後；卷十爲『手檢圖三十一部』，然圖已亡佚，文字亦有殘闕，惟剩論脉的『前、後、左、右、上、下、中央』診法及諸種脉象主病等內容。

《脉經》是我國現存最早的集西晉以前脉學之大成的脉學著作，使脉學獨立分科，奠定了中醫脉學發展的基礎。徐靈胎在《醫學源流論》中說：『王叔和著《脉經》，分門別類，條分縷析，其原本亦《內經》，而漢以後之說一無所遺，其中旨趣，亦不能劃一，使人有所執持，然其匯集群言，使後世有所考見，亦不可少之作也。』此書又被認爲是《傷寒雜》的重要傳本，卷七、卷八、卷九收錄了《傷寒論》及《金匱要略》中除經方外的主要條文內容，並有部分內容不見於現今《傷寒》及《金匱》通行本。《脉經》雖經宋人重排整理，但從其主要內容，仍可看出王氏融內、難、傷寒於一家的學術思想特點。該書卷一至卷六主要論述脉學的理論基礎，卷七至卷十則屬於脉學臨床應用部分。由此，我們可以推測王氏所處時代，已經將內、難等視爲醫學體系中的經典，而傷寒、金匱等則屬於基本的臨床應用範疇，並未將其推到很高的位置。

三、校注説明

本次校注，以清光緒十九年宜都楊守敬鄰蘇園影宋刻本爲底本，以人民衛生出版社一九五六年影印廣勤堂本（後稱廣勤堂本）爲主校本進行校注，以保持鄰蘇園本原貌爲原則，以對校、本校爲主，他校爲輔的方法。他校本中《內經》用京口文成堂本《黄帝內經》（後分別稱《素問》、《靈樞》），傷寒與金匱用趙開美本《傷寒論》、鄧珍本《新編金匱要略方論》（簡稱《金匱》），《難經》以慶安本《難經集注》本（后簡稱《難經》），《針灸甲乙經》用人民衛生出版社一九八四年影印本（後簡稱《甲乙經》）。

在校注中遵循：

（一）保持鄰蘇園本原貌爲主要原則，對於部分漫漶及闕文處據廣勤堂本補，出校記以標示。

（二）對原書用現代標點進行重新句讀。

（三）部分俗體字回改正字，出校記以存異。

（四）底本無誤，校本有誤者不出校。

（五）底本與校本中『則』、『即』、『者』、『之』、『其』、『也』等虛詞之間的不同，不影響文義的不出校。

點校者　二〇一三年十月

楊序①

王叔和《脈經》十卷，《隋志》已著錄，《新唐志》同，而《舊唐志》僅有二卷之本，此宋·林億等所謂好事之家僅有存者。故五代高陽生《脈訣》得而托之。然自熙寧頒布以後，《脈訣》仍自盛行。直至元·戴啟宗爲《刊誤》，始昭然知《脈訣》非叔和書。顧《脈經》雖一刊於熙寧，再刊於紹聖，三刊於廣西漕司，四刊於濠梁何氏，元泰定間又刊於龍興儒學，而傳習者終稀（據諸家敘錄可見）。良以經旨深奧，非貫穿《素》、《靈》、扁、佗者未易領取。明代畢玉、袁表、沈際飛諸本，皆從泰定出，而奪誤尤甚。唯吳勉學《醫統正脈》所收取源於何氏，至今尚有存者。而《四庫提要》乃未收此書，殊不可解。嘉慶間阮文達公始得影鈔何氏本，著於《未收書目》中，惜未翻雕傳世。金山錢氏指海又從袁刻錄入，亦未爲善本。坊間所行，更無論矣。余從日本得宋刻何氏原本，又兼得元、明以來諸本，乃盡發古醫經書與之互相比勘，凡有關經旨者，悉標於簡端，非唯可據諸經證此書，亦可據此書訂諸經。吾宗葆初大令，存心濟世，若不遑及見而亟墨諸版。嗟乎，人命至重，二十四脈判於豪發。俗醫沈、伏、遲、緩之不分，妄逞臆見，率爾下藥，殺人不須白刃，夭折付之天命，而蒼生之禍極矣。此書出，吾願天下之業斯術者，未能洞徹此旨，慎勿漫摻刀圭。

光緒十有九年夏四月宜都楊守敬記於鄰蘇園

① 原書無此標題，爲校注者加。

脉經序

晉太醫令王叔和撰

脉理精微，其體難辨。絃緊浮芤，展轉相類。在心易了，指下難明。謂沈爲伏，則方治永乖，以緩爲遲，則危殆立至。況有數候俱見，異病同脉者乎！夫醫藥爲用，性命所繫。和鵲至妙，猶或加思。仲景明審，亦候形證，一毫有疑，則考校以求驗。故傷寒有承氣之戒，嘔噦發下焦之間，而遺文遠旨，代寡能用，舊經秘述，奥而不售，遂令末學，昧於原本，互①茲偏見，各逞己能，致微痾成膏肓之變滯固，絶振起之望，良有以也。今撰集岐伯以來逮於華佗經論要決，合爲十卷。百病根原②，各以類例相從，聲色證候，靡不該備。其王、阮、傅、戴、吴、葛、呂、張所傳異同，咸悉載録。誠能留心研窮，究其微賾，則可以比蹤古賢，代無夭横矣。

---

① 互：原作斥。廣勤堂本作㸦，按斥、㸦爲「互」之俗字。

② 原：廣勤堂本作「源」。

校定脉經序

臣等承

詔典校古醫經方書，所校讎中《脉經》一部乃王叔和之所撰集也。叔和，西晉高平人，性度沈靖，尤好著述，博通經方，精意診處，洞識脩養之道，其行事具唐·甘伯宗《名醫傳》中。臣等觀其書，敘陰陽表裡，辨三部九候，分人迎、氣口、神門，條十二經、二十四氣、奇經八脉，以舉五藏、六腑、三焦、四時之疴。若網在綱，有條而不紊，使人占外以知內，視死而別生，爲至詳悉，鹹可按用。其文約、其事詳者，獨何哉。蓋其爲書一本《黄帝内經》，間有踈略未盡處而又輔以扁鵲、仲景、元化之法，自餘奇怪異端不經之說一切不取，不如是何以歷數千百年而傳用無毫髮之失乎。又其大較以謂脉理精微，其體難辨，兼有數候俱見，異病同脉之惑，專之指下不可以盡隱伏，而乃廣述形證，虛實詳明，聲色王相，以此參伍，決死生之分，故得十全無一失之繆爲，果不疑然。而自晉室東渡，南北限隔，天下多事，於養生之書實未皇暇。雖好事之家僅有傳者，而承疑習非，將喪道真非夫。

聖人曷爲釐正恭惟。

主上體大舜好生之德，

玩神禹敘極之文，

推錫福之良心，

鑒慎疾之深意，出是古書，俾從新定。臣等各殫所學，博求衆長，據經爲斷，去取非私。大抵世之傳授不一，其別有三，有以隋·巢元方時行病源爲第十卷者，考其時而繆自破。有以第五分上、下卷而撮諸篇之文別增篇目者，推其本文而義無取稽。是二者均之未覩厥真，各秘其所藏。而今則考以《素問》、《九墟》、《靈樞》、《太素》、《難經》、《甲乙》、仲景之書，並《千金方》及《翼》說脉之篇以校之，除去重復，補其脱漏，其篇第亦頗爲改易，使以類相從，仍舊爲一十卷，摠九十七篇，施之於人，俾披卷者足以占外以知内，視死而別生，無待飲上池之水矣。國子博士臣高保衡、尚書屯田郎中臣孫奇光、光祿卿直秘閣臣林億等謹上

目錄

脉經卷第一

脉經卷第五

脉經卷第六

脉經卷第七……一三九

脉經卷第八……二三三

① 賁豚：《靈樞》、《傷寒論》、《金匱方論》作「奔豚」，下同。

脉經卷第一

朝散大夫守光祿卿直秘閣判登聞檢院上護軍臣林億等類次

脉形狀指下秘決第一 二十四種

浮脉，舉之有餘，按之不足。浮於手下。

芤脉，浮大而軟，按之中央空，兩邊實。一曰手下無，兩傍有。

洪脉，極大在指下。一曰浮而大。

滑脉，往來前却流利，展轉替替然，與數相似。一曰浮中如有力，一曰漉漉如欲脫。

數脉，去來促急。一曰一息六七至，一曰數者進之名。

促脉，來去數，時一止復來。

弦脉，舉之無有，按之如弓弦狀。一曰如張弓弦，按之不移。又曰浮緊爲弦。

緊脉，數如切繩狀。一曰如轉索之無常。

沈脉，舉之不足，按之有餘。一曰重按之乃得。

伏脉，極重指按之，著骨乃得。一曰手下裁動。一曰按之不足，舉之無有。一曰關上沈不出，名曰伏。

革脉，有似沈伏，實大而長微絃。《千金翼》以革爲牢。

實脉，大而長，微強，按之隱指愊愊然。一曰沈浮皆得。

微脉，極細而軟，或欲絕，若有若無。一曰小也。一曰手下快。一曰浮而薄。一曰按之如欲盡。

濇脉，細而遲，往來難且散，或一止復來。一曰浮而短。一曰短而止。或曰散也。

細脉，小大於微，常有，但細耳。

軟脈，極軟而浮細。一曰按之無有，舉之有餘。一曰細小而軟。軟，一作濡，曰濡者，如帛①衣在水中，輕手相得。

弱脈，極軟而沈細，按之欲絕指下。一曰按之乃得，舉之無有。

虛脈，遲大而軟，按之不足，隱指豁豁然空。

散脈，大而散。散者，氣實血虛，有表無裏。

緩脈，去來亦遲，小駃於遲。一曰浮大而軟，陰浮與陽同等。

遲脈，呼吸三至，去來極遲。一曰舉之不足，按之盡牢。一曰按之盡牢，舉之無有。

結脈，往來緩，時一止復來。按之來緩，時一止者，名結陽。初來動止，更來小數，不能自還，舉之則動，名結陰。

代脈，來數中止②，不能自還，因而復動。脈結者生，代者死。

動脈，見於關上，無頭尾，大如豆，厥厥然動搖。《傷寒論》云：陰陽相搏名曰動。陽動則汗出，陰動則發熱，形冷惡寒。數脈見於關上，上下無頭尾，如豆大，厥厥動搖者，名曰動。

浮與芤相類與洪相類，弦與緊相類，滑與數相類，革與實相類《千金翼》云：牢與實相類，沈與伏相類，微與濇相類，

軟與弱相類③，緩與遲相類。軟與遲相類。

---

① 帛：廣勤堂本作「白」，「帛」義勝。

② 來數中止：《傷寒論·辨太陽病脈證並治下》作「脈來動而中止」，《千金翼·卷第二十五·診脈大意》作「脈動而止」。

③ 軟與弱相類：《千金翼·卷第二十五·診脈大意》作「濡與弱相類」，「濡」同「軟」。

平脉早晏法第二

黄帝問曰：夫診脉常以平旦，何也①？岐伯對曰：平旦者，陰氣未動，陽氣未散，飲食未進，經脉未盛，絡脉調均《內經》作調勻，氣血未亂，故乃可診，過此非也《千金》同。《素問》、《太素》云：有過之脉。切脉動靜而視精明，察五色，觀五藏有餘不足、六腑强弱、形之盛衰，以此參伍，決死生之分。

分別三關境界脉候所主第三

從魚際至高骨其骨自高，却行一寸，其中名曰寸口。從寸至尺，名曰尺澤。故曰尺寸。寸後尺前，名曰關。陽出陰入，以關爲界。陽出三分，陰入三分，故曰三陰三陽。陽生於尺動於寸，陰生於寸動於尺。寸主射上焦，出頭及皮毛竟手。關主射中焦、腹及腰。尺主射下焦、少腹②至足。

---

① 黄帝問曰……何也：《素問・脉要精微論》作「黄帝問曰：診法何如？岐伯對曰：診法常以平旦……」。

② 少腹：《千金方・卷第二十八・平脉大法》作「小腹」。

辨尺寸陰陽榮衛度數第四

夫十二經皆有動脉，獨取寸口，以決五藏六腑死生吉凶之候者，何謂也？然，寸口者，脉之大會，手太陰之動脉也。人一呼脉行三寸，一吸脉行三寸，呼吸定息，脉行六寸。人一日一夜，凡一萬三千五百息，脉行五十度，周於身。漏水下百刻，榮衛行陽二十五度，行陰亦二十五度，爲一周晬時也。故五十度而復會於手太陰。太陰者，寸口也①，即五藏六腑之所終始②，故法取於寸口。

脉有尺寸，何謂也？然，尺寸者，脉之大會要也。從關至尺，是尺内，陰之所治也。從關至魚際，是寸口内③，陽之所治也。故分寸爲尺，分尺爲寸。故陰得尺内一寸，陽得寸内九分。尺寸終始，一寸九分④，故曰尺寸也。

脉有太過，有不及，有陰陽相乘，有覆有溢，有關有格，何謂也？然，關之前者，陽之動也，脉當見九分而浮。過者，法曰太過。減者，法曰不及。遂上魚爲溢，爲外關内格，此陰乘之脉也。關之後者，陰之動也，脉當見一寸而沈。過者，法曰太過，減者，法曰不及。遂入尺爲覆，爲内關外格，此陽

① 太陰者，寸口也：《難經·一難》作「寸口者」。
② 終始：廣勤堂本作「始終」。
③ 寸口内：《難經·二難》、《千金翼·卷二十五·診脈大意》皆作「寸内」。
④ 尺寸終始，一寸九分：其義可參《千金方》及《千金翼》。《千金方·卷第二十八·平脉大法》云「從肘腕中横紋至掌魚際後紋，卻而十分之而入取九分，是謂尺。從魚際後紋卻還度取十分之一，則是寸。寸十分之而入取九分之中，則寸口也」。又《千金翼方·卷二十五·診脈大意第二》言「寸口位八分，關上位三分，尺中位八分，合三部一寸九分」。

乘之脉，故曰覆溢，是真藏之脉也，人不病自①死。

平脉視人大小長短男女逆順法第五

凡診脉，當視其人大小、長短及性氣緩急。脉之遲速、大小、長短皆如其人形性者，則吉。反之者，則爲逆②也。脉三部大都欲等，只如小人、細人、婦人脉小軟。小兒四、五歲，脉呼吸八至，細數者，吉。《千金翼》云：人大而脉細，人細而脉大，人樂而脉實，人苦而脉虛，性急而脉緩，性緩而脉躁，人壯而脉細，人羸而脉大，此皆爲逆，逆則難治。反此爲順，順則易治。凡婦人脉常欲濡弱於丈夫。小兒四、五歲者，脉自駃疾，呼吸八至也。男左大爲順，女右大爲順。肥人脉沈，瘦人脉浮。

持脉輕重法第六

脉有輕重，何謂也？然，初持脉如三菽之重，與皮毛相得者，肺部也菽者，小豆。言脉輕如三小豆之重。焆甋。作皮毛之間者，肺氣所行，故言肺部也。如六菽之重，與血脉相得者，心部也心主血脉，次於肺，如六豆之重。如九菽之重，與肌肉相得者，脾部也脾在中央，主肌肉，故次心如九豆之重。

① 自：《難經·三難》作「而」。

② 逆：《千金方·卷第二十八·診百病死生要訣》、《千金翼方·卷二十五·診脈大意》皆作「凶」，可從。

如十二菽之重，與筋平者，肝部也肝主筋，又在脾下，故次之。按之至骨，舉之①來疾者，腎部也腎主骨，其脉沈至骨。故曰輕重也。

兩手六脉所主五藏六腑陰陽逆順第七

《脉法贊》云：肝心②出左，脾肺出右，腎與命門俱出尺部，魂魄穀神，皆見寸口。左主司官，右主司府。左大順男，右大順女。關前一分，人命之主。左爲人迎，右爲氣口。神門決斷，兩在關後。人無二脉，病死不愈。諸經損減，各隨其部。察按陰陽，誰與先後《千金》云：三陰三陽，誰先誰後。陰病治官，陽病治府。奇邪所舍，如何捕取。審而知者，鍼入病瘉。

心部在左手關前寸口是也，即手少陰經也，與手太陽爲表裏，以小腸合爲府。合於上焦，名曰神庭，在龜一作鳩尾下五分。

肝部在左手關上是也，足厥陰經也，與足少陽爲表裏，以膽合爲府，合於中焦，名曰胞門一作少陽，在大倉左右三寸。

腎部在左手關後尺中是也，足少陰經也，與足太陽爲表裏，以膀胱合爲府，合於下焦，在關元左。

① 之：《難經·五難》作「指」。
② 肝心：《千金方·卷第二十八·五臟脉所屬》作「心肝」。

肺部在右手關前寸口是也，手太陰經也，與手陽明爲表裏，以大腸合爲府，合於上焦，名呼吸之府，在云門。

脾部在右手關上是也，足太陰經也，與足陽明爲表裏，以胃合爲府，合於中焦脾胃之間，名曰章門，在季脇前一寸半。

腎部在右手關後尺中是也，足少陰經也，與足太陽爲表裏，以膀胱合爲府，合於下焦，在關元右，左屬腎，右爲子戶，名曰三焦。

辨藏腑病脉陰陽大法第八

脉何以知藏腑之病也？然，數者腑也，遲者藏也。數即有①熱，遲即生②寒。諸陽爲熱，諸陰爲寒。故別知藏腑之病也。腑者陽，故其脉數。藏者陰，故其脉遲。陽行遲，病則數，陰行疾，病則遲。

脉來浮大者，此爲肺脉也。脉來沈滑如石，腎脉也。脉來如弓弦者，肝脉也。脉來疾去遲，心脉也。脉來當見而不見爲病。病有深淺，但當知如何受邪。

① 有：《難經·九難》作「爲」，可參。
② 生：《難經·九難》作「爲」，可參。

辨脉陰陽大法第九

脉有陰陽之法，何謂也？然，呼出心與肺，吸入腎與肝，呼吸之間，脾受穀味也，其脉在中。浮者陽也，沈者陰也，故曰陰陽。

心肺俱浮，何以别之？然，浮而大散者，心也。浮而短濇者，肺也。腎肝俱沈，何以别之？然，牢而長者，肝也。按之耎①，舉指來實者，腎也。脾者中州，故其脉在中（《千金翼》云：遲緩而長者，脾也），是陰陽之脉②也。

脉有陽盛陰虚，陰盛陽虚，何謂也？然，浮之損小，沈之實大，故曰陰盛陽虚。沈之損小，浮之實大，故曰陽盛陰虚。是陰陽虚實之意也。（陽脉見寸口，浮而實大。今輕手浮之更損減而小，故言陽虚。重手按之反更實大而沈，故言陰實。）

經言：脉有一陰一陽，一陰二陽，一陰三陽。有一陽一陰，一陽二陰，一陽三陰。如此言之，寸口有六脉俱動耶？然，經言如此者，非有六脉俱動也，謂浮、沈、長、短、滑、濇也。浮者陽也，滑者陽也，長者陽也，沈者陰也，濇者陰也，短者陰也。所以言一陰一陽者，謂脉來沈而滑也。一陰二陽者，謂脉來沈滑而長也。一陰三陽者，謂脉來浮滑而長，時一沈也。所以言一陽一陰者，謂脉來浮而濇也。一陽二陰者，謂脉來長而沈濇也。一陽三陰者，謂脉來沈濇而短，時一浮也。各以其經所在，名病之逆順也。凡脉大爲陽，浮爲陽，數爲陽，動爲陽，長爲陽，滑爲陽，沈爲陰，濇爲陰，弱爲陰，絃爲陰，

---

① 耎：《難經·四難》作「濡」，「耎」同「軟」。
② 脉：《難經·四難》作「法」，可從。

短爲陰，微爲陰，是爲三陰三陽也。陽病見陰脉者，反也，主死。陰病見陽脉者，順也，主生。關前爲陽，關後爲陰。陽數則吐血①，陰微則下利②。陽絃則頭痛，陰絃則腹痛。陽微則發汗，陰微③則自下。陽數口生瘡，陰數加微必惡寒而煩撓不得眠也。陰附陽則狂，陽附陰則癲。得陽屬腑，得陰屬藏。無陽則厥，無陰則嘔。陽微則不能呼，陰微則不能吸，呼吸不足，胸中短氣。依此陰陽以察病也。

寸口脉浮大而疾者，名曰陽中之陽，病苦煩滿，身熱，頭痛，腹中熱。

寸口脉沈細者，名曰陽中之陰，病苦悲傷不樂，惡聞人聲，少氣，時汗出，陰氣不通，臂不能舉。

尺脉沈細者，名曰陰中之陰，病苦兩脛酸疼，不能久立，陰氣衰，小便餘瀝，陰下濕癢。

尺脉滑而浮大者，名曰陰中之陽，病苦小腹痛滿，不能溺，溺即陰中痛，大便亦然。

尺脉牢而長，關上無有，此爲陰干陽，其人苦兩脛重，少腹引腰痛。

寸口脉壯大，尺中無有，此爲陽干陰，其人苦腰背痛，陰中傷，足脛寒。夫風傷陽，寒傷陰。陽病順陰，陰病逆陽。陽病易治，陰病難治。在腸胃之間，以藥和之。若在經脉之間，鍼灸病已。

① 陽數則吐血：《千金方·卷第二十八·陰陽表裏虚實》作「陽數即吐」。
② 陰微則下利：《千金方·卷第二十八·陰陽表裏虚實》作「陰微即下」。
③ 陰微：《千金方·卷第二十八·陰陽表裏虚實》作「陰浮」，可參。

平虛實第十

人有三虛三實，何謂也？然，有脉之虛實，有病之虛實，有診之虛實。脉之虛實者，脉來耎者①爲虛，牢者爲實。病之虛實者，出者爲虛，入者爲實。言者爲虛，不言者爲實。緩者爲虛，急者爲實。診之虛實者，癢者爲虛，痛者爲實。外痛内快爲外實内虛，内痛外快爲内實外虛。故曰虛實也。

問曰：何謂虛實？答曰：邪氣盛則實，精氣奪則虛。何謂重實？所謂重實者，言大熱病，氣熱脉滿，是謂重實。

問曰：經絡俱實如何②？何以治之？答曰：經絡皆實是寸脉急而尺緩也，當俱治之。故曰滑則順③，濇則逆。夫虛實者，皆從其物類始，五藏骨肉滑利，可以長久。

從横逆順伏匿脉第十一

問曰：脉有相乘，有從（仲景從字作縱字）、有横、有逆、有順，何謂也？師曰：水行乘火，金行乘木，名曰從。火行乘水，木行乘金，名曰横。水行乘金，火行乘木，名曰逆。金行乘水，木行乘火，名曰順。

① 脈來耎者：《難經·四十八難》《千金方·卷第二十八·陰陽表裏虛實》均作「濡者」。
② 如何：《素問·通評虛實論》作「何如」。
③ 順：《素問·通評虛實論》作「從」，「順」義勝。

經言：脉有伏匿者，伏匿於何藏而言伏匿也？然，謂陰陽更相乘，更相伏也。脉居陰部反見陽脉者，爲陽乘陰也。脉雖時沈濇而短①，此陽中伏陰。脉居陽部，反見陰脉者，爲陰乘陽也。脉雖時浮滑而長②，此爲陰中伏陽也。重陰者癲，重陽者狂。脫陽者見鬼，脫陰者目盲。

辨災怪恐怖雜脉第十二

問曰：脉有殘賊，何謂？師曰：脉有絃、有緊、有濇、有滑、有浮、有沈，此六脉爲殘賊，能與諸經作病③。

問曰：嘗爲人所難，緊脉何所從而來？師曰：假令亡汗，若吐，肺中寒，故令緊。假令欬者，坐飲冷水，故令緊。假令下利者，以胃中虛冷，故令緊也。

問曰：翕奄沈名曰滑，何謂？師曰：沈爲純陰，翕爲正④陽，陰陽和合，故脉滑也。

問曰：脉有災怪，何謂？師曰：假令人病，脉得太陽，脉與病形證相應，因爲作湯，比還送湯之

---

① 脉雖時沈濇而短：《千金翼·卷二十五·診脈大意》作「雖陽脈時沈濇而短」，可參。
② 脉雖時浮滑而長：《千金翼·卷二十五·診脈大意》作「雖陰脈」，《千金翼》可從。
③ 能與諸經作病：《傷寒論·平脈法》作「能爲諸脈作病也」。
④ 正：廣勤堂本作「三」，「正」義勝。

時①，病者因反大吐②，若下痢仲景痢字作利，病腹中痛。因問言：我前來脉時不見此證，今反③變異，故是名爲災怪。因問何緣作此吐痢？答曰：或有先④服藥，今發作，故爲災怪也。

問曰：人病恐怖，其脉何類⑤？師曰：脉形如循絲，累累然，其面白脱色。

問曰：人媿者，其脉何等類⑥？師曰：其脉自浮而弱⑦，面形⑧乍白乍赤。

問曰：人不飲，其脉何類？師曰：其脉自濇，而脣口乾燥也。言遲者，風也。搖頭言者，其裏痛也。行遲者，其表彊也。坐而伏者，短氣也。坐而下一膝⑨者，必腰痛。裏實護腹如懷卵者，必心痛。師持脉，病人欠者，無病也。脉之因伸者，無病也一云呻者，病也。假令向壁臥，聞師到不驚起，而目眄視一云反面仰視。若三言三止，脉之，咽唾，此爲詐病。假令脉自和，處言此病大重，當須服吐下藥，針灸數十百處，乃愈。

---

①之時：《傷寒論·平脈法》作「如食頃」。
②病者因反大吐：《傷寒論·平脈法》作「病人乃大吐」。
③反：《傷寒論·平脈法》作「乃」。
④先：《傷寒論·平脈法》作「舊時」。
⑤類：《傷寒論·平脈法》作「狀」。
⑥何等類：《傷寒論·平脈法》作「何類」。
⑦其脉自浮而弱：《傷寒論·平脈法》作「脉浮」。
⑧面形：《傷寒論·平脈法》作「面色」，當從。
⑨膝：《傷寒論·平脈法》作「脚」。

遲疾短長雜脈法第十三

黄帝問曰：余聞胃氣、手少陽三焦、四時五行脈法。夫人言脈有三陰三陽，知病存亡，脈外以知內，尺寸大小，願聞之。岐伯曰：寸口之中，外別浮沈、前後、左右、虚實、死生之要，皆見寸口之中。脈從前來者爲實邪，從後來者爲虚邪，從所不勝來者爲賊邪，從所勝來者爲微邪。自病一作得者爲正邪。外結者病癰腫，內結者病疝瘕也。間來而急者，病正在心，癥氣也。脈來疾者，爲風也。脈來滑者，爲病食也。脈來滑躁者，病有熱也。脈來濇者，爲病寒濕也。脈逆順之道，不與衆謀。

師曰：夫呼①者，脈之頭也。初持之②來疾去遲，此爲出疾入遲，爲內虚外實。初持脈來遲去疾，此爲出遲入疾，爲內實外虚也。

脈數則在府，遲則在藏。脈長而弦，病在肝扁鵲云：病出於肝。脈小血少，病在心扁鵲云：脈大而洪，病出於心。脈下堅上虚，病在脾胃扁鵲云：病出於脾胃。脈滑一作濇而微浮，病在肺扁鵲云：病出於肺。脈大而堅病在腎扁鵲云：小而緊。脈滑者多血少氣，脈濇者少血多氣，脈大者血氣俱多。又云：脈來大而堅者血氣俱實，脈小者血氣俱少。又云：脈來細而微者血氣俱虚。沈細滑疾者熱，遲緊爲寒又云：洪數滑疾爲熱，濇遲沈細爲寒。脈盛滑緊者，病在外熱，脈小實而緊者，病在內

---

①呼：《傷寒論·平脈法》作「呼吸」。
②之：《傷寒論·平脈法》作「脈」。

冷。脉小弱而濇謂之久病，脉滑浮而疾者，謂之新病。脉浮滑，其人外熱，風走刺，有飲難治。脉沈而緊，上焦有熱，下寒，得冷即便下。脉沈而細，下焦有寒，小便數，時苦絞痛，下利重。脉浮緊且滑直者，外熱內冷，不得大小便。脉洪大緊急，病速進在外，苦頭發熱，癰腫。脉細小緊急，病速進在中，寒爲疝瘕積聚，腹中刺痛。脉沈重而直前絶者，病血在腸間。脉沈重而中散者，因寒食成癥。脉直前而中散絶者，病消渴（一云病浸淫痛）。脉沈重，前不至寸口，徘徊絶者，病在肌肉，遁屍。脉左轉而沈重者，氣癥①，陽在胸中。脉右轉出不至寸口者，內有肉癥。脉累累如貫珠，不前至，有風寒在大腸，伏留不去。脉累累中②止不至寸口輭者，結熱在小腸膜中，伏留不去。脉直前左右彈者，病在血脉中，衃血也。脉後而左右彈者，病在筋骨中也。脉前大後小③，即頭痛目眩。脉前小後大，即胸滿短氣。上部有脉，下部無脉，其人當吐，不吐者死。上部無脉，下部有脉，雖困無所苦。夫脉者，血之府也。長則氣治，短則氣病，數則煩心，大則病進，上盛則氣高，下盛則氣脹，代則氣衰，細則氣少（《太素》細作滑），濇則心痛。渾渾革革，至如湧泉，病進而危。弊弊綽綽，其去如絃絶者死。短而急者病在上，長而緩者病在下。沈而絃急者病在內，浮而洪大者病在外。脉實者，病在內。脉虚者，病在外。在上爲表，在下爲裏。浮爲在表，沈爲在裏。

---

① 氣癥：《千金方·卷第二十八·分別病形狀》作「氣微」，可參。
② 中：《千金方·卷第二十八·分別病形狀》作「如」，當從。
③ 脈前大後小：廣勤堂本作「脈大後小」。

平人得病所起第十四

何以知春得病？無肝脉也。無心脉，夏得病。無肺脉，秋得病。無腎脉，冬得病。無脾脉，四季之月得病。

假令肝病者，西行，若食鷄肉得之，當以秋時發，得病以庚辛日也。家有腥死①，女子見之，以明要爲災。不者，若感金銀物得之。

假令脾病，東行，若食雉兔肉及諸木果實得之。不者，當以春時發，得病以甲乙日也。

假令心病，北行，若食豚魚得之。不者，當以冬時發，得病以壬癸日也。

假令肺病，南行，若食馬肉及麞鹿肉得之。不者，當以夏時發，得病以丙丁日也。

假令腎病，中央，若食牛肉及諸土中物得之。不者，當以長夏時發，得病以戊己日也。

假令得王脉，當於縣官家得之。

假令得相脉，當於嫁娶家得之，或相慶賀家得之。

假令得胎脉，當於産乳家得之。

假令得囚脉，當於囚徒家得之。

假令得休脉，其人素有宿病，不治自愈。

① 家有腥死：《千金方·卷第十一·肝臟脉論》作『家有血腥死』，當從。

假令得死脉，當於死喪家感傷得之。

何以知人露臥得病？陽中有陰也。

何以知人夏月得病？諸陽入陰也。

何以知人食飲中毒？浮之無陽，微細之不可知也。但有陰脉，來疾去疾，此相爲水氣之毒也。脉遲者，食乾物得之。

診病將差難已脉第十五

問曰：假令病人欲差，脉而知愈，何以别之？師曰：寸關尺大小遲疾①浮沈同等，雖有寒熱不解者，此脉陰陽爲平復②，當自愈。人病，其寸口之脉與人迎之脉小大及浮沈等者，病難已。

脉經卷第一

① 遲疾：《傷寒論·辨脈法》作『遲數』。

② 平復：《傷寒論·辨脈法》作『和平』。

脉經卷第二

朝散大夫守光禄卿直秘閣判登聞檢院上護軍臣林億等類次

平三關陰陽二十四氣脉第一

左手關前寸口陽絶者，無小腸脉也。苦臍痹，小腹中有疝瘕，王①月王字一本作五即冷②上搶心。刺手心主經③，治陰。心主在掌後横理④中即太陵穴⑤也。

① 王月：《千金方·卷十四·小腸腑脈論》作「主月」。
② 冷：《千金方·卷十四·小腸腑脈論》作「令」。
③ 刺手心主經：《千金方·卷十四·小腸腑脈論》作「刺手心主」，可從，此以「經名」代「原穴名」，下同。
④ 横理：《備急千金方·卷十四·小腸腑脈論》作「横文」。
⑤ 太陵穴：即大陵穴。

左手關前寸口陽實者，小腸實也。苦心下急痹①（一作急痛）。小腸有②熱，小便赤黃。刺手太陽經，治陽（一作手少陽者，非）。太陽③在手小指外側本節陷中（即後谿穴也）。

左手關前寸口陰絶者，無心脉也。苦心下毒④痛，掌中熱，時時善嘔，口中傷爛。刺手太陽經⑤，治陽。

左手關前寸口陰實者，心實也。苦⑥心下有水氣，憂恚發之。刺手心主經，治陰。

左手關上陽絶者，無膽脉也。苦膝疼，口中苦，眯目⑦善畏，如見鬼狀，多驚，少力。刺足厥陰經，治陰。在足大指間（即行間穴也），或刺三毛中。

左手關上陽實者，膽實也。苦腹中實不安⑧，身軀習習也。刺足少陽經，治陽。在足上第二指本節後一寸（第二指當云小指次指，即臨泣穴也）。

左手關上陰絶者，無肝脉也。苦癃遺溺難言，脇下有邪氣，善吐。刺足少陽經，治陽。

---

① 苦心下急痹：《千金方·卷十四·小腸腑脈論》作「苦心下急，熱痹」。
② 有：《千金方·卷十四·小腸腑脈論第一》作「內」。
③ 太陽：《千金方·卷十四·小腸腑脈論》作「手太陽」，可從。
④ 毒：《千金方·卷十三·心臟脈論》作「熱」。
⑤ 刺手太陽經：《千金方·卷十三·心臟脈論》作「刺手少陽」。
⑥ 苦：《千金方·卷十三·心臟脈論第一》作「是」。
⑦ 眯目：廣勤堂本、《千金方·卷十二·膽腑脈論》均作「眯目」，當從。
⑧ 苦腹中實不安：《千金方·卷十二·膽腑脈論》作「苦腹中不安」。

左手關上陰實者，肝實也。苦肉中痛，動善轉筋①。刺足厥陰經，治陰。

左手關後尺中陽絶者，無膀胱脉也。苦逆冷②，婦人月使不調，王月則閉，男子失精，尿有餘瀝。刺足少陰經，治陰。在足内踝下動脉（即太谿穴也）。

左手關後尺中陽實者，膀胱實也。苦逆冷③，脇下有邪氣相引痛。刺足太陽經，治陽。在足小指外側本節後陷中（即束骨穴也）。

左手關後尺中陰絶者，無腎脉也。苦足下熱，兩髀裏急，精氣竭少，勞倦所致。刺足太陽經，治陽。

左手關後尺中陰實者，腎實也。苦恍惚，健忘，目視䀮䀮，耳聾悵悵，善鳴。刺足少陰經，治陰。

右手關前寸口陽絶者，無大腸脉也。苦少氣，心下有水氣，立秋節即欬。刺手太陰經，治陰。在魚際間（即太淵穴也）。

右手關前寸口陽實者，大腸實也。苦腸中切痛，如錐④刀所刺，無休息時。刺手陽明經，治陽。在手腕中⑤（即陽谿穴也）。

---

① 動善轉筋：《千金方·卷十一·肝臟脈論》於此句後有「吐」字，可參。
② 苦逆冷：《千金方·卷二十·膀胱腑脉論》作「病苦逆冷」。
③ 苦逆冷：《千金方·卷二十·膀胱腑脉論》作「病苦逆冷」。
④ 錐：《千金方·卷十八·大腸腑脉論》作「針」。
⑤ 在手腕中：《千金方·卷十八·大腸腑脉論》於此句後有「瀉之」二字，可參。

右手關前寸口陰絶者，無肺脉也。苦短氣欬逆，喉中塞，噫逆。刺手陽明經，治陽。

右手關前寸口陰實者，肺實也。苦少氣，胸中滿彭彭，與肩相引，刺手太陰經，治陰。

右手關上陽絶者，無胃脉也。苦吞酸，頭痛，胃中有冷。刺足太陰經，治陰。在足大指本節後一寸即公孫穴也。

右手關上陽實者，胃實也。苦腸中伏伏一作愊愊，不思食物，得食不能消。刺足陽明經，治陽，在足上動脉即衝陽穴也。

右手關上陰絶者，無脾脉也。苦少氣，下利，腹滿，身重，四胑不欲動，善嘔。刺足陽明經，治陽。

右手關上陰實者，脾實也。苦腸中伏伏如堅狀，大便難。刺足太陰經，治陰。

右手關後尺中陽絶者，無子户脉也。苦足逆寒①，絶産，帶下，無子，陰中寒。刺足少陰經，治陰。

右手關後尺中陽實者，膀胱實也。苦少腹滿②，引③腰痛。刺足太陽經，治陽。

右手關後尺中陰絶者，無腎脉也。苦足逆冷，上搶胸痛，夢入水見鬼，善厭寐，黑色物來掩人上。刺足太陽經，治陽。

右手關後尺中陰實者，腎實也。苦骨疼，腰脊痛，内寒熱。刺足少陰經，治陰。

右脉二十四氣事

① 苦足逆寒：《千金方·卷二十·膀胱腑脉論》作「病苦足逆寒」。
② 苦少腹滿：《千金方·卷二十·膀胱腑脉論》作「病苦少腹滿」。
③ 引：《千金方·卷二十·膀胱腑脉論》無「引」字。

平人迎神門氣口前後脉第二

心實

左手寸口人迎以前脉陰實者，手厥陰經①也。病苦閉，大便不利，腹滿，四肢重，身熱，苦胃脹，刺三里。

心虛

左手寸口人迎以前脉陰虛者，手厥陰經②也。病苦悸恐不樂，心腹痛，難以言，心如寒，狀③恍惚。

小腸實

左手寸口人迎以前脉陽實者，手太陽經也。病苦身熱，熱來去汗出一作汗不出而煩，心中滿④，身重，口中生瘡。

小腸虛

左手寸口人迎以前脉陽虛者，手太陽經也。病苦顱際偏頭痛，耳頰痛。

---

① 手厥陰經：《千金方·卷十三·心虛實》作『手少陰經』，可參。
② 手厥陰經：《千金方·卷十三·心虛實》作『手少陰經』，可參。
③ 狀：《千金方·卷十三·心虛實》無『狀』字。
④ 心中滿：《千金方·卷十四·小腸虛實》作『心中煩滿』。

心小腸俱實

左手寸口人迎以前脉陰陽俱實者，手少陰與太陽經俱實也。病苦頭痛，身熱，大便難，心腹煩滿，不得臥，以胃氣不轉，水穀實也。

心小腸俱虚

左手寸口人迎以前脉陰陽俱虚者，手少陰與太陽經俱虚也。病苦洞泄，苦①寒，少氣，四肢寒，腸澼。

肝實

左手關上脉陰實者，足厥陰經也。病苦心下堅滿，常兩脇痛，自②忿忿如怒狀。

肝虚

左手關上脉陰虚者，足厥陰經也。病苦脇下堅，寒熱，腹滿，不欲飲食，腹脹，悒悒不樂，婦人月經不利，腰腹痛。

膽實

左手關上脉陽實者，足少陽經也。病苦腹中氣滿，飲食不下，咽乾，頭重痛③，灑灑惡寒，脇痛。

膽虚

左手關上脉陽虚者，足少陽經也，病苦眩厥痿，足指不能搖，躄，坐④不能起，僵仆，目黄，失精

---

① 苦：《千金方·卷十三·心虚實》作『若』。
② 自：《千金方·卷十一·肝虚實》作『息』，可參。
③ 頭重痛：《千金方·卷十二·膽虚實》作『頭痛』。
④ 坐：《千金方·卷十二·膽虚實》無『坐』字。

䀮䀮。

肝膽俱實

左手關上脉陰陽俱實者，足厥陰與少陽經俱實也。病苦胃脹，嘔逆，食不消。

肝膽俱虚

左手關上脉陰陽俱虚者，足厥陰與少陽經俱虚也。病苦①恍惚，尸厥不知人，妄見，少氣不能言，時時自驚。

腎實

左手尺中神門以後脉陰實者，足少陰經也。病苦膀胱脹閉，少腹與腰脊相引痛。

左手尺中神門以後脉陰實者，足少陰經也。病苦舌燥，咽腫，心煩，嗌乾，胸脇時痛，喘欬汗出，小腹脹滿，腰背彊急，體重骨熱，小便赤黄，好怒好忘，足下熱疼，四肢黑，耳聾。

腎虚

左手尺中神門以後脉陰虚者，足少陰經也。病苦心中悶，下重，足腫不可以按地。

膀胱實

左手尺中神門以後脉陽實者，足太陽經也。病苦逆滿，腰中痛，不可俛仰，勞也。

膀胱虚

左手尺中神門以後脉陽虚者，足太陽經也。病苦脚中筋急，腹中痛引腰背，不可屈伸，轉筋，惡

① 苦：《千金方·卷十一·肝虚實》作「如」。

風，偏枯，腰痛，外踝後痛。

腎膀胱俱實

左手尺中神門以後脉陰陽俱實者，足少陰與太陽經俱實也。病苦脊彊反折，戴眼，氣上搶心，脊痛，不能自反側。

腎膀胱俱虚

左手尺中神門以後脉陰陽俱虚者，足少陰與太陽經俱虚也。病苦小便利，心痛，背寒，時時少腹滿。

肺實

右手寸口氣口以前脉陰實者，手太陰經也。病苦肺脹，汗出若露，上氣喘逆，咽中塞，如欲嘔狀。

肺虚

右手寸口氣口以前脉陰虚者，手太陰經也。病苦少氣不足以息，嗌乾，不朝津液。

大腸實

右手寸口氣口以前脉陽實者，手陽明經也。病苦腹①滿，善喘欬，面赤身熱，喉咽一本作咽喉中如核狀。

大腸虚

右手寸口氣口以前脉陽虚者，手陽明經也。病苦胸中喘，腸鳴，虚渴，脣口乾②，目急，善驚，

① 腹：《千金方・卷十八・大腸虚實第二》作「腸」。
② 脣口乾：《千金方・卷十八・大腸虚實》作「脣乾」。

泄白。

肺大腸俱實

右手寸口氣口以前脉陰陽俱實者，手太陰與陽明經俱實也①。病苦②頭痛，目眩，驚狂，喉痹痛，手臂捲，脣吻不收。

肺大腸俱虛

右手寸口氣口以前脉陰陽俱虛者，手太陰與陽明經俱虛也。病苦耳鳴嘈嘈，時妄見光明，情中不樂，或如恐怖。

脾實

右手關上脉陰實者，足太陰經也。病苦足寒脛熱，腹脹滿，煩擾不得臥。

脾虛

右手關上脉陰虛者，足太陰經也。病苦泄注，腹滿，氣逆，霍亂嘔吐，黃疸，心煩不得臥，腸鳴。

胃實

右手關上脉陽實者，足陽明經也。病苦腹中堅痛而熱《千金》作病苦頭痛，汗不出，如溫瘧，脣口乾，善噦，乳癰，缺盆腋下腫痛。

---

① 俱實也：廣勤堂本作「俱實虛」，「俱實也」義勝。

② 苦：《千金方·卷十七·肺虛實》作「若」。

胃虚

右手關上脉陽虚者，足陽明經也。病苦脛寒，不得卧，惡寒①灑灑，目急，腹中痛，虚鳴《外臺》作，耳虚鳴時寒時熱，脣口乾，面目浮腫。

脾胃俱實

右手關上脉陰陽俱實者，足太陰與陽明經俱實也。病苦脾脹腹堅，搶脇下痛，胃氣不轉，大便難，時反泄利，腹中痛，上衝肺肝，動五藏，立喘鳴，多驚，身熱，汗不出，喉痹，精少。

脾胃俱虚

右手關上脉陰陽俱虚者，足太陰與陽明經俱虚也。病苦胃中如空狀，少氣不足以息，四逆寒，泄注不已。

腎實

右手尺中神門以後脉陰實者，足少陰經也。病苦痹，身熱，心痛，脊脇相引痛，足逆熱煩。

腎虚

右手尺中神門以後脉陰虚者，足少陰經也。病苦足脛小弱，惡風寒②，脉代絕，時不至，足寒，上

---

① 惡寒：《千金方・卷十六・胃虚實》作「惡風寒」。
② 惡風寒：《千金方・卷十九・腎虚實第二》作「惡寒」。

重下輕，行不可以按地，少①腹脹滿，上搶胸脇②，痛引肋③下。

膀胱實

右手尺中神門以後脉陽實者，足太陽經也。病苦轉胞④，不得小便，頭眩痛，煩滿，脊背彊。

膀胱虚

右手尺中神門以後脉陽虚者，足太陽經也。病苦肌肉振動，脚中筋急，耳聾忽忽不聞，惡風颼颼作聲。

腎膀胱俱實

右手尺中神門以後脉陰陽俱實者，足少陰與太陽經俱實也。病苦癲疾，頭重與目相引痛，厥，欲起走⑤，反眼，大風，多汗。

腎膀胱俱虚

右手尺中神門以後脉陰陽俱虚者，足少陰與太陽經俱虚也。病苦心痛，若下重不自收，篡反出，時時苦洞泄，寒中泄，腎心俱痛。

一說云：腎有左右，而膀胱無二。今用當以左腎合膀胱，右腎合三焦。

---

①少：《千金方·卷十九·腎虚實》作「小」。
②上搶胸脇：《千金方·卷十九·腎虚實》作「上搶胸」。
③肋：《千金方·卷十九·腎虚實》作「脇」。
④轉胞：《千金方·卷二十·膀胱虚實》作「胞轉」。
⑤欲起走：《千金方·卷十九·腎虚實》作「欲走」。

平三關病候幷治宜第三

寸口脉浮，中風，發熱，頭痛。宜服桂枝湯、葛根湯，針風池、風府，向火灸身，摩治風膏，覆令汗出。

寸口脉緊，苦頭痛，骨肉疼①，是傷寒。宜服麻黄湯發汗，針眉衝、顳顬，摩治傷寒膏。

寸口脉微，苦寒爲衄。宜服五味子湯，摩茱萸膏②，令汗出。

寸口脉數，即爲吐，以有熱在胃管，熏胸中。宜服藥吐之，及針胃管，服除熱湯。若是傷寒七、八日至十日，熱在中，煩滿渴者，宜服知母湯。

寸口脉緩，皮膚不仁，風寒在肌肉。宜服防風湯，以藥薄熨之，摩以風膏③，灸諸治風穴。

寸口脉滑，陽實，胸中壅滿，吐逆，宜服前胡湯，針太陽、巨闕，瀉之。

寸口脉絃，心下愊愊，微頭痛，心下有水氣，宜服甘遂圓，針期門，瀉之。

寸口脉弱，陽氣虚④，自汗出而短氣⑤，宜服茯苓湯、内補散，適飲食消息，勿極勞。針胃管⑥

①骨肉疼：《千金方·卷二十八·三關主對法》無此句。
②摩茱萸膏：《千金方·卷二十八·三關主對法》作「麻黄茱萸膏」，可參。
③摩以風膏：《千金方·卷二十八·三關主對法》無此句，而作「佳」字。
④虚：《千金方·卷二十八·三關主對法》作「虚弱」。
⑤自汗出而短氣：《千金方·卷二十八·三關主對法》作「自汗出」。
⑥胃管：原作「胃管」，據廣勤堂本及《千金方·卷二十八·三關主對法》「胃管」改。

補之。

寸口脉澀，是胃氣不足，宜服乾地黃湯，自養，調和飲食，針三里補之（三里一作胃管）。

寸口脉芤，吐血。微芤者衄血。空虛，去血故也。宜服竹皮湯、黃土湯，灸膻中。

寸口脉伏，胸中逆氣，噎塞不通，是胃中冷氣上衝心胸①。宜服前胡湯、大三建圓，針巨闕、上管，灸膻中②。

寸口脉沈，胸中引脇痛，胸中有水氣，宜服澤漆湯，針巨闕，瀉之。

寸口脉濡③，陽氣弱④，自汗出，是虛損病。宜服乾地黃湯，署預⑤圓、內補散、牡蠣散并粉，針太衝補之。

寸口脉遲，上焦有寒，心痛咽酸，吐酸水。宜服附子湯、生薑湯、茱萸圓⑥、調和飲食以煖之。

寸口脉實，即生熱，在脾肺，嘔逆氣塞。虛即生寒，在脾胃，食不消化。有熱即宜服竹葉湯、葛根湯。有寒宜服茱萸圓、生薑湯。

寸口脉細，發熱，吸吐⑦。宜服黃芩龍膽湯。吐不止，宜服橘皮桔梗湯，灸中府。

---

① 是胃中冷氣上衝心胸：《千金方·卷二十八·三關主對法》作「是諸氣上衝胸中」，可參。
② 針巨闕、上管，灸膻中：《千金方·卷二十八·三關主對法》作「針巨闕」。
③ 濡：《千金方·卷二十八·三關主對法》作「軟弱」。
④ 陽氣弱：《千金方·卷二十八·三關主對法》無此句。
⑤ 署預：廣勤堂本作「著預」，「署預」即「薯蕷」。
⑥ 茱萸圓：廣勤堂本無。
⑦ 吸吐：《千金方·卷二十八·三關主對法》作「嘔吐」，當從。

寸口脉洪大，胸脇滿。宜服生薑湯、白薇圓，亦可紫菀湯下之，針上管、期門、章門。

右上部寸口十七條

關脉浮，腹滿不欲食。浮爲虛滿，宜服平胃圓、茯苓湯、生薑前胡湯，針胃管，先瀉後補之。

關脉緊，心下苦滿急痛①。脉緊者爲實，宜服茱萸當歸湯，又大黄湯，兩治之，良。針巨闕②、下管，瀉之《千金》云：服茱萸當歸湯又加大黄二兩佳。

關脉微，胃中冷，心下拘急。宜服附子湯、生薑湯、附子圓，針巨闕補之。

關脉數，胃中有客熱。宜服知母圓、除熱湯，針巨闕、上管瀉之。

關脉緩，其人不欲食③，此胃氣不調，脾氣不足④。宜服平胃圓、補脾湯，針章門補之⑤。

關脉滑，胃中有熱。滑爲熱實，以氣滿故不欲食，食即吐逆。宜服紫菀湯下之，大平胃圓，針胃管瀉之《千金》云：宜服朴消麻黄湯、平胃圓。

關脉絃，胃中有寒，心下厥逆，此以胃氣虛故爾⑥。宜服茱萸湯，溫調飲食，針胃管補之。

關脉弱，胃氣虛，胃中有客熱。脉弱爲虛熱作病。其説云：有熱不可大攻之，熱去則寒起。正宜服竹葉湯，針胃管補之。

---

①　急痛：《千金方·卷二十八·三關主對法》作「痛」。
②　巨闕：原作「巨關」，據廣勤堂本及《千金方·卷二十八·三關主對法》「巨闕」改。
③　其人不欲食：《千金方·卷二十八·三關主對法》作「不欲食」。
④　此胃氣不調，脾氣不足：《千金方·卷二十八·三關主對法》作「脾胃氣不足」。
⑤　針章門補之：《千金方·卷二十八·三關主對法》作「又針章門補之」。
⑥　此以胃氣虛故爾：《千金方·卷二十八·三關主對法》作「脉弦胃氣虛」。

關脉濇，血氣逆冷。脉濇爲血虚，以中焦有微熱①，宜服乾地黄湯、内補散②，針足太衝上補之。

關脉芤，大便去血數斗者③，以膈輸傷故也④。宜服生地黄并生竹皮湯，灸膈輸。若重下去血者，針關元。甚者，宜服龍骨圓，必愈。

關脉伏，中焦⑤有水氣，溏泄。宜服水銀圓，針關元，利小便，溏泄便止。

關脉沈，心下有冷氣，苦滿，吞酸。宜服白薇⑥茯苓圓、附子湯，針胃管補之。

關脉濡，苦虚冷，脾氣弱，重下病。宜服赤石脂湯、女萎圓，針關元補之。

關脉遲，胃中寒，宜服桂枝圓、茱萸湯，針胃管補之。

關脉實，胃中痛。宜服梔子湯、茱萸烏頭圓，針胃管補之。

關脉牢，脾胃氣塞，盛熱，即腹滿響響。宜服紫菀圓、瀉脾圓，針灸胃管瀉之。

關脉細虚，腹滿。宜服生薑茱萸蜀椒湯、白薇圓，針灸三管。

關脉洪，胃中熱，必煩滿。宜服平胃圓，針胃管，先瀉後補之。

右中部關脉十八條

尺脉浮，下熱風，小便難。宜服瞿麥湯、滑石散，針横骨、關元瀉之。

---

① 以中焦有微熱：《千金方·卷二十八·三關主對法》無此句，可參。
② 内補散：《千金方·卷二十八·三關主對法》作「四補散」。
③ 數斗者：《千金方·卷二十八·三關主對法》無此三字，可參。
④ 以膈輸傷故也：《千金方·卷二十八·三關主對法》無此句。
⑤ 中焦：《千金方·卷二十八·三關主對法》無。
⑥ 白薇：《千金方·卷二十八·三關主對法》作「白薇丸」。

尺脉緊，臍下痛。宜服當歸湯，灸天樞，針關元補之。

尺脉微，厥逆，小腹中拘急，有寒氣。宜服小建中湯一本更有四順湯，針氣海。

尺脉數，惡寒，臍下熱痛，小便赤黄。宜服鷄子湯、白魚散，針横骨瀉之。

尺脉緩，脚弱，下腫，小便難，有餘瀝。宜服滑石湯、瞿麥散，針横骨瀉之。

尺脉滑，血氣實，婦人①經脉不利，男子尿血②。宜服朴消煎、大黄湯，下去經血，針關元瀉之。

尺脉絃，小腹疼，小腹及脚中拘急。宜服建中湯、當歸湯，針氣海③瀉之。

尺脉弱，陽氣少④，發熱骨煩。宜服前胡湯、乾地黄湯、茯苓湯⑤，針關元補之。

尺脉濇，足脛逆冷，小便赤。宜服附子四逆湯，針足太衝⑥補之。

尺脉芤，下焦虚，小便去血。宜服竹皮生地黄湯，灸丹田、關元，亦針補之⑦。

尺脉伏，小腹痛，癥疝，水穀不化。宜服大平胃圓、桔梗圓，針關元補之桔梗圓一云結腸圓。

尺脉沈，腰背痛。宜服腎氣圓，針京門補之。

尺脉濡，苦小便難《千金》云：脚不收風痹。宜服瞿麥湯、白魚散，針關元瀉之。

---

① 婦人：《千金方·卷二十八·三關主對法》無。
② 男子尿血：《千金方·卷二十八·三關主對法》無。
③ 氣海：廣勤堂本作「血海」，《千金方·卷二十八·三關主對法》亦作「氣海」。
④ 陽氣少：《千金方·卷二十八·三關主對法》作「氣少」。
⑤ 乾地黄湯、茯苓湯：《千金方·卷二十八·三關主對法》作「乾地黄茯苓湯」。
⑥ 太衝：原作「大衝」，據廣勤堂本及《千金方·卷二十八·三關主對法》「太衝」改。
⑦ 亦針補之：《千金方·卷二十八·三關主對法》無。

尺脉遲，下焦有寒。宜服桂枝圓，針氣海、關元補①之。

尺脉實，小腹痛，小便不禁。宜服當歸湯，加大黄一兩，以利大便。針關元補之，止小便②。

尺脉牢，腹滿，陰中急。宜服葶藶子茱萸圓，針丹田、關元、中極。

右下部尺脉十六條

平奇經八脉病第四

脉有奇經八脉者③，何謂也？然，有陽維、陰維，有陽蹻、陰蹻，有衝，有督，有任，有帶之脉，凡此八脉者，皆不拘於經，故曰奇經八脉也。經有十二，絡有十五，凡二十七氣，相隨上下，何獨不拘於經也？然，聖人圖設溝渠，通利水道，以備不虞。天雨降下，溝渠溢滿，雺霈妄行，當此之時④，聖人不能復圖也。此絡脉流⑤溢，諸經不能復拘也。

奇經八脉者，既不拘於十二經，皆何起何繫⑥也？然，陽維者，起於諸陽之會。陰維者，起於諸陰

①補：《千金方·卷二十八·三關主對法》作「瀉」，當從。
②止小便：《千金方·卷二十八·三關主對法》無。
③脉有奇經八脉者：《難經·二十七難》此句後有「不拘於十二經」一句，可參。
④雺霈妄行，當此之時：《難經·二十六難》作「當此之時，雺霈妄行」。
⑤流：《難經·二十七難》作「滿」。
⑥繫：《難經·二十八難》作「繼」。

之交。陽維、陰維者，維絡於身，溢畜不能環流溉灌①諸經者也。陽蹻者，起於跟中，循外踝而上行，入風池。陰蹻者，亦起於跟中，循內踝而上行至咽喉，交貫衝脉。衝脉者，起於關元，循腹裏直上，至咽喉中一云：衝脉者，起於氣衝，并陽明之經，夾臍上行，至胸中而散也。督脉者，起於下極之輸，并於脊裏，循背②上至風府③。衝脉者，陰脉之海④也。督脉者，陽脉之海也。任脉者，起於胞門子戶，夾臍上行，至胸中一云：任脉者，起於中極之下，以上毛際，循腹裏，上關元，至喉咽。帶脉者，起於季肋《難經》作季脇，廻身一周。此八者，皆不繫於十二經，故曰奇經八脉者也。奇經之爲病何如？然，陽維維於陽，陰維維於陰。陰陽不能相維，悵然失志，容容《難經》作溶溶不能自收持悵然者，其人驚，即維脉緩，緩即令身不能自收持，即失志。善忘恍惚也。陽維爲病，苦寒熱。陰維爲病，苦心痛陽維爲衛，衛爲寒熱。陰維爲榮，榮爲血，血者主心，故心痛也。陰蹻爲病，陽緩而陰急陰蹻在內踝，病即其脉急，當從。內踝以上急，外踝以上緩。陽蹻爲病，陰緩而陽急陽蹻在外踝，病即其脉急，其人。當從外踝以上急，內踝以上緩。衝之爲病，逆氣而裏急衝脉從關元至喉咽，故其爲病逆。氣而裏急。督之爲病，脊彊而厥督脉在背，病即其。脉急，故令脊彊也。任之爲病，其內苦結，男子爲七疝，女子爲瘕聚任脉起於胞門、子戶，故其病結爲七疝⑤、瘕聚。帶之爲病，苦腹滿，腰容容《難經》作溶溶若坐水中狀帶脉者，廻帶人之身體，病即其脉緩，故令腰容容也。此奇經八脉之爲病也。

---

① 溉灌：《難經·二十八難》作「灌溉」。
② 循背：《難經·二十八難》無。
③ 上至風府：《難經·二十八難》於此句後有「入屬於腦」，可參。
④ 衝脉者，陰脈之海：《素問·痿論》、《靈樞·海論》曰「經脈之海」，《靈樞·動輸》曰「十二經之海」，《靈樞·逆順肥瘦》言「五藏六府之海」。諸「海」之說，皆言衝脉之功能重要也。
⑤ 疝：廣勤堂本作「病」，「疝」爲是。

診得陽維脉浮者，暫①起目眩，陽盛實，苦肩息，灑灑如寒。

診得陰維脉沈大而實者，苦胸中痛，脇下支滿，心痛。

診得陰維如貫珠者，男子兩脇實，腰中痛。女子陰中痛，如有瘡狀。

診得帶脉，左右遶臍腹腰脊痛，衝陰股也。

兩手脉浮之俱有陽，沈之俱有陰，陰陽皆實盛者，此爲衝、督之脉也。衝、督之脉者，十二經之道路也。衝、督用事則十二經不復朝於寸口，其人皆苦恍惚狂癡②。不者，必當由豫③，有兩心也。兩手陽脉浮而細微，綿綿不可知，俱有陰脉，亦復細綿綿，此爲陰蹻、陽蹻之脉也。此家曾有病鬼魅風死，苦恍惚，亡人爲禍也。

診得陽蹻病拘急，陰蹻病緩。

尺寸俱浮，直上④直下，此爲督脉。腰背強痛⑤，不得俛仰，大人癲病，小人風癇疾。

脉來中央浮，直上下痛者，督脉也。動苦腰背膝寒，大人癲，小兒癇也，灸頂上三圓⑥，正當頂上。

尺寸脉俱牢一作芤，直上直下，此爲衝脉⑦。胸中有寒疝也。

---

① 暫：同暫。
② 癡：廣勤堂本作「疑」，「癡」爲是。
③ 由豫：即猶豫。
④ 直上：《千金翼·卷第二十五·診尺中脉》無。
⑤ 痛：廣勤堂本作「病」，「痛」爲是。
⑥ 三圓：此處「圓」疑爲「壯」，《奇經八脈考·督脉爲病》引作「三壯」。
⑦ 此爲衝脉：《千金翼·卷第二十五·診尺中脉》作「此爲通衝脉」，可參。

脉來中央堅實，徑至關者，衝脉也。動苦少腹痛，上搶心，有瘕疝，絕孕，遺矢溺，脇支滿煩也。

橫寸口邊丸丸①，此爲任脉。苦腹中有氣如指，上搶心，不得俛仰，拘急。

脉來緊細實長至關者，任脉也。動苦少腹繞臍，下引橫骨、陰中切痛，取臍下三寸。

脉經卷第二

① 丸丸：形容脉短直狀，《詩經・商頌・殷武》言「陟彼景山，松柏丸丸」，毛傳「丸丸，易直也」。

脉經卷第三

朝散大夫守光祿卿直秘閣判登聞檢院上護軍臣林億等類次

肝膽部第一

肝象木肝於五行象木，與膽合爲府膽爲清淨之府。其經足厥陰厥陰①，肝脉，與足少陽爲表裏少陽，膽脉也，藏陰府陽，故爲表裏。其脉絃絃，肝脉之大形也，其相冬三月冬水王，木相，王春三月，廢夏三月夏，火王木廢，囚季夏六月季夏，土王木囚，死秋三月秋，金王木死。其王日甲乙，王時平旦日出並木也。其困日戊己，困時食時日昳並土也。其死日庚辛，死時晡時日入並金也。其神魂肝之所藏者魂，其主色，其養筋肝氣所養者筋，其候目肝候出目，故肝實則目赤，其聲呼，其色青，其臭臊《月令》云：其臭羶。其液泣泣出肝，其味酸，其宜

① 陰：原作『陽』，據廣勤堂本改。

苦苦，火味也，其惡辛辛，金味。肝俞在背第九椎①，募在期門直兩乳下二肋端。膽俞在背第十椎②，募在日月穴在期門下五分。

右新撰並出《素問》諸經。昔人撰集，或混雜相涉，煩而難了，今抄事要分別五藏各爲一部

冬至之後得甲子③，少陽起於夜半，肝家王冬至者，歲終之節。甲子日者，陰陽更始之數也。少陽，膽也，膽者，木也，生於水，故起夜半。其氣常微少，故言少陽。云夜半子者，水也。

肝者，東方木肝與膽爲藏府，故王東方，應木行也。萬物始生，其氣來耎而弱，寬④而虛春少陽氣，溫和耎弱，故萬物日生焉。故脉爲絃肝氣養於筋，故其脉弦，強亦法木體強也。耎即不可發汗，弱即不可下。寬者開，開者通，通者利，故名曰寬而虛言少陽始起尚耎弱，人榮衛，湊理開通，發即汗出不止，不可下，下之而泄利不禁。故言寬虛、通利也。春以胃氣爲本，不可犯也胃者，土⑤也，萬物稟土而生，胃亦⑥養五藏，故⑦肝王以胃氣爲本也。不可犯者，不可傷也。

右四時經

黃帝問曰：春脉如絃，何如而絃？岐伯曰：春脉肝也，東方木也，萬物之所以始生也，故其氣來濡弱輕虛而滑，端直以長，故曰絃。反此者病。黃帝曰：何如而反？岐伯曰：其氣來實而強，此謂太過，

---

① 俞在背第九椎：《甲乙經・卷三》作『在第九椎下，兩傍各一寸五分』。
② 俞在背第十椎：《甲乙經・卷三》作『在第十椎下，兩傍各一寸五分』。
③ 冬至之後得甲子：按『冬至』一年中之至陰，『甲子日』爲陽氣初生之日，少陽之氣當旺之時。《難經・七難》言『冬至之後，得甲子少陽王，複得甲子陽明王，複得甲子太陽王，複得甲子少陰王，複得甲子太陰王，複得甲子厥陰王。王各六十日，六六三百六十日，以成一歲。此三陽三陰之王時日大要也』。
④ 寬原作『寛』，據廣勤堂本作『寬』，下同。
⑤ 土：原作『上』，據廣勤堂本『土』改。
⑥ 亦：廣勤堂本作『以』，當從。
⑦ 故：廣勤堂本作『於』，『故』義勝。

病在外。其氣來不實而微，此謂不及，病在中。黃帝曰：春脉太過與不及，其病皆何如？岐伯曰：太過則令人善忘忘當作怒。忽忽眩冒而癲疾。不及則令人胸脇痛①引背，下則兩脇胠滿。黃帝曰：善。

肝脉②來濡弱招招，如揭竿③末梢，曰平④《巢源》云：綽綽如按琴瑟之絃，如揭長竿曰平。春以胃氣爲本。肝脉⑤來盈實而滑，如循長竿，曰肝病。肝脉⑥來急而益勁，如新張弓弦，曰肝死。

真肝脉至，中外急，如循刀刃，責責然《巢源》云：賾賾然，如按琴瑟絃，色青白不澤，毛折乃死。

春胃微絃曰平，絃多胃少曰肝病。但絃無胃曰死。有胃而毛⑦，曰秋病。毛甚，曰今病。

肝藏血，血舍魂。悲哀動中則傷魂，魂傷則狂妄不精，不敢正當人⑧不精不敢正當人，一作其精不守，令人陰縮，陰縮而筋攣⑨，兩脇骨不舉，毛悴色夭，死於秋。

春肝木王，其脉絃細而長，名曰平脉也。反得浮濇而短者《千金》云：微澀而短，是肺之乘肝，金之剋木，爲

---

① 胸脇痛：《素問·玉機真藏論》作「胸痛」。
② 肝脉：《素問·平人氣象論》於此前有「平」字。
③ 揭竿：《素問·平人氣象論》作「揭長竿」。
④ 平：《素問·平人氣象論篇》作「肝平」。
⑤ 肝脈：《素問·平人氣象論》於此前有「病」字。
⑥ 肝脈：《素問·平人氣象論》於此前有「死」字。
⑦ 有胃而毛：《素問·平人氣象論》作「胃而有毛」。
⑧ 不敢正當人：《靈樞·本神》作「不精則不正當人」。
⑨ 筋攣：《靈樞·本神》作「攣筋」。

賊邪，大逆，十死不治（一本云：日、月、年。數至三，忌庚辛）。反得洪大而散者（《千金》云：浮大而洪），是心之乘肝，子之扶①母，爲實邪，雖病自愈。反得沈濡而滑者，是腎之乘肝，母之歸子，爲虚邪，雖病易治。反得大而緩者，是脾之乘肝，土之陵木，爲微邪，雖病即差。肝脉來濯濯如倚竿，如琴瑟之絃，再至，曰平。三至，曰離經病。四至，脱精。五至，死。六至，命盡。足厥陰脉也。

肝脉急甚，爲惡言。微急，爲肥氣在脇下若覆杯。緩甚爲善嘔，微緩爲水瘕痹。大甚爲内癰，善嘔衄。微大，爲肝痹縮，欬引少腹。小甚爲多飲。微小爲消癉。滑甚爲頹疝，微滑爲遺溺。濇甚爲淡飲，微濇爲瘈瘲攣筋②。

足厥陰氣絶則筋縮，引卵與舌。厥陰者，肝脉也。肝者，筋之合也。筋者，聚於陰器，而脉絡於舌本。故脉弗營則筋縮急，筋縮急則引舌與卵③。故脣青，舌卷，卵縮，則筋先死。庚篤辛死，金勝木也。

肝死藏，浮之脉④弱，按之中如索不來，或曲如蛇行者死。

右《素問》、《鍼經》、張仲景

---

①扶：《千金方·卷十一·肝臟脉論》作「乘」。
②攣筋：《千金方·卷十一·肝臟脉論》作「筋攣」。
③舌與卵：《千金方·卷十一·肝臟脉論》作「卵與舌」。
④脉：《千金方·卷十一·肝臟脉論》無「脉」字。

心小腸部第二

心象火，與小腸合爲府（小腸爲受盛之府也）。其經手少陰（手少陰心脉也），與手太陽爲表裏（手太陽小腸脉也）。其脉洪（洪，心脉之大形），其相春三月（木王火相），王夏三月，廢季夏六月，囚秋三①月（金王火囚），死冬三月（水王火死）。其王日丙丁，王時禺中②、日中。其困日庚辛，困時晡時、日入。其死日壬癸，死時人定、夜半。其藏神（心之所藏者神也），其主臭，其養血（心氣所養者血），其候舌，其聲言（言由心出，故主言），其色赤，其臭焦，其液汗，其味苦，其宜甘（甘，脾味也），其惡鹹（鹹，腎味也）。心俞在背第五椎③（或云第七椎），募在巨闕（在心下一寸）。小腸俞在背第十八椎④，募在關元（臍下三寸）。

右新撰

心者南方火（心主血，其色赤，故以夏王於南方，應火行）。萬物洪盛，垂枝布葉，皆下垂如曲，故名曰鈎（心王之時，太陽用事，故草木茂盛，枝葉布舒，皆下垂曲，故謂之鈎也）。心脉洪大而長，洪則衛氣實，實則氣無從出（脉洪者衛氣實，衛氣實則腠理密，密則氣無從出）。大則榮氣萌，萌洪相薄，可

---

① 三：廣勤堂本作『七』，『三』義勝。
② 禺中：即『隅中』上午九至十一時，屬巳時。《左傳·昭公五年》『日之數十，故有十時』，晉·杜預注『隅中日出，闕不在第』，孔穎達疏『隅謂東南隅也。過隅未中，故爲隅中也』。
③ 俞在背第五椎：《甲乙經·卷三》『在第五椎下，兩傍各一寸五分』。
④ 俞在背第十八椎：《甲乙經·卷三》『在第十八椎下，兩傍各一寸五分』。

以發汗，故名曰長榮者血也，萌當爲明字之誤耳，血王故明且大也。榮明衛實，當須發動，通其津液也。長洪相得，即引水漿溉灌經絡，津液皮膚夏熱陽氣盛，故其人引水漿，潤灌肌膚，以養皮毛，猶草木須雨澤以長枝葉。太陽洪大，皆是母軀，幸得戊己，用牢根株太陽夏火，春木爲其母。陽得春始生，名曰少陽。到夏洪盛，名曰太陽，故言是母軀也。戊己土也，土爲火子，火王即土相，故用牢根株也。陽氣上出，汗見於頭。五月枯蔛①，胞中空虛，醫反下之，此爲重虛也月當爲內。蔛當爲乾，枯燥也。皆字誤耳。內字似月，由來遠矣，遂以傳焉。人頭者，諸陽之會。夏時飲水漿，上出爲汗，先從頭流於身軀，以實其表，是以五內乾枯，燥則胞中空虛津液少也。胞者膀胱，津液之腑也。愚醫不曉，故反下之，令重虛也。脉浮有表無裏，陽無所使陽盛脉浮，宜發其汗，而反下之，損於陰氣。陽爲表，陰爲裏。經言：陽爲陰使，陰爲陽守，相須而行。脉浮，故無裏也。治之錯逆，故令陰陽離別，不能復相朝使。不但危身，幷中其母言下之不但傷心，幷復中肝。

右四時經

黃帝問曰：夏脉如鉤，何如而鉤？岐伯曰：夏脉心也，南方火也，萬物之所以盛長也。故其氣來盛去衰，故曰鉤，反此者病。黃帝曰：何如而反？岐伯曰：其氣來盛去亦盛，此謂太過，病在外。其來②不盛去反盛，此謂不及，病在中。黃帝曰：夏脉太過與不及，其病皆何如？岐伯曰：太過則令人身熱而膚痛，爲浸淫。不及則令人煩心，上見欬唾，下爲氣泄。帝曰：善。

心脉③來累累如連珠，如循琅玕，曰平④。夏以胃氣爲本。心脉⑤來喘喘《甲乙》作累累連屬，其中微曲，曰心

---

① 五月枯蔛：《千金方·卷第十三·心藏脉論》作『五內乾枯』。
② 其來：《素問·玉機真藏論》作『其氣來』。
③ 心脉：《素問·平人氣象論》作『平心脉』。
④ 平：《素問·平人氣象論》作『心平』。
⑤ 心脉：《素問·平人氣象論》作『病心脉』。

病。心脉①來前曲後居，如操帶鉤，曰心死。

真心脉至，堅而搏，如循薏苡子，累累然，其色赤黑不澤，毛折乃死。

夏胃微鉤曰平。鉤多胃少曰心病。但鉤無胃曰死。胃而有石曰冬病，石甚曰今病。

心藏脉，脉舍神。怵惕思慮則傷神，神傷則恐懼自失，破䐃脫肉，毛悴色夭，死於冬。

夏心火王，其脉洪（《千金》作浮大而洪）大而散，名曰平脉。反得沈濡而滑者，是腎之乘心，水之剋火，爲賊邪大逆，十死不治（一本云：日、月、年數至二，忌壬癸）。反得大而緩者，是脾之乘心，子之扶②母，爲實邪，雖病自愈。反得絃細而長者，是肝之乘心，母之歸子，爲虛邪，雖病易治。反得浮（《千金》浮作微）濇而短者，是肺之乘心。金之陵火，爲微邪，雖病即差。

心脉來累累如貫珠滑利。再至曰平。三至曰離經病。四至脫精。五至死，六至命盡，手少陰脉。

心脉急甚爲瘈瘲，微急爲心痛引背，食不下。緩甚爲狂笑，微緩爲伏梁在心下，上下行，時唾血③。大甚，爲喉介，微大爲心痹引背，善淚出。小甚爲善噦，微小爲消癉。滑甚爲善渴，微滑爲心疝引臍，少腹鳴。濇甚爲瘖，微濇爲血溢，維厥，耳鳴，巔疾。手少陰氣絕則脉不通。少陰者，心脉也。心者，脉之合也。脉不通則血不流，血不流則髮色不澤。故其④面黑如漆柴者，血先死。壬篤癸死，水勝火也。

---

① 心脉：《素問・平人氣象論》作「死心脉」。
② 扶：《千金方・卷十三・心藏脉論》作「乘」。
③ 時唾血：《千金方・卷十三・心藏脉論》作「有時唾血」。
④ 故其：《千金方・卷十三・心藏脉論》無。

心死藏，浮之脉①實，如豆麻擊手，按之益躁疾者死。

右《素問》、《鍼經》、張仲景

脾胃部第三

脾象土，與胃合爲府胃爲水穀之府。其經足太陰太陰，脾之脉也，與足陽明爲表裏陽明，胃脉。其脉緩緩，脾脉之大形也，其相夏三月火王土相，王季夏六月，廢秋三月，囚冬三月，死春三月。其王日戊己，王時食時、日昳。困日壬癸，困時人定、夜半。其死日甲乙，死時平旦、日出並木時也。其神意，其主味，其養肉，其候口，其聲歌，其色黄，其臭香，其液涎，其味甘，其宜辛，其惡酸。脾俞在背第十一椎②，募在章門季肋端是。胃俞在背第十二椎③，募在太倉。

右新撰

---

①脉：《千金方·卷十三·心藏脉論》無。
②俞在背第十一椎：《甲乙經·卷三》作『在第十一椎下兩傍各一寸五分』。
③俞在背第十二椎：《甲乙經·卷三》作『在第十二椎下兩傍各一寸五分』。

脾者土也。敦而福，敦者，厚也，萬物衆色不同脾主水穀，其氣微弱，水穀不化。脾爲土行，王於季夏，土性敦厚，育養萬物，當此之時，草木備具，枝葉茂盛，種類衆多，或青①、黃、赤、白、黑，色，各不同矣，故名曰得福者廣土生養萬物，當此之時，脾則同稟諸藏，故其德爲廣大。萬物懸根住莖，其葉在巔，蜎蜚蠕動，蚑蠷喘息，皆蒙土恩懸根住莖，草木之類也。其次則蛾蚋幾微之蟲，因陰陽氣變化而生者也。喘息，有血脈之類也。言普天之下，草木昆蟲，無不被蒙土之恩福也。德則爲緩，恩則爲遲，故令太陰脈緩而遲，尺寸不同太陰脾也，言脾王之時脈緩而遲。尺寸不同者，尺遲而寸緩也。酸鹹苦辛，大一作太沙一作涉，又作妙而生，互行其時，而以各行，皆不群行，盡可常服肝酸、腎鹹、心苦、肺辛濇皆四藏之味也。脾主調和五味以稟四藏，四藏受味於脾，脾王之時，其脈沙一作涉，又作妙，達於肌肉之中，互行人身軀，乃復各行，隨其四支使其氣周匝，榮諸藏府，以養皮毛，皆不群行至一處也。故言盡可常。服也。土寒則溫，土熱則涼冬陽氣在下，土中溫煖。夏陰氣在下，土中清涼。脾氣亦然。土有一子，名之曰金，懷挾抱之，不離其身，金乃畏火，恐熱來熏，遂棄其母，逃歸②水中，水自③金子，而藏火神，閉門塞戶，內外不通，此謂冬時也陽氣在中，陽爲火行，金性畏火，故恐熏之，金歸水中而避火也。母子相得益盛。閉塞不通者，言水氣充實，金在其中，此爲強固，火無復得往刻之者，神密之類也。土亡④其子，其氣衰微，水爲洋溢，浸漬爲池⑤一作其地，走擊皮膚，面目浮腫，歸於四肢此爲脾之衰損。土以防水，今土弱而水強，故水得陵之而妄行。愚醫見水，直往下之，虛脾空胃，水遂居之，肺爲喘浮脾胃已病，宜扶養其氣，通利水道。愚醫不曉而往下之，此爲重傷，水氣遂更陵之，上侵胸中，肺得水而浮，故言喘浮。肝反畏肺，故下沈沒肺金肝木，此爲相刻，

① 青：廣勤堂本作「有」，「青」義勝。
② 歸：《千金方·卷第十五·脾藏脈論》作「於」。
③ 自：《千金方·卷第十五·脾藏脈論》作「爲」，當從。
④ 亡：《千金方·卷第十五·脾藏脈論》作「失」。
⑤ 爲池：《千金方·卷第十五·脾藏脈論》作「其地」。

肺浮則實，必復刻肝，故畏之沈沒於下。下有荊棘，恐傷其身，避在一邊，以爲水流荊棘，木之類。肝爲木，今沒在下則爲荊棘。其身，脾也。脾爲土，土畏木，是以避在下一邊①，避木也。水流者，水之流路也。土本刻水而今微弱，又復觸木，無復制水，故水得流行。心衰則伏，肝微則沈，故令脈伏而沈心火肝木，火則畏水，而木畏金，金水相得，其氣則實，刻於肝心，故令二藏衰微，脈爲沈伏也。工醫來占，固②轉孔穴，利其溲便，遂通水道，甘液下流。亭③其陰陽，喘息則微，汗出正流。肝著其根，心氣因起，陽行四肢，肺氣亭亭，喘息則安轉孔穴者，諸藏之滎井轉治其順。甘液，脾之津液。亭其陰陽，得復其常所，故滎衛開通，水氣消除，肝得還著其根株。肝心爲母子，肝著則心氣得起，肺氣平調，故言亭亭，此爲端好之類。腎爲安聲，其味爲鹹肺主聲，腎爲其子，助於肺，故言安聲。鹹，腎味也。倚坐母敗，汗臭如腥金爲水母，而歸水中，此爲母徃從子，脾氣反虛，五藏猶此而相刻賊，倚倒致敗宅汙臭而腥，故云然也。土得其子，則成爲山。金得其母，名曰丘矣。

右四時經

黃帝曰：四時之序，逆順④之變異也，然脾脈獨何主？岐伯曰：脾者土也，孤藏以灌四傍者也。曰：然則脾善惡可得見乎？曰：善者不可得⑤見，惡者可見。曰：惡者何如⑥？曰：其來如水之流者，此謂太過，病在外。如鳥之喙，此謂不及，病在中。太過則令人四肢沈重不舉。其不及，則令人九竅壅塞⑦不通，名曰重強。

①下一邊：廣勤堂本作「下邊」。
②固：《千金方·卷第十五·脾藏脉論》作「因」，當從。
③亭：《千金方·卷第十五·脾藏脉論》作「停」，可參。
④逆順：《素問·玉機真藏論》作「逆從」。
⑤得：《素問·玉機真藏論》同，廣勤堂本無「得」字。
⑥何如：《素問·玉機真藏論》作「何如可見」。
⑦壅塞：《素問·玉機真藏論》無。

脾脉①來而和柔相離，如雞足踐地，曰平②。長夏以胃氣爲本。脾脉③來實而盈數，如雞舉足，曰脾病。脾脉④來堅兊⑤如鳥之喙，如鳥之距，如屋之漏，如水之溜⑥，曰脾死。真脾脉至，弱而乍踈乍散⑦一作數，色青黄⑧不澤，毛折乃死。長夏胃微濡弱曰平。弱多胃少曰脾病。但代無胃曰死。濡弱有石曰冬病，石⑨甚曰今病。

脾藏榮，榮舍意，愁憂⑩不解則傷意，意傷則悶亂，四胑不舉，毛悴色夭，死於春。

六月季夏建未，坤未之間土之位，脾王之時。其脉大阿阿而緩，名曰平脉。反得絃細⑪而長者，是肝之乘脾，木之刻土，爲賊邪大逆，十死不治。反得浮《千金》浮作微，濇而短者，是肺之乘脾，子之扶⑫母，爲實邪，雖病自愈。反得洪大而散者《千金》作浮大而洪，是心之乘脾，母之歸子，爲虚邪，雖病易治。反得沈濡而

---

①脾脉：《素問·平人氣象論》作「平脾脉」。
②平：《素問·平人氣象論》作「脾平」。
③脾脉：《素問·平人氣象論》作「病脾脉」。
④脾脉：《素問·平人氣象論》作「死脾脉」。
⑤堅兊：《素問·平人氣象論》作「鋭堅」。
⑥溜：《素問·平人氣象篇》作「流」。
⑦乍踈乍散：《素問·玉機真藏論》作「乍數乍踈」，《甲乙經·卷八·五藏傳病發寒熱》作「乍踈乍數」。
⑧青黄：《素問·玉機真藏論》作「黄青」。
⑨石：《素問·平人氣象論》作「弱」，《甲乙經·卷四·經脉》作「耎」。
⑩愁憂：《靈樞·本神第八》作「憂愁」。
⑪細：《千金方·卷第十五·脾藏脈論》無。
⑫扶：《千金方·卷第十五·脾藏脈論》作「乘」。

滑者，腎之乘脾，水之陵土，爲微邪，雖病即差。

脾脉萇萇而弱《千金》萇萇作長長，來踈去數，再至曰平，三至曰離經病，四至脱精，五至死，六至命盡，足太陰脉也。脾脉急甚，爲瘈瘲，微急爲脾①中滿，食飲入而還出，後沃沫。緩甚爲痿厥，微緩爲風痿，四肢不用，心慧然若無病。大甚爲擊仆，微大爲痞②氣，裹大膿血，在腸胃之外。小甚爲寒熱，微小爲消癉。滑甚爲𤸎癃，微滑爲蟲毒，蛕腸鳴熱。濇甚爲腸𤸎，微濇，爲内潰，多下膿血也。

足太陰氣絶，則脉不營其口脣③。口脣④者，肌肉之本也。脉不營則肌肉濡，肌肉濡則人中滿⑤，人中滿則脣反，脣反者肉先死。甲篤乙死，木勝土也。

脾死藏，浮之脉大緩一作堅，按之中如覆杯，絜絜狀如搖者死一云槷槷狀如炙肉。

右《素問》、《鍼經》、張仲景

肺大腸部第四

肺象金，與大腸合爲府大腸爲傳導之府也。其經手太陰手太陰，肺脉也，與手陽明爲表裏手陽明，大腸脉也。其脉浮浮，肺脉之大形也。其

① 脾：《千金方·卷第十五·脾藏脈論》作「鬲」。
② 痞：《千金方·卷第十五·脾藏脈論》作「脾疝」。
③ 不營其口脣：《靈樞·經脉》作「不榮肌肉」。
④ 口脣：《靈樞·經脉》作「脣舌」。
⑤ 人中滿：《靈樞·經脉第十》在此前有「舌萎」。

相季夏六月季夏，土。王金相其王秋三月，廢冬三月，囚春三月，死夏三月夏，火。王金死其王日庚辛，王時晡時、日入。其困日甲乙，困時平旦、日出。其死日丙丁，死時禺中、日中。其神魄，其主聲，其養皮毛，其候鼻，其聲哭，其色白，其臭腥，其液涕，其味辛，其宜鹹，其惡苦。肺俞在背第三椎①或云第五椎也，募在中府直兩乳上，下肋間。大腸俞在背第十六椎，募在天樞俠臍傍各一寸半。

右新撰

肺者西方金，萬物之所終金性剛，故王西方，割斷萬物，萬物是以皆終於秋也。宿葉落柯，萋萋枝條，其杌然獨在。其脈爲微浮毛②，衛氣遲萋萋者，零落之貌也，言草木宿葉得秋隨風而落，但有枝條杌然獨在。此時陽氣則遲，脈爲虛微如毛也，榮氣數。數則在上，遲則在下，故名曰毛諸陽脈數，諸陰脈遲，榮爲陰，不應數，反言榮氣數，陰得秋節而昇轉在陽位，故一時數而在上也。此時陰始用事，陽即下藏，其氣反遲，是以肺脈數散如毛也。陽當陷而不陷，陰當昇而不昇，爲邪所中陰陽交易，則不以時定，二氣感激，故爲風寒所中。陽中邪則捲，陰中邪則緊，捲則惡寒，緊則爲慄，寒慄相薄，故名曰瘧。弱則發熱，浮乃來出捲者，其人拘捲也。緊者，脈緊也。此謂初中風寒之時，脈緊，其人則寒，寒止而脈更微弱，弱則其人發熱，熱止則脈浮。浮者，瘧解王脈出也。旦中旦發，暮中暮發言瘧發皆隨其初中風邪之時也。藏有遠近，脈有遲疾，周有度數，行有漏刻藏，謂人五藏，肝心脾肺腎也。心肺在隔上，呼則其氣出，是爲近，呼爲陽，其脈疾。腎肝在膈下，吸則其氣入，是爲遠也，吸爲陰，其脈遲。度數，謂經脈之長短，周身行者，榮衛之行也。行陰陽各二十五度，爲一周也，以應漏下百刻也。遲在上，傷毛采。數在下，傷下焦。中焦有惡則見，有善則匿秋則陽氣遲，陰氣數。遲當在下，

① 俞在背第三椎：《甲乙經·卷三》作「在第三椎下兩傍各一寸五分」。
② 毛：《千金方·卷第十七·肺藏脈論》無。

數當在上，隨節變，故言傷毛采也。人之皮毛，肺氣所行。下焦在臍下，陰之所治也，其脉應遲，今反數，故言傷下焦。中焦，脾也，其平善之時脉常自不見，衰乃見耳。故云有惡則見也。陽氣下陷，陰氣則溫言陽氣下陷，溫養諸藏。陽反在下，陰反在巔，故名曰長而且留陰陽交代，各順時節，人血脉和平，言可長留竟一時。

右四時經

黃帝問曰：秋脉如浮，何如而浮？歧伯對曰：秋脉肺也，西方金也，萬物之所以收成也。故其氣來輕虛而①浮，其氣②來急去散，故曰浮。反此者病。黃帝曰：何如而反？歧伯曰：其氣來毛而中央堅，兩傍虛，此謂太過，病在外。其氣來毛而微，此謂不及，病在中。黃帝曰：秋脉太過與不及，其病何如？歧伯曰：太過則令人氣逆③而背痛溫溫《內經》溫溫作慍慍然，不及則令人喘，呼吸少氣而欬，上氣見血，下聞病音。

肺脉④來厭厭聶聶，如落榆莢，曰肺平。秋以胃氣爲本《難經》云：厭厭聶聶，如循榆葉，曰春平脉。藹藹如車蓋。按之益大，曰秋平脉。肺脉⑤來不上不下，如循雞羽，曰肺病《巢源》無不字。肺脉⑥來如物之浮，如風吹毛，曰肺死。

真肺脉至，大而虛，如以毛羽中人膚，色赤白不澤，毛折乃死。秋胃微毛，曰平。毛多胃少，曰肺

---

①而：《素問·玉機真藏論篇》作「以」。
②其氣：《素問·玉機真藏論篇》無。
③氣逆：《素問·玉機真藏論篇》作「逆氣」。
④肺脉：《素問·平人氣象論篇》作「平肺脉」。
⑤肺脉：《素問·平人氣象論篇》作「病肺脉」。
⑥肺脉：《素問·平人氣象論篇》作「死肺脉」。

病。但毛無胃，曰死。毛而有弦，曰春病。絃甚，曰今病。

肺藏氣，氣舍魄。喜樂無極則傷魄，魄傷①則狂，狂者意不存人，皮革焦，毛悴色夭，死於夏。秋金肺王。其脉浮《千金》浮作微濇而短，曰平脉。反得洪大而散者《千金》作浮大而洪，是心之乘肺，火之刻金，爲賊邪大逆，十死不治一本云：日、月、年，數至四，忌丙丁。反得沈濡而滑者，是腎之乘肺，子之扶②母，爲實邪，雖病自愈。反得大而緩者，是脾之乘肺，母之歸子，爲虛邪，雖病易治。反得絃細而長者，是肝之乘肺，木之陵金，爲微邪③，雖病即差。肺脉來，汎汎④輕如微風吹鳥背上毛，再至曰平，三至曰離經病，四至脱精，五至死，六至命盡，手太陰脉也。

肺脉急甚爲癲疾，微急爲肺寒熱，怠墮，欬唾血引腰背胸，苦鼻息肉不通。緩甚爲多汗⑤，微緩爲痿偏風一作漏風，頭以下汗出不可止。太甚爲脛腫，微大⑥爲肺痹，引胸背，起腰內。小甚爲飧泄，微小爲消癉。滑甚爲息賁上氣，微滑爲上下出血。濇甚爲嘔血，微濇爲鼠瘻，在頸支掖之間，下不勝其上，其能喜酸。

手太陰氣絶則皮毛焦。太陰者，行氣溫皮毛者也，氣弗營⑦則皮毛焦，皮毛焦則津液去，津液去則

---

① 魄傷：《靈樞·本神》作「傷魄」。
② 扶：《千金方·卷第十七·肺藏脉論》作「乘」。
③ 微邪：廣勤堂本作「虛邪」，《千金方·卷第十七·肺藏脉論》亦作「微邪」。
④ 汎汎：汎，同「泛」。汎汎，即「泛泛」，漂浮貌。《詩·邶風》「亦汎其流」，《傳》「汎汎其流，不以濟渡也」。
⑤ 汗：原作「肝」，據廣勤堂本及《千金方·卷第十七·肺藏脉論》改。
⑥ 大：廣勤堂本作「汗」，「大」義勝。
⑦ 氣弗營：《靈樞·經脈第十》作「氣不榮」。

皮節傷，皮節傷者則爪（爪字一作皮）枯毛折①，毛折者則氣（氣字一作毛）先死。丙篤丁死，火勝金也。

肺死藏，浮之虛，按之弱如葱葉，下無根者死。

右《素問》、《鍼經》、張仲景

腎膀胱部第五

腎象水②，與膀胱合爲府（膀胱爲津液之府）。其經足少陰（足少陰，腎脉也），與足太陽爲表裏（足太陽，膀胱脉也）。其脉沈（沈，腎脉之大形也），其相秋三月（秋，金王水相）。其王冬三月，廢春三月，囚夏三月，其死季夏六月。其王日壬癸，王時人定、夜半。其困日丙丁，困時禺中、日中。其死日戊己，死時食時、日昳。其神志（腎之所藏者志也），其主液，其養骨，其候耳，其聲呻，其色黑，其臭腐，其液唾，其味鹹，其宜酸，其惡甘。腎俞在背第十四椎③，募在京門。

膀胱俞在第十九椎④，募在中極（橫骨上一寸，在臍下五寸前陷者中）。

右新撰

---

① 皮毛焦則津液去……皮節傷者則爪（爪字一作皮）枯毛折：《千金方·卷第十七·肺藏脉論》同此，《靈樞·經脉》作「皮毛焦則津液去皮節，津液去皮節者，則爪枯毛折」，《甲乙經·卷二·十二經脉絡脉支別》作「皮毛焦則津液去，津液去則皮節著，皮節著則爪枯毛折」，可參。

② 水：原作「木」，據廣勤堂本及《千金方·卷第十九·腎藏脉論》改。

③ 俞在第十四椎：《甲乙經·卷三》作「在第十四椎下兩傍各一寸五分」。

④ 俞在第十九椎：《甲乙經·卷三》作「在第十九椎下兩傍各一寸五分」。

腎者北方水，萬物之所藏冬則北方用事，王在三時之後，腎在四藏之下，故王北方也，萬物春生、夏長、秋收、冬藏。百蟲伏蟄冬伏蟄不食之蟲，言有百種也，陽氣下陷，陰氣上昇。陽氣中出，陰氣烈爲霜，遂不上昇，化爲雪霜，猛獸伏蟄，蜾蟲匿藏陽氣下陷者，謂降於土中也。其氣猶越而昇出，陰氣在上寒盛，陽氣雖昇出而不能自致，因而化作霜雪。或謂陽氣中出，是十月則霜降。猛獸伏蟄者，蓋謂龍蛇冬時而潛處。蜾蟲，無毛甲者，得寒皆伏蟄，逐陽氣所在，如此避冰霜，自溫養也。其脉爲沈。沈爲陰，在裏，不可發汗，發①則蜾蟲出，見其霜雪陽氣在下，故冬脉沈，溫養於藏府，此爲裏實而表虛，復從外發其汗，此爲逆治，非其法也。猶百蟲伏蟄之時，而反出土見於冰霜，必死不疑。逆治者死，此之謂也。陰氣在表，陽氣在藏，慎不可下，下之者傷脾，脾土弱即水氣妄行陽氣在下，溫養諸藏，故不可下也。下之既損於陽氣，而脾胃復傷。土以防水，而今反傷之。故令水得盈溢而妄行也。下之者，如魚出水，蛾入湯言治病逆則殺人，如魚出水，蛾入湯火之中，立死。重客在裏，慎不可熏，熏之逆客，其息則喘重客者，猶陽氣也。重者，尊重之貌也。陽位尊處於上，今一時在下，非其常所，故言客也。熏謂燒鍼及以湯火之輩熏發其汗，如此則客熱從外入，與陽氣相薄，是爲逆也。氣上熏胸中，故令喘息。無持客熱，令口爛瘡無持者，無以湯火發熏其汗也。熏之則火氣入裏爲客熱，故令其口生瘡。陰脉且解，血散不通，正陽遂厥，陰不往從血行脉中，氣行脉外，五十周而復會，如環之無端也。血爲陰，氣爲陽，相須而行。發其汗，使陰陽離別，脉爲解散，血不得通。厥者，逆也，謂陽氣逆而不復相朝使。治病失所，故陰陽錯逆，可不慎也。客熱狂入，內爲結胸陰陽錯亂，外熱狂入，留結胸中也。脾氣遂弱，清溲痢②通脾主水穀，其氣微弱，水穀不化，下痢不息。清者，厠也，溲從水道出，而反清溲者，是謂下痢至厠也。

右四時經

黃帝問曰：冬脉如營，何如而營？岐伯對曰：冬脉腎也，北方水也，萬物之所以合藏，故其氣來沈

①發：《千金方·卷第十九·腎藏脈論》於此後有「汗」字。
②痢：廣勤堂本作「利」，「痢」同「利」，下同。

以摶《甲乙》作濡，故曰營。反此者病。黄帝曰：何如而反？岐伯曰：其氣來如彈石者，此謂太過，病在外。其去如數者，此謂不及，病在中。黄帝曰：冬脉太過與不及，其病皆如何？岐伯曰：太過則令人解㑊，脊脉痛而少氣，不欲言。不及則令人心懸如病飢，眇①中清，脊中痛，少腹滿，小便黄赤②。腎脉③來喘喘累累如鉤，按之而堅，曰腎平。冬以胃氣爲本。腎脉來如引葛④，按之益堅，曰腎病。腎脉⑤來發如奪索，辟辟如彈石，曰腎死。

真腎脉至，搏而絕，如以指彈石辟辟然，色黄黑不澤，毛折乃死⑥。

冬胃微石曰平。石多胃少曰腎病。但石無胃曰死。石而有鉤曰夏病。鉤甚曰今病。

凡人以水穀爲本，故人絕水穀則死，脉無胃氣亦死。所謂無胃氣者，但得真藏脉，不得胃氣也。所謂脉不得胃氣者，肝不絃，腎不石也⑦。

腎藏精，精舍志。盛怒而不止則傷志，傷志⑧則善忘其前言，腰脊痛⑨，不可以俛仰屈伸，毛悴色

---

① 眇：廣勤堂本作「䏚」，《素問．玉機真藏論》作「眇」，當從。
② 黄赤：《素問．玉機真藏論》作「變」。
③ 腎脉：《素問．平人氣象論》作「平腎脉」。
④ 腎脉來如引葛：廣勤堂本作「腎脉如引葛」，《素問．平人氣象論》「腎脉」作「病腎脉」。
⑤ 腎脉：《素問．平人氣象論》作「死腎脉」。
⑥ 如以指彈石辟辟然……毛折乃死：《素問．平人氣象論》同，廣勤堂本作「如以石投諸水《千金》作如以指彈石然其色黑赤不澤，毛折乃死」。
⑦ 凡人以水穀爲本……腎不石也：此段廣勤堂本爲小字注文。「肝不絃，腎不石也」句，廣勤堂本作「肝但弦，心但鉤，胃但弱，肺但毛，腎但石也」。
⑧ 傷志：廣勤堂本作「志傷」，《靈樞．本神》同。
⑨ 腰脊痛：《靈樞．本神》無。

夭，死于季夏。

冬，腎水王，其脉沈濡而滑，曰平脉①。反得大而緩者，是脾之乘腎，土之刻②水，爲賊邪大逆，十死不治一本云：日、月、年。數至一，忌戊己。反得絃細而長者，是肝之乘腎，子之扶③母，爲實邪，雖病自愈。反得浮④《千金》作微濇而短者，是肺之乘腎，母之歸子，爲虛邪，雖病易治。反得洪大而散者《千金》作浮大而洪，是心之乘腎，火之陵水，爲微邪，雖病即差。腎脉沈細而緊，再至曰平，三至曰離經病，四至脱精，五至死，六至命盡，足少陰脉也。

腎脉急甚爲骨痿、癲疾，微急爲奔豚，沈厥，足不收，不得前後。緩甚爲折脊，微緩爲洞下，洞下者食不化，入咽還出。大甚爲陰痿，微大爲石水，起臍下以至小⑤腹腫垂垂然，上至胃管，死不治。小甚爲洞泄，微小爲消癉。滑甚爲癃癩，微滑爲骨痿，坐不能起，目無所見，視見黑花。濇甚爲大癰，微濇爲不月水，沈痔。

足少陰氣絶則骨枯。少陰者，冬脉也，伏行而濡骨髓者也。故骨不濡則肉不能著骨⑥也，骨肉不相親則肉濡而却⑦，肉濡而却故齒長而垢《難經》垢字作枯，髮無澤，髮無澤者，骨先死。戊篤己死，土勝水也。

---

① 脉：《千金方·卷第十九·腎藏脉論》無。
② 刻：廣勤堂本作「克」。
③ 扶：《千金方·卷第十九·腎藏脉論》作「乘」。
④ 浮：《千金方·卷第十九·腎藏脉論》作「微」。
⑤ 小：《千金方·卷第十九·腎藏脉論》作「少」。
⑥ 骨：《靈樞·經脉》無。
⑦ 肉濡而却：《靈樞·經脉》作「肉軟却」。

腎死藏，浮之堅，按之亂如轉圓，益下入尺中者死。

右《素問》、《鍼經》、張仲景

脉經卷第三

脉經卷第四

朝散大夫守光祿卿直秘閣判登聞檢院上護軍臣林億等類次

辨三部九候脉證第一

經言：所謂三部者，寸、關、尺也。九候者，每部中有天、地、人①也。上部主候從胸以上至頭，中部主候從膈以下至氣街，下部主候從氣街以下至足。浮、沈、牢、結、遲、疾、滑、濇各自異名，分理察之，勿怠觀變，所以別三部九候，知病之所起。審而明之，針灸亦然也。故先候脉寸中寸中，一作寸②中於九。浮在皮膚，沈細在裏。昭昭天道，可得長久。上部之候，牢結沈滑，有積氣在膀胱。微細而弱，卧引裏

① 天、地、人：《難經·十八難》作「浮、中、沉」。
② 寸：廣勤堂本作「十」，「寸」義勝。

急，頭痛，欬嗽，逆氣上下。心膈上有熱者，口乾渴燥，病從寸口。邪入上者名曰解。脉來至，狀如琴絃，苦少腹痛，女子經月不利，孔竅生瘡。男子病痔，左右脇下有瘡。上部不通者，苦少腹痛，腸鳴。寸口中虚弱者，傷氣，氣不足。大如桃李實，苦痹也。寸口直上者，逆虚也。如浮虚者，泄利也。中部脉結者，腹中積聚，若在膀胱、兩脇下有熱。脉浮而大，風從胃管入，水脹，乾嘔①，心下澹澹如有桃李核。胃中有寒，時苦煩痛不食，食即心痛，胃脹支滿，膈上積。脇下有熱，時寒熱淋露。脉横出上者，脇氣在膀胱，病即著。右横關入寸口中者，膈中不通，喉中咽難，刺關元，入少陰。下部脉者，其脉來至浮大者，脾也。與風集合，時上頭痛，引腰背。小滑者，厥也。足下熱，煩滿，逆上搶心，上至喉中，狀如惡肉，脾傷也。病少腹下，在膝諸骨節間，寒清不可屈伸。脉急如絃者，筋急，足攣結者，四肢重。從尺邪入陽明者，寒熱也。大風邪入少陰，女子漏白下赤，男子溺血，陰萎不起，引少腹痛。

人有三百六十脉，法三百六十日。三部者，寸、關、尺也。尺脉爲陰，陰脉常沈而遲。寸、關爲陽，陽脉俱浮而速。氣出爲動，入爲息。故陽脉六息七息十三投，陰脉八息七息十五投，此其常也。二十八脉相逐上下，一脉不來，知疾所苦。尺勝治下，寸勝治上，尺寸俱平治中央。臍以上陽也，法於天。臍以下陰也，法於地。臍爲中關。頭爲天，足爲地。有表無裏，邪之所止，得鬼病。何謂表裏？寸尺爲表，關爲裏，兩頭有脉，關中絶不至也。尺脉上不至關爲陰絶，寸脉下不至關爲陽絶。陰絶而陽微，死不治。三部脉或至或不至，冷氣在胃中，故令脉不通也。上部有脉，下部無脉，其人當吐，不吐

① 嘔：廣勤堂本作「漚」，「嘔」義勝。

者死。上部無脉，下部有脉，雖困無所苦①。所以然者，譬如人之有尺，樹之有根②，雖枝葉枯槁③，根本將自生，木有根本，即自有氣④，故知不死也。寸口脉平而死者，何也⑤？然：諸十二經脉者，皆係於生氣之原。所謂生氣之原者，非⑥謂十二經之根本也，謂腎間動氣也。此五藏六府之本，十二經之根，呼吸之門，三焦之原，一名守邪之神也。故氣者，人⑦根本也，根絶則莖枯⑧矣。寸口脉平而死者，生氣獨絶於內也（腎間動氣，謂左爲腎，右爲命門，命門者，精神之所舍，原氣之所係也，一名守邪之神。以命門之神固守，邪氣不得妄入，入即死矣。此腎氣先絶於內，其人便死。其脉不復，反得動病也）。岐伯曰：形盛脉細，少氣不足以息者死⑨。形瘦脉大，胸中多氣者死。形氣相得者生，參伍不調者病。三部九候皆相失者死。上下左右之脉相應如參舂者病甚。上下左右相失不可數者死。中部之候雖獨調，與衆藏相失者死。中部之候相減者死。目內陷者死。

黄帝曰：冬陰夏陽奈何？岐伯曰：九候之脉皆沈細懸絶者爲陰，主冬，故以夜半死。盛躁喘數者爲

---

① 無所苦：《難經·十四難》作「無能爲害」。
② 樹之有根：《難經·十四難》作「猶樹之有根」，可從。
③ 雖枝葉枯槁：《難經·十四難》作「枝葉雖枯槁」。
④ 木有根本，即自有氣：《難經·十四難》作「脉有根本，人有元氣」。按，兩者可合參，《難經》所言可續於《脉經》後，文義平順，不顯突兀。
⑤ 何也：《難經·八難》作「何謂也」。
⑥ 非：《難經·八難》無。
⑦ 人：《難經·八難》後有「之」字。
⑧ 莖枯：《難經·八難》作「莖葉枯」。
⑨ 死：《素問·三部九候論》作「危」。

陽，主夏。故以日中死。是故寒熱①者，平旦②死。熱中及熱病者，日中③死。病風者，以日夕死。病水者，以夜半死。其脉乍數乍疎④乍遲乍疾者，以日乘四季死。形肉以⑤脫，九候雖調，猶死。七診雖見九候皆順⑥者不死。所言不死者，風氣之病及經月之病似七診之病而非也，故言不死。若有七診之病，其脉候亦敗者，死矣。必發噦噫，必審問其所始病與今之所方病，而後各切循其脉，視其經絡浮沈，以上下逆順⑦循之。其脉疾者不病，其脉遲者病。脉不往來者死。皮膚著者死。

兩手脉結上部者濡，結中部者緩，結三里者豆起。弱反在關，濡反在巔。微在其上⑧，濇反在下。微即陽氣不足，沾熱汗出⑨。濇即無血，厥而且寒。黄帝問曰：余每欲視色持脉⑩，獨調其尺，以言其病，從外知内，爲之奈何？岐伯對曰：審其尺之緩、急、小、大、滑、濇，肉之堅脆，而病形變定矣。調之何如⑪？對曰：脉急者，尺之皮膚亦急。脉緩者，尺之皮膚亦緩。脉小者，尺之皮膚減而少⑫。脉大

① 寒熱：《素問·三部九候論》作「寒熱病」。
② 平旦：《素問·三部九候論》前有「以」，疑《脉經》脫。
③ 日中：《素問·三部九候論》前有「以」，疑《脉經》脫。
④ 乍數乍疎：《素問·三部九候論》作「乍疎乍數」。
⑤ 以：《素問·三部九候論》作「已」。
⑥ 順：《素問·三部九候論》作「從」。
⑦ 順：《素問·三部九候論》作「從」。
⑧ 微在其上：《傷寒論·辨不可發汗病脈證並治》作「微反在上」。《千金方·卷第二十八·陰陽表裏虚實》與《脉經》同，可參。
⑨ 沾熱汗出：《傷寒論·辨不可發汗病脈證並治》無此句。《千金方·卷第二十八·陰陽表裏虚實》與《脉經》同，可參
⑩ 余每欲視色持脈：《靈樞·論疾診尺》作「余欲無視色持脈」。
⑪ 何如：《靈樞·邪氣藏府病形》作「奈何」。
⑫ 尺之皮膚減而少：《靈樞·邪氣藏府病形》作「尺之皮膚亦減而少氣」。

者，尺之皮膚亦大①。脉滑者，尺之皮膚亦滑。脉濇者，尺之皮膚亦濇。凡此六變②，有微有甚。故善調尺者，不待於寸。善調脉者，不待於色。能參合行之，可爲上工③。尺膚滑以④淖澤者，風也。尺内⑤弱，解㑊。安臥脱肉者，寒熱也⑥。尺膚濇者，風痹也。尺膚麤如枯魚之鱗者，水淡⑦飲也。尺膚熱甚，脉盛躁者，病溫也。其脉盛而滑者，汗⑧且出。尺膚寒甚⑨，脉小一作急者，泄，少氣。尺膚烜⑩然烜然，《甲乙》作熱炙人手，先熱後寒者，寒熱也。尺膚先寒，久持⑪之而熱者，亦寒熱也。尺烜⑫然熱，人迎大者，嘗⑬奪血。尺緊，人迎脉小甚，則少氣，色白有加者立死⑭。肘所獨熱者，腰以上熱。肘前獨熱者，膺前熱。肘後獨熱者，

---

① 大：《靈樞·邪氣藏府病形》作「賁而起」。
② 六變：《靈樞·邪氣藏府病形》作「變」。
③ 能參合行之，可爲上工：《靈樞·邪氣藏府病形》作「能參合而行之者，可以爲上工」。
④ 以：《靈樞·論疾診尺》作「其」。
⑤ 内：《靈樞·論疾診尺》《甲乙經·卷四·病形脈診》均作「肉」。
⑥ 寒熱也：《甲乙經·卷四·病形脈診》同，《靈樞·論疾診尺第七十四》作「寒熱不治」。
⑦ 淡：《靈樞·論疾診尺》《甲乙經·卷四·病形脈診》均作「泆」。
⑧ 汗：《甲乙經·卷四·病形脈診》同，《靈樞·論疾診尺》作「病」。
⑨ 甚：《甲乙經·卷四·病形脈診》同，《靈樞·論疾診尺》作「其」。
⑩ 烜：《靈樞·論疾診尺》作「炬」。
⑪ 持：《甲乙經·卷四·病形脈診》同，《靈樞·論疾診尺》作「大」。
⑫ 烜：《靈樞·論疾診尺》作「炬」。
⑬ 嘗：《靈樞·論疾診尺》《甲乙經·卷四·病形脈診》均作「當」。
⑭ 尺緊，人迎脈小甚，則少氣，色白有加者，立死：《靈樞·論疾診尺》作「尺堅大，脈小甚，少氣，悗有加，立死」。《甲乙經·卷四·病形脈診》作「尺堅大，脈小甚，則少氣，悗有加，立死」，其此句之注作「《脈經》雲尺緊於人迎者，少氣」，可參。

肩背熱。肘後麤以下三四寸①，腸中有蟲。手所獨熱者，腰以上②熱。臂中獨熱者，腰腹熱。掌中熱者，腹中熱。掌中寒者，腹中寒。魚上白肉有青血脉者，胃中有寒。

諸浮、諸沈、諸滑、諸澀、諸弦、諸緊，若在寸口，膈以上病。若在關上，胃以下病。若在尺中，腎以下病。

寸口脉滑而遲，不沈不浮，不長不短，爲無病。左右同法。

寸口太過與不及，寸口之脉，中手短者，曰頭痛。中手長者，曰足脛痛。中手促上擊者，曰肩背痛。

寸口脉浮而盛者，病③在外。

寸口脉沈而堅者，病④在中。

寸口脉沈而弱者，曰寒熱一作氣，又作中及疝瘕、少腹痛。

寸口脉沈而弱，髮必墮落。

寸口脉沈而緊，苦心下有寒，時痛⑤，有積聚⑥。

寸口脉沈，胸中短氣。

---

① 寸：《靈樞·論疾診尺》、《甲乙經·卷四·病形脈診》於「寸」後有「熱者」兩字。
② 上：《甲乙經·卷四·病形脈診》同，《靈樞·論疾診尺》作「下」。
③ 病：《千金方·卷第二十八·三關主對法》前有「曰」字。
④ 病：《千金方·卷第二十八·三關主對法》前有「曰」字。
⑤ 時痛：《千金方·卷第二十八·三關主對法》作「時時痛」。
⑥ 聚：《千金方·卷第二十八·三關主對法》作「邪」。

寸口脉沈而喘者，寒熱。

寸口脉但實者，心勞。

寸口脉緊或浮，膈上有寒，肺下有水氣。

脉緊而長過寸口者，注病。

脉緊上寸口者，中風。風頭痛亦如之（《千金翼》云：亦爲傷寒頭痛）。

脉弦上寸口者，宿食。降者，頭痛。

脉來過寸入魚際者，遺尿。

脉出魚際，逆氣喘息。

寸口脉瀲瀲如羹上肥，陽氣微。連連如蜘蛛絲，陰氣衰。

寸口脉偏絕，則臂偏不遂。其人兩手俱絕者，不可治。兩手前部陽絕者，苦心下寒毒，喙中熱。

關上脉浮而大，風在胃中，張口肩息，心下澹澹，食欲嘔。

關上脉微浮，積熱在胃中，嘔吐蚘蟲，心健忘。

關上脉滑而大小不勻①（《千金》云：必吐逆），是爲病方欲進②，不出一二日復欲發動。其人欲多飲，飲即注利。如利止者生，不止者死。

關上脉緊而滑者蚘動。

---

① 勻：《千金方·卷第二十八·三關主對法》作「均」，其下有「必吐逆」三字。

② 進：《千金方·卷第二十八·三關主對法》作「來」。

關上脉濇而堅，大而實，按之不減，有力，爲中焦實，有伏結在脾肺氣塞，實熱在胃中。

關上脉襜襜大，而尺寸細者，其人必心腹冷積，癥瘕結聚，欲熱飲食①。

關上脉時來時去、乍大乍小、乍踈乍數者，胃中寒熱，羸劣不②欲飲食如瘧狀。

尺脉浮者，客陽在下焦。

尺脉細微，溏泄，下冷利。

尺脉弱，寸彊，胃絡脉傷。

尺脉虚小者，足脛寒，痿痹脚疼。

尺脉濇，下血不利，多汗《素問》又云：尺濇脉滑謂之多汗。

尺脉滑而疾爲血虚。

尺脉沈而滑者，寸白蟲。

尺脉細而急者，筋攣痹不能行。

尺脉麤常熱者，謂之熱中，腰胯疼，小便赤熱。

尺脉偏滑疾，面赤如醉。外熱則病。

① 欲熱飲食：《千金方·卷第二十八·三關主對法》同，廣勤堂本無此四字，其本作『復欲發動，其人欲多飲，飲即注利。如利止者生，不止』。

② 不：《千金方·卷第二十八·三關主對法》同，廣勤堂本無。

平雜病脉第二

滑爲實爲下（又爲陽氣衰），數爲虚爲熱，浮爲風爲虚，動爲痛爲驚。

沈爲水爲實（又爲鬼疰），弱爲虚爲悸。

遲則爲寒，濇則少血，緩則爲虚，洪則爲氣（一作熱）。緊則爲寒，弦[①]數爲瘧。

瘧脉自弦，弦數多熱，弦遲多寒。微則爲虚，代散則死。

弦爲痛痹（一作浮爲風疰）。偏弦爲飲，雙弦則脇下拘急而痛，其人濇濇惡寒[②]。

脉大[③]，寒熱在中。

伏者霍亂。

安臥脉盛，謂之脫血。

凡亡汗，肺中寒飲，冷水欬嗽，下利，胃中虚冷，此等其脉並緊。

浮而大者風。

浮大者，中風，頭重，鼻塞。

---

① 弦：《千金方·卷第二十八·分別病形狀》同，廣勤堂本無。

② 其人濇濇惡寒：《千金方·卷第二十八·分別病形狀》同，廣勤堂本作『其人濇惡寒』。

③ 脉大：《千金方·卷第二十八·分別病形狀》同，廣勤堂本作『濇脉大』。

浮而緩，皮膚不仁，風寒入肌肉。

滑而浮散者，攤緩風。

滑者，鬼疰。

澀而緊，痹病。

浮洪大長者，風眩癲疾。

大堅疾者，癲病。

弦而鉤，脇下如刀刺，狀如蜚尸，至困不死。

緊而急者，遁尸。

洪大者，傷寒熱病。

浮洪大者傷寒，秋吉，春成病。

浮而滑者，宿食。

浮滑而疾者，食不消，脾不磨。

短疾而滑，酒病。

浮而細滑，傷飲。

遲而濇①，中寒，有癥結。

駃而緊，積聚，有擊痛。

① 遲而濇：《千金方·卷第二十八·分別病形狀》同，廣勤堂本作『遲而滑』。

弦急，疝瘕，小腹痛，又爲癖病一作痹病。

遲而滑者脹。

盛而緊曰脹。

弦小者寒癖①。

沈而弦者，懸飲内痛。

弦數，有寒飲，冬夏難治。

緊而滑者吐逆。

小弱而濇，胃反。

遲而緩者有寒。

微而緊者有寒。

沈而遲，腹藏有冷病。

微弱者，有寒少氣。

實緊，胃中有寒，苦不能食。時時利者難治一作時時嘔，稽留難治。

滑數，心下結熱盛。

滑疾，胃中有熱。

緩而滑曰熱中。

① 癖：《千金方·卷第二十八·分別病形狀》作『澼』。

沈一作浮而急，病傷寒①，暴發虚熱。

浮而絕者氣。

辟大而滑，中有短氣。

浮短者其人肺傷。諸氣微少，不過一年死，法當嗽也。

沈而數，中水，冬不治自愈。

短而數，心痛心煩。

弦而緊，脇痛，藏傷，有瘀血一作有寒血。

沈而滑，爲下重，亦爲背膂痛。

脉來細而滑，按之能虚，因急持直者，僵仆，從高墮下，病在内。

微浮，秋吉，冬成病。

微數，雖甚不成病，不可勞。

浮滑疾緊者，以合百病，久易愈。

陽邪來見浮洪。

陰邪來見沈細。

水穀來見堅實。

---

① 寒：《千金方·卷第二十八·分別病形狀》作「暑」。

脉來乍大乍小、乍長乍短者爲祟[①]。

脉來洪大嫋嫋者社祟[②]。

脉來沈沈澤澤，四肢不仁而重，土祟。

脉與肌肉相得，久持之至者，可下之。

弦小緊者，可下之。

緊而數，寒熱俱發，必下乃愈。

弦遲者，宜溫藥。

緊數者，可發其汗。

診五藏六腑氣絶證候第三

病人肝絶，八日死，何以知之？面青，但欲伏眠，目視而不見人，汗一作泣出如水不止一曰二日死。

病人膽絶，七日死，何以知之？眉爲之傾。

病人筋絶，九日死，何以知之？手足爪甲青，呼罵不休一曰八日死。

① 祟：原作『崇』，據廣勤堂本作及《千金方·卷第二十八·分別病形狀》改，下同。

② 社祟：《千金方·卷第二十八·分別病形狀》作『祟』。

病人心絕，一日死，何以知之？肩息回視，立死一曰目亭亭，一日①死。

病人腸一云小腸絕，六日死。何以知之？髮直如乾麻，不得屈伸，白汗不止。

病人脾絕，十二日死，何以知之？口冷，足腫，腹熱，臚脹，泄利不覺，出無時度一曰五日死。

病人胃絕，五日死，何以知之？脊痛，腰中重，不可反覆一曰腓腸平，九日死。

病人肉絕，六日死，何以知之？耳乾，舌皆腫，溺血，大便赤泄一曰足腫，九日死。

病人肺絕，三日死，何以知之？口張，但氣出而不還一曰鼻口虛張，短氣。

病人大腸絕，不治，何以知之？泄利無度，利絕則死。

病人腎絕，四日死，何以知之？齒爲暴枯，面爲正黑，目中黃色，腰中欲折，白汗出如流水一曰人中平，七日死。

病人骨絕，齒黃落，十日死。

諸浮脉無根者皆死。已上五藏六腑爲根也。

診四時相反脉證第四

春三月木王，肝脉治，當先至，心脉次之，肺脉次之，腎脉次之。此爲四時②王相順脉也。到六月

① 一日：《千金方・卷第二十八・診五藏六腑氣絕證候》作『二日』。
② 四時：《千金方・卷第二十八・診四時相反脉》無。

土王，脾脉當先至而反不至，反得腎脉，此爲腎反脾也，七十日死。何謂腎反脾？夏，火王，心脉當先至，肺脉次之，而反得腎脉，是謂腎反脾。期五月、六月，忌丙丁。

脾反肝，三十日死。何謂脾反肝？春，肝脉當先至，而反不至，脾脉先至，是謂脾反肝。期正月、二月，忌甲乙。

腎反肝，三歲死。何謂腎反肝？春，肝脉當先至而反不至，腎脉先至是謂腎反肝也。期七月、八月，忌庚辛。

腎反心，二歲死。何謂腎反心？夏，心脉當先至而反不至，腎脉先至，是謂腎反心也。期六月，忌戊己。臣億等按：《千金》云此中不論肺金之氣，疎略未諭指南，又推五行亦頗顛倒，待求別錄也。

診損至脉第五

脉有損至，何謂也？然，至之脉，一呼再至曰平，三至曰離經，四至曰奪精，五至曰死，六至曰命絕，此至之脉也。何謂損？一呼一至曰離經，二呼一至曰奪精，三呼一至曰死，四呼一至曰命絕，此損之脉也。至脉從下上，損脉從上下也。損脉之爲病奈何？然，一損損於皮毛，皮聚而毛落。二損損於血脉，血脉虛少，不能榮於五藏六府也。三損損於肌肉，肌肉痟①瘦，食飲②不爲肌膚。四損損於筋，筋緩不能自收持。五損損於骨，骨痿不能起於牀。反此者，至於收病也。從上下者，骨痿不能起於牀者死。從下上者，皮聚而毛落者死。治損之法奈何？然，損其肺者，益其氣。損其心者，調③其榮衛。損其脾者，調其飲食，適其寒溫。損其肝者，緩其中。損其腎者，益其精氣④。此治損之法也。

脉有一呼再至，一吸再至；一呼三至，一吸三至。一呼四至，一吸四至。一呼五至，一吸五至。一呼六至，一吸六至。一呼一至，一吸一至。再呼一至，再吸一至。呼吸再至。脉來如此，何以別知其病也？然，脉來一呼再至，一吸再至，不大不小，曰平。一呼三至，一吸三至，爲適得病。前大後小，即頭痛目眩。前小後大，即胸滿短氣。一呼四至，一吸四至，病適⑤欲甚。脉洪大者，苦煩滿。沈細者，腹中痛。滑者，傷熱。濇者，中霧露。一呼五至，一吸五至，其人當困。沈細即夜加，浮大即晝加，不大小雖困可治，其有大小者爲難治。一呼六至，一吸六至，爲十⑥死脉也。沈細夜死，浮大晝死。一呼一至，一吸一至，名曰損。人雖能行，猶當（一作獨未）著牀，所以然者，血氣皆不足故也。再呼一至，再吸一至，名曰無魂。無魂者，當死也。人雖能行，名曰行尸。

扁鵲曰：脉一出一入曰平。再出一入，少陰。三出一入，太陰。四出一入，厥陰。再入一出，少陽。

---

① 痟（xiāo）：《難經·十四難》作「消」。按，「痟」通「消」。
② 食飲：《難經·十四難》作「飲食」。
③ 調：《難經·十四難》同，廣勤堂本作「益」。
④ 氣：《難經·十四難》無。
⑤ 適：《難經·十四難》無。
⑥ 十：《難經·十四難》無。

三入一出，陽明。四入一出，太陽。脉出者爲陽，入者爲陰。故人一呼而脉再動，氣行三寸。一吸而脉再動，氣行三寸。呼吸定息，脉五動。一呼一吸爲一息，氣行六寸。人十息，脉五十動，氣行六尺。二十息，脉百動，爲一備之氣，以應四時。天有三百六十五日，人有三百六十五節。晝夜漏下水百刻。一備之氣，脉行丈二尺。一日一夜行於十二辰，氣行盡則周遍於身，與天道相合，故曰平，平者，無病也，一陰一陽是也。脉再動爲一至，再至而緊即奪氣。一刻百三十五息，十刻千三百五十息，百刻萬三千五百息，二刻爲一度，一度氣行一周身，晝夜五十度。脉三至者離經。一呼而脉三動，氣行四寸半。人一息脉七動，氣行九寸。十息脉七十動，氣行九尺。一備之氣，脉百四十動，氣行一丈八尺。一周於身，氣過百八十度，故曰離經。離經者病，一陰二陽是也。三至而緊則奪血。脉四至則奪精。一呼而脉四動，氣行六寸。人一息脉九動，氣行尺二寸。人十息脉九十動，氣行一丈二尺。一備之氣，脉百八十動，氣行二丈四尺。一周於身，氣過三百六十度，再遍於身，不及五節，一時之氣而重至。諸脉浮濇者，五藏無精，難治。一陰三陽是也。四至而緊則奪形。脉五至者死。一呼而脉五動，氣行六寸半（當行七寸半）。人一息脉十一動，氣行尺三寸（當行尺五寸）。人十息脉百一十動，氣行丈三尺（當行丈五尺）。一備之氣，脉二百二十動，氣行二丈六尺（當行三丈）。一周於身三百六十五節，氣行過五百四十度。再周於身，過百七十度。一節之氣而至此。氣浮濇，經行血氣竭盡，不守於中，五藏痿痟，精神散亡。脉五至而緊則死，三陰（一作二）三陽是也，雖五猶末如之何也。

脉一損一乘者，人一呼而脉一動，人一息而脉再動，氣行三寸。十息脉二十動，氣行三尺。一備之氣，脉四十動，氣行六尺，不及周身百八十節。氣短不能周遍於身，苦少氣，身體懈墮矣。脉再損者，人一息而脉一動，氣行一寸五分。人十息脉十動，氣行尺五寸。一備之氣，脉二十動，氣行三尺，不及周身二百節疑。氣血盡，經中不能及，故曰離經。血去不在其處，小大便皆血也。脉三損者，人一息復一呼而脉一動。十息脉七動，氣行尺五寸當行尺五分。一備之氣，脉十四動，氣行三尺一寸當行二尺一寸。不及周身二百九十七節，故曰爭，氣行血留①，不能相與俱微。氣閉實則胸滿藏枯，而爭於中，其氣不朝，血凝於中，死矣。脉四損者，再息而脉一動。人十息，脉五動，氣行七寸半。一備之氣，脉十動，氣行尺五寸。不及周身三百一十五節，故曰亡血，亡血者，忘失其度，身羸疲，皮裹骨。故氣血俱盡，五藏失神，其死明②矣。脉五損者，人再息復一呼而脉一動。人十息脉四動，氣行六寸。一備之氣，脉八動，氣行尺二寸。不及周身三百二十四節，故曰絕。絕者，氣急，不下牀，口氣寒，脉俱絕，死矣。

岐伯曰：脉失四時者爲至啓，至啓者，爲損至之脉也。損之爲言，少陰主骨爲重，此志損也。飲食衰減，肌肉消者，是意損也。身安臥，臥不便利，耳目不明，是魂損也。呼吸不相通，五色不華，是魄損也。四肢皆見脉爲亂，是神損也。大損三十歲，中損二十歲，下損十歲。損各以春、夏、秋、冬。平人，人長脉短者，是大損，三十歲。人短脉長者，是中損，二十歲。手足皆細，是下損，十歲。失精氣者，一歲而損。男子左脉短右脉長，是爲陽損，半歲。女子右脉短左脉長，是爲陰損，半歲。春，脉當得肝脉，反得脾肺之脉，損。夏，脉當得心脉，反得腎肺之脉，損。秋，脉當得肺脉，反得肝心之脉，損。冬，脉當得腎脉，反得心脾之脉，損。當審切寸口之脉，知絕不絕。前後去爲絕。掌上相擊，堅如彈石，爲上脉虛盡，下脉尚有，是爲有胃氣。上脉盡，下脉堅如彈石，爲有胃氣。上下脉皆盡者死，不

---

① 留：廣勤堂本作「流」，當從。

② 明：廣勤堂本作「神」，「明」義勝。

絕不消者皆生，是損脉也。至之爲言，言語音深遠，視憒憒，是志之至也。身體粗大飲食暴多，是意之至也。語言妄見，手足相引，是魂之至也。龐葱華色，是魄之至也。脉微小不相應，呼吸自大，是神之至也。是至脉之法也。死生相應，病各得其氣者生，十得其半也。黄帝曰：善。

診脉動止投數疎數死期年月第六

脉一動一止，二日死（一經云：一日死）。二動一止，三日死。三動一止，四日死或五日死。四動一止，六日死。五動一止，五日死，或七日死。六動一止，八日死。七動一止，九日死。八動一止，十日死。九動一止，九日死，又云十一日死（一經云：十三日死，若立春死）。十動一止，立夏死（一經云：立春死）。十一動一止，夏至死（一經云立夏死，一經云立秋死）。十二、十三動一止，立秋死（一經云：立冬死）。十四、十五動一止，立冬死（一經云：立夏死）。二十動一止，一歲死，若立秋死。二十一動一止，二歲死。二十五動一止，立冬死（一經云：一歲死，或二歲死）。三十動一止，二歲①。若三歲死②，三十五動一止，三歲死。四十動一止，四歲死。五十動一止，五歲死。不滿五十動一止，五歲死。

脉來五十投而不止者，五藏皆受氣，即無病（《千金方》云：五行氣畢，陰陽數同，榮衛出入，經脉通流，晝夜百刻，五德相生）。

脉來四十投而一止者，一藏無氣，却後四歲，春草生而死。

---

① 二歲：《千金方·卷第二十八·診脉動止投數疎數死期年月》作「二歲死」，當從。
② 若三歲死：此處疑爲衍文。

脉來三十投而一止者，二藏無氣，却後三歲，麥熟而死。

脉來二十投而一止者，三藏無氣，却後二歲，桑椹赤而死。

脉來十投而一止者，四藏無氣，歲中死。得節不動，出清明日①死，遠不出穀雨死矣。

脉來五動而一止者，五藏無氣，却後五日而死。

脉一來而久住者，宿病，在心主中治。

脉二來而久住者，病在肝枝中治。

脉三來而久住者，病在脾下中治。

脉四來而久住者，病在腎間中治。

脉五來而久住者，病在肺支中治。

五脉病，虚羸人得此者死。所以然者，藥不得而治，針不得而及。盛人可治，氣全故也。

診百病死生訣第七

診傷寒，熱盛，脉浮大者生，沈小者死。

傷寒，已得汗，脉沈小者生，浮大者死。

溫病三、四日以下不得汗，脉大疾者生，脉細小難得者死，不治。

① 日：《千金方·卷第二十八·診脉動止投數踈數死期年月》無。

溫病，穰穰①大熱，其脉細小者死《千金》穰穰作時行。

溫病，下利，腹中痛甚者，死不治。

溫病，汗不出，出不至足者死。厥逆汗出，脉堅彊急者生，虛緩者死。

溫病②二、三日，身體熱，腹滿，頭痛，食飲如故，脉直而疾者，八日死。四、五日，頭痛，腹痛而吐，脉來細彊，十二日死。八、九日，頭不疼，身不痛，目不赤，色不變，而反利，脉來牒牒，按之不彈手，時大，心下堅，十七日死。

熱病七、八日，脉不軟一作喘，不散一作數者，當瘖。瘖後三日，溫汗不出者死。

熱病七、八日，其脉微細，小便不利，加暴口燥，脉代，舌焦乾黑者死。

熱病，未得汗，脉盛躁疾，得汗者生，不得汗者難差。

熱病，已得汗，脉靜安者生，脉躁者難治。

熱病，已得汗，常大熱不去者，亦死大，一作專。

熱病，已得汗，熱未去，脉微躁者，慎不得刺治。

熱病，發熱，熱甚者③，其脉陰陽皆竭，慎勿刺。不汗出，必下利。

診人被風，不仁痿蹷，其脉虛者生，堅急疾者死。

---

① 穰穰：《千金方·卷第二十八·診百病死生要訣》作「時行」。
② 溫病：《千金方·卷第二十八·診百病死生要訣》作「熱病」。
③ 發熱，熱甚者：《千金方·卷第二十八·診百病死生要訣》作「發熱甚者」。

診癲病，虚則可治，實則死。

癲疾，脉實堅者生，脉沈細小者死。

癲疾，脉搏大滑者，久久自已。其脉沈小急實，不可治。小堅急，亦不可療。

診頭痛、目痛、久視無所見者死。久視，一作卒視。

診人心腹積聚，其脉堅彊急者生，虚弱者死。又實彊者生，沈者死。其脉大，腹大脹，四肢逆冷，其人脉形長者死。腹脹滿，便血，脉大時絶極，下血。脉小疾者死。

心腹痛，痛不得息，脉細小遲者生，堅大疾者死。

腸澼便血，身熱則死，寒則生。

腸澼下白沫，脉沈則生，浮則死。

腸澼下膿血，脉懸絶則死，滑大則生。

腸澼之屬，身熱，脉不懸絶，滑大者生，懸濇者死。以藏期之。

腸澼下膿血，脉沈小流連者生，數疾且大有熱者死。

腸澼筋攣，其脉小細安靜者生，浮大緊者死。

洞洩，食不化，不得留①，下膿血，脉微小連者生，緊急者死。

洩注，脉緩時小結者生，浮大數者死。

① 不得留：《千金方·卷第二十八·診百病死生要訣》無。

䘌蝕陰疘①，其脈虛小者生，緊急者死。

欬嗽，脈沈緊者死，浮直者生，浮軟者生，小沈伏匿者死。

欬嗽，羸瘦，脈形堅大者死。

欬，脫形，發熱，脈小堅急者死。肌瘦，下一本云不脫形，熱不去者死。

欬而嘔，腹脹且泄，其脈弦急欲絕者死。

吐血、衄血，脈滑小弱者生，實大者死。

汗出若衄，其脈小滑者生，大躁者死。

唾血，脈緊彊者死，滑者生。

吐血而欬，上氣，其脈數，有熱，不得臥者死。

上氣，脈數者死，謂其形損故也。

上氣，喘息低昂，其脈滑，手足溫者生。脈澀，四肢寒者死。

上氣，面浮腫，肩息，其脈大，不可治，加利必死一作又甚。

上氣，注液，其脈虛寍寍②伏匿者生，堅彊者死。

寒氣上攻，脈實而順滑者生，實而逆澀則死。《太素》云：寒氣暴上，脈滿實何如？曰：實而滑則生，實而逆則死矣。其形盡滿何如？曰：舉形盡滿者，脈急大堅，尺滿而不應，如是

---

① 疘（gāng）：《千金方·卷第二十八·診百病死生要訣》作「疰」。按，「疘」古同「肛」。

② 寍寍：廣勤堂本作「寧寧」，《千金方·卷第二十八·診百病死生要訣》同。按，「寍」同「寧」。

者，順則生，逆則死。何謂順則生，逆則死？曰：所謂順者，手足溫也。謂逆者，手足寒也。

痟癉，脉實大，病久可治。脉懸小堅急，病久不可治。

消渴，脉數大者生，細小浮短者死。

消渴，脉沈小者生，實堅大者死。

水病，脉洪大者可治，微細者不可治。

水病脹閉，其脉浮大軟者生，沈細虛小者死。

水病，腹大如鼓，脉實者生，虛者死。

卒中惡，吐血數升，脉沈數細者死，浮大疾快者生。

卒中惡，腹大，四肢滿，脉大而緩者生，緊大①而浮者死，緊細而微者亦生。

病瘡，腰脊彊急，瘈瘲者，皆不可治。

寒熱，瘈瘲，其脉代絕者死。

金瘡，血出太多，其脉虛細者生，數實大者死。

金瘡，出血，脉沈小者生，浮大者死。

斫瘡，出血一、二石，脉來大，二十日死。

斫刺俱有，病多，少血，出不自止斷者，其脉止脉來大者，七日死，滑細者生②。

---

① 大：《千金方·卷第二十八·診百病死生要訣》無。

② 滑細者生：《千金方·卷第二十八·診百病死生要訣》無。

從高頓仆①，內有血，腹脹滿，其脉堅彊者生，小弱者死。

人爲百藥所中傷，脉浮澀而疾者生②，微細者死，洪大而遲③者生《千金》遲作速。

人病甚而脉不調者難差。

人病甚而脉洪者易差。

人內外俱虛，身體冷而汗出，微嘔而煩擾，手足厥逆，體不得安靜者死。

脉實滿，手足寒，頭熱，春秋生，冬夏死。

老人脉微，陽羸陰彊者生，脉焱大加息一作如急者死。陰弱陽彊，脉至而代，奇一作寄月而死。

尺脉濇而堅，爲血實氣虛也。其發病腹痛，逆滿，氣上行，此爲婦人胞中絕傷，有惡血，久成結瘕。得病以冬時，黍穄赤而死。

尺脉細而微者，血氣俱不足，細而來有力者，是穀氣不充，病得節輒動，棗葉生而死。此病秋時得之。

左手寸口脉偏動，乍大乍小不齊，從寸口至關，關至尺，三部之位，處處動搖，各異不同，其人病仲夏得之此脉，桃花落而死花，一作葉。

右手寸口脉偏沈伏，乍小乍大，朝來浮大，暮夜沈伏。浮大即太過，上出魚際。沈伏即下不至關

① 頓仆：《千金方·卷第二十八·診百病死生要訣》同，廣勤堂本作「傾仆」。
② 浮澀而疾者生：《千金方·卷第二十八·診百病死生要訣》無。
③ 遲：《千金方·卷第二十八·診百病死生要訣》作「速」。

中。往來無常，時時復來者，榆葉枯落而死葉，一作英。

右手尺部，脉三十動一止，有頃更還，二十動一止，乍動乍踈，連連相因①，不與息數相應，其人雖食穀，猶不愈，蘩草生而死。

左手尺部，脉四十動而一止，止而復來，來逆如循直木，如循張弓弦，絙絙然如兩人共引一索，至立冬②死《千金》作至。立春而死。

診三部脉虛實決死生第八

三部脉調而和者生。

三部脉廢者死。

三部脉虛，其人長病得之死。虛而濇，長病亦死，虛而滑亦死，虛而緩亦死，虛而弦急，癲病亦死。

三部脉實而大，長病得之死。實而滑，長病得之生，卒病得之死，實而緩亦生，實而緊亦生，實而緊急，癲癇可治③。

① 連連相因：《千金方·卷第二十八·診百病死生要訣》無。
② 立冬：《千金方·卷第二十八·診百病死生要訣》作「立春」。
③ 癲癇可治：《千金方·卷第二十八·診三部脉虛實訣死生》作「癲病可治之」。

三部脉彊，非稱其人，病便死。

三部脉羸，非其人一作脉得之死。

三部脉麤，長病得之死，卒病得之生。

三部脉細而軟，長病得之生，細而數亦生，微而緊亦生。

三部脉大而數，長病得之生，卒病得之死。

三部脉微而伏，長病得之死。

三部脉軟一作濡，長病得之，不治自愈，治之死。卒病得之生。

三部脉浮而結，長病得之死。浮而滑，長病亦死。浮而數①，長病風得之生，卒病得之死。

三部脉芤，長病得之生，卒病得之死②。

三部脉弦而數，長病得之生，卒病得之死。

三部脉革，長病得之死，卒病得之生。

三部脉堅而數，如銀釵股，蠱毒病，必死。數而軟，蠱毒病得之生。

三部脉潎潎如羹上肥，長病得之死，卒病得之生。

三部脉連連如蜘蛛絲，長病得之死，卒病得之生。

---

① 浮而數：《千金方·卷第二十八·診三部脉虚實訣死生》此句前有「三部脉」。

② 卒病得之死：《千金方·卷第二十八·診三部脉虚實訣死生》無。

三部脉如霹靂，長病得之死，三十日死①。

三部脉如弓弦②，長病得之死。

三部脉累累如貫珠，長病得之死。

三部脉如水淹然流，長病不治自愈，治之反死。一云：如水流者，長病七十日死。如水不流者，長病不治自愈。

三部脉如屋漏，長病十日③死《千金》云：十四日死。

三部脉如雀啄，長病七日死。

三部脉如釜中湯沸，朝得暮死，夜半得日中死，日中得夜半死。

三部脉急，切腹間病，又婉轉腹痛，針上下差。

脉經卷第四

① 三十日死：《千金方·卷第二十八·診三部脉虚實訣死生》無。

② 弓弦：《千金方·卷第二十八·診三部脉虚實訣死生》作『角弓』。

③ 十日：《千金方·卷第二十八·診三部脉虚實訣死生》作『十四日』。

脉經卷第五

朝散大夫守光祿卿直秘閣判登聞檢院上護軍臣林億等類次

張仲景論脉第一

脉有三部，陰陽相乘。榮衛氣血①，在人體躬《千金》作而行人躬。呼吸出入，上下於中，因息遊布，津液流通。隨時動作，傚象形容，春弦秋浮，冬沈夏洪。察色觀脉，大小不同，一時之間，變無經常，尺寸參差，或短或長。上下乖錯，或存或亡。病輒改易，進退低昂。心迷意惑，動失紀綱，願爲縷陳②，令得分明。

師曰：子之所問，道之根源。脉有三部，尺寸及關。榮衛流行，不失衡銓，腎沈心洪，肺浮肝弦，

① 氣血：《千金方·卷第二十八·五藏脈所屬》同，《傷寒論·平脉法》作「血氣」。
② 縷陳：《千金方·卷第二十八·五藏脈所屬》同，《傷寒論·平脉法》作「具陳」。

此自經常，不失銖分。出入昇降，漏刻周旋，水下二刻①臣億等詳水下二刻，疑，檢舊本如此脉一周身②，旋③復寸口，虛實見焉。變化相乘，陰陽相干。風則浮虛，寒則緊弦④，沈潛水滀，支飲急弦，動弦爲痛⑤，數洪熱煩⑥。設有不應，知變所緣。三部不同，病各異端。太過可怪，不及亦然，邪不空見，終必有姧。審察⑦表裏，三焦別分⑧，知邪⑨所舍，消息診看，料度腑藏，獨見若神。爲子條記，傳與賢人。

扁鵲陰陽脉法第二

脉，平旦曰太陽，日中曰陽明，晡時曰少陽，黃昏⑩曰少陰，夜半曰太陰，雞鳴曰厥陰，是三陰三陽時也。

少陽之脉，乍小乍大，乍長乍短，動搖六分。王十一月甲子夜半，正月、二月甲子王。

---

① 二刻：《千金方·卷第二十八·五藏脈所屬》同，《傷寒論·平脉法》作「百刻」。
② 脉一周身：《千金方·卷第二十八·五藏脈所屬》同，《傷寒論·平脉法》作「一周循環」。
③ 旋：《千金方·卷第二十八·五藏脈所屬》同，《傷寒論·平脉法》作「當」。
④ 緊弦：《千金方·卷第二十八·五藏脈所屬》同，《傷寒論·平脉法》作「牢堅」。
⑤ 動弦爲痛：《千金方·卷第二十八·五藏脈所屬》同，《傷寒論·平脉法》作「動則爲痛」。
⑥ 數洪熱煩：《千金方·卷第二十八·五藏脈所屬》同，《傷寒論·平脉法》作「數則熱煩」。
⑦ 察：《千金方·卷第二十八·五藏脈所屬》、《傷寒論·平脉法》同，廣勤堂本作「審」。
⑧ 分：《千金方·卷第二十八·五藏脈所屬》同，《傷寒論·平脉法》作「焉」。
⑨ 邪：《千金方·卷第二十八·五藏脈所屬》同，《傷寒論·平脉法》作「其」。
⑩ 黃昏：廣勤堂本作「黃昬」。按，「昬」同「昏」。

太陽之脉，洪大以長，其來浮於筋上，動搖九分。三月、四月甲子王。

陽明之脉，浮大以短，動搖三分。大前小後，狀如科斗，其至跳。五月、六月甲子王。

少陰之脉緊細①，動搖六分。王五月甲子日中，七月、八月甲子王。

太陰之脉，緊細②以長，乘於筋上，動搖九分。九月、十月甲子王。

厥陰之脉，沈短以緊③，動搖三分。十一月、十二月甲子王。

厥陰之脉急弦，動搖至六分已上，病遲脉寒，少腹痛引腰，形喘者死，脉緩者可治，刺足厥陰入五分。

少陽之脉，乍短乍長，乍大乍小，動搖至六分已上。病頭痛，脇下滿，嘔可治，擾即死一作偃可治，偃即死。刺兩季肋端，足少陽也，入七分。

陽明之脉，洪大以浮，其來滑而跳，大前細後，狀如科斗，動搖至三分已上。病眩頭痛，腹滿痛，嘔可治，擾即死，刺臍上四寸，臍下三寸，各六分。

從二月至八月，陽脉在表。從八月至正月，陽脉在裏。附陽脉強，附陰脉弱。至即驚，實則瘈瘲。細而沈，不瘈瘲即泄，泄即煩，煩即渴，渴即腹滿，滿即擾，擾即腸澼，澼即脉代，乍至乍不至。大而沈即欬，欬即上氣，上氣甚則肩息，肩息甚則口舌血出，血出甚即鼻血出。變出寸口，陰陽表裏，以互

① 緊細：《難經·七難》作「緊細而微」。
② 緊細：《難經·七難》作「緊大」。
③ 沈短以緊：《難經·七難》作「沈短而敦」。

相乘。如風有道，陰脉乘陽也。寸口中，前後溢者，行風。寸口中外實內①不滿者，三風四溫。寸口者，勞風。勞風者，大病亦發，駃行汗出亦發。耎風者，上下微微扶骨，是其診也。表緩腹內急者，耎風也。猥雷實夾者，飄風。從陰趨陽者，風邪。一來調，一來速，鬼邪也。陰緩陽急者，表有風來入藏也。陰急者，風已抱陽入腹。上逯逯，下宛宛，不能至陽，流飲也。上下血微，陰強者，爲漏僻。陽強者，酒僻也。傴偷不過，微反陽，澹漿也。陰扶骨絕者，從寸口前頓趣於陰，汗水也。來調四布者，欲病水也。陰脉不偷，陽脉傷，復少津。寸口中後大前兑，至陽而實者，僻食。小過陽一分者七日僻，二分者十日僻，三分者十五日僻，四分者二十日僻，四分中伏不過者半歲僻。敦敦不至胃陰一分，飲餔餌僻也。外勾者，久僻也。內卷者，十日以還。外強內弱者，裹大核也。并浮而弦者，汁核。并浮緊而數，如沈，病暑食粥（一作微）。有內緊而伏，麥飦若餅。寸口脉②倚陽，緊細以微，瓜菜皮也。若倚如緊，薺藏菜也。賾賾無數，生肉僻也。附陽者，炙肉僻也。小倚生，浮大如故生麥豆也。

扁鵲脉法第三

扁鵲曰：人一息脉二至謂平脉，體形無苦。人一息脉三至謂病脉。一息四至謂痹者，脫脉氣，其眼睛青者死。人一息脉五至以上死，不可治也。都（一作聲）息病，脉來動，取極五至，病有六、七至也。扁鵲

① 內：廣勤堂本作「因」，「內」義勝。
② 脉：原文闕，據廣勤堂本補。

曰：平和之氣，不緩不急，不滑不濇，不存不亡，不短不長，不俛不仰，不從不橫，此謂平脉。腎一作緊受如此一作剛，身無苦也。扁鵲曰：脉氣弦急，病在肝。少食多厭，裏急多言，頭眩目痛，腹滿筋攣，癲疾上氣，少腹積堅，時時唾血，咽喉中乾。相病之法，視色聽聲，觀病之所在，候脉要訣，豈不微乎？脉浮如數，無熱者風也。若浮如數而有熱者氣也，脉洪大者，又兩乳房動脉復數，加有寒熱，此傷寒病也。若羸長病，如脉浮溢寸口，復有微熱，此疰氣病也，如復欬又多熱，乍劇乍差，難治也。又療無劇者易差，不欬者易治也。

扁鵲華佗察聲色要訣第四

病人五藏已奪。神明不守，聲嘶者死。

病人循衣縫，譫言者，不可治。

病人陰陽俱絕，掣衣掇空，妄言者死。

病人妄語錯亂及不能語者不治，熱病者可治。

病人陰陽俱絕，失音不能言者，三日半死。

病人兩目眥有黃色起者，其病方愈。

病人面黃目青者不死，青如草滋死。

病人面黃目赤者不死，赤如衃血死。

病人面黄目白者不死，白如枯骨死。

病人面黄目黑者不死，黑如炲死。

病人面目俱等者不死。

病人面黑目青者不死。

病人面青目白者死。

病人面黑目白者不死。

病人面赤目青者六日死。

病人面黄目青者，九日必死，是謂亂經。飲酒當風邪入胃經，膽氣妄泄，目則爲青。雖有天救，不可復生。

病人面赤目白者，十日死。憂恚思慮，心氣内索，面色反好，急求棺槨。

病人面白目黑者死。此謂榮華已去，血脉空索。

病人面黑目白者，八日死。腎氣内傷，病因留積。

病人面青目黄者，五日死。病人著牀，心痛短氣，脾竭内傷，百日復愈。能起傍徨，因坐於地，其亡[1]倚床，能治此者，可謂神良。

病人面無精光若土色，不受飲食者，四日死。

病人目無精光及牙齒黑色者不治。

---

① 亡：《千金方·卷第二十八·扁鵲華佗察聲色要訣》作「立」，當從。

病人耳目鼻口有黑色起入於口者，必死。

病人耳目及顴頰赤者，死在五日中。

病人黑色出於額，上髮際，下直鼻脊兩顴上者，亦死在五日中。

病人黑氣出天中，下至年上、顴上者，死。

病人及健人黑色，若白色起入目及鼻口，死在三日中。

病人及健人面忽如馬肝色，望之如青，近之如黑者，死。

病人面黑，目直視，惡風者，死。

病人面黑脣青者，死。

病人面青脣黑者，死。

病人面黑，兩脇下滿，不能自轉反者，死。

病人目回回直視，肩息者，一日，死。

病人頭目久痛，卒視無所見者，死。

病人陰結陽絕，目精脫，恍惚者，死。

病人陰陽絕竭，目眶陷者，死。

病人眉系傾者，七日死。

病人口如魚口，不能復閉，而氣出多不反者，死。

病人口張者，三日死。

病人脣青，人中反①，三日死。

病人脣反，人中滿②者，死。

病人脣口忽乾者，不治。

病人脣腫齒焦者，死。

病人陰陽俱竭，其齒如熟小豆，其脉駃者，死。

病人齒忽變黑者，十三日死。

病人舌卷卵縮者，必死。

病人汗出不流，舌卷黑者，死。

病人髮直者，十五日死。

病人髮如乾麻，善怒者，死。

病人髮與眉衝起者，死。

病人爪甲青者，死。

病人爪甲白者，不活③。

病人手足爪甲下肉黑者，八日死。

病人榮衛竭絕，面浮腫者，死。

---

① 反：「反」下《千金方·卷第二十八·扁鵲華佗察聲色要訣》有「者」，可從。

② 滿：《千金方·卷第二十八·扁鵲華佗察聲色要訣》同，廣勤堂本作「反」。

③ 活：廣勤堂本作「治」，《千金方·卷第二十八·扁鵲華佗察聲色要訣》同。

病人卒腫，其面蒼黑者，死。

病人手掌腫，無文者，死。

病人臍腫反出者，死。

病人陰囊、莖俱腫者，死。

病人脉絕，口張足腫[①]，五日死。

病人足趺腫，嘔吐頭重者，死[②]。

病人足趺上腫，兩膝大如斗者，十日死。

病人卧，遺屎不覺者，死。

病人尸臭者，不可治。

肝病皮黑[③]，肺之日庚辛死。

心病目黑，腎之日壬癸死。

脾病脣青，肝之日甲乙死。

肺病頰赤目腫，心之日丙丁死。

腎病面腫脣黃，脾之日戊己死。

青欲如蒼璧之澤，不欲如藍。

① 腫：《千金方·卷第二十八·扁鵲華佗察聲色要訣第十》下有『者』，可從。

② 病人足趺腫，嘔吐頭重者，死：廣勤堂本無。

③ 黑：《千金方·卷第二十八·扁鵲華佗察聲色要訣》作『白』。

赤欲如帛裹朱，不欲如赭。

白欲如鵝羽，不欲如鹽。

黑欲①重漆，不欲如炭。

黄欲如羅裹雄黄，不欲如黄土。

目色赤②者病在心，白在肺，黑在腎，黄在脾，青在肝。黄色不可名者，病③胸中。

診目病④，赤脉從上下者，太陽病也。從下上者，陽明病也。從外入内者，少陽病也。

診寒熱瘰癧⑤，目中有赤脉，從上下至瞳子，見一脉一歲死⑥，見一脉半一歲半死，見二脉二歲死，見二脉半二歲半死，見三脉三歲死。

診齲齒痛，按其陽明之脉來有過者獨熱⑦，在右右熱，在左左熱，在上上熱，在下下熱。

診血者脉⑧，多赤多熱，多青多痛，多黑爲久痹，多赤、多黑、多青皆見者，寒熱身痛。面⑨色微黄，齒垢黄，爪甲上黄，黄疸也。安臥，少黄赤⑩，脉小而濇者，不嗜食。

---

①欲：《千金方·卷第二十八·扁鵲華佗察聲色要訣》下有「如」字。
②色赤：《靈樞·論疾診尺》作「赤色」。
③病：《靈樞·論疾診尺》下有「在」字。
④病：《靈樞·論疾診尺》作「痛」。
⑤瘰癧：《靈樞·論疾診尺》無。
⑥目中有赤脉，從上下至瞳子，見一脉一歲死：《靈樞·論疾診尺》作「赤脉上下瞳，瞳子見一脉一歲死」。
⑦按其陽明之脉來有過者獨熱：《靈樞·論疾診尺》作「按其陽之來有過者獨熱」，當從《脉經》。
⑧診血者脉：《靈樞·論疾診尺》作「診血脉者」。
⑨面：《靈樞·論疾診尺》作「而」。
⑩少黄赤：《靈樞·論疾診尺》作「小便黄赤」，疑《脉經》脫。

扁鵲診諸反逆死脉要訣第五

扁鵲曰：夫相死脉之氣，如群鳥之聚，一馬之馭，系水交馳之狀，如懸石之落。出筋之上，藏筋之下，堅關之裏，不在榮衛，伺候交射，不可知也。

脉病人不病，脉來如屋漏、雀啄者死屋漏者，其來既絶而止，時時復起，而不相連。雀啄者，脉來甚數而疾，絶止復頓來也。又經言：得病七八日，脉如屋漏、雀啄者死脉①彈人手。如黍米也。脉來如彈石，去如解索者死彈石者，辟辟急也。解索者，動數而隨散亂，無復次緒也。

脉困，病人脉如蝦之遊，如魚之翔者死蝦遊者，苒苒而起，尋復退没，不知所在，久乃復起，起輒遲而没去。速者是也。魚翔者，似魚不行，而但掉尾動，頭身搖而久住者是也。脉如懸薄卷索者死。脉如轉豆者死。脉如偃刀者死。脉涌涌不去者死。脉忽去忽來，暫止復來者死。脉中侈者死。脉分絶者死上下分散也。

脉有表無裏者死。經名曰結，去即死。何謂結？脉在指下如麻子動搖，屬腎，名曰結，去死近也。脉五來一止②，不復增減者死。經名曰代。何謂代？脉五來一止也。脉七來是人一息，半時不復增減，亦名曰代，正死不疑。

經言病或有死，或有不治自愈，或有連年月而不已。其死生存亡，可切脉而知之耶？然，可具知

---

① 脉：《千金方·卷第二十八·扁鵲診諸反逆死脈要訣》同，廣勤堂本作「肺」。

② 一止：《千金方·卷第二十八·扁鵲診諸反逆死脈要訣》無。

也。設病者若閉目不欲見人者，脉當得肝脉，弦急而長，反得肺脉浮短而濇者死也。病若開目而渴，心下牢者，脉當得緊實而數，反得沈滑而微者死。病若吐血，復鼽衄者，脉當得沈細，而反①浮大牢者死。病若譫言妄語，身當有熱，脉當洪大，而反②手足四逆，脉反沈細微者死。病若大腹而洩，脉當微細而澀，反得緊大而滑者死。此之謂也。

經言形脉與病相反者死，奈何？然，病若頭痛目痛，脉反短濇者死。

病若腹痛，脉反浮大而長者死。

病若腹滿而喘，脉反滑利而沈者死。

病若四肢厥逆，脉反浮大而短者死。

病若耳聾，脉反浮大而濇者死《千金翼》云：脉大者生，沈遲細者難治。

病若目䀮䀮，脉反大而緩者死。

左有病而右痛，右有病而左痛，下有病而上痛，上有病而下痛，此爲逆，逆者死，不可治。脉來沈之絶濡，浮之不止推手者，半月死一作半日。脉來微細而絶者，人病當死。

人病脉不病者生，脉病患③不病者死。

人病尸厥，呼之不應，脉絶者死。脉當大反小者死。

---

① 反：《千金方·卷第二十八·扁鵲診諸反逆死脈要訣》下有「得」字，可從。

② 反：《千金方·卷第二十八·扁鵲診諸反逆死脈要訣》下有「得」字，可從。

③ 病患：《千金方·卷第二十八·扁鵲診諸反逆死脈要訣》作「病人」。

肥人脉細小如絲欲絕者死。

羸人得躁脉者死。

人身澀而脉來往滑者死。

人身滑而脉來往澀者死。

人身小而脉來往大者死。

人身短而脉來往長者死。

人身長而脉來往短者死。

人身大而脉來往小者死。

尺脉不①應寸②，時如馳③，半日死《千金》云：尺脉上應寸口，太遲者，半日死。

肝脾俱至，則穀不化。肝多即死。

肺肝俱至，則癰疽，四肞重。肺多即死。

心肺俱至，則痹，消渴，懈怠。心多即死。

腎心俱至，則難以言，九竅不通，四肢不舉。腎多即死。

脾腎俱至，則五藏敗壞。脾多即死。

肝心俱至，則熱甚，瘈瘲，汗不出，妄見邪。

---

① 不：《千金方·卷第二十八·扁鵲診諸反逆死脈要訣》作「上」。

② 寸：《千金方·卷第二十八·扁鵲診諸反逆死脈要訣》作「寸口」。

③ 時如馳：《千金方·卷第二十八·扁鵲診諸反逆死脈要訣》作「太遲者」。

肝腎俱至，則疝瘕，少腹痛，婦人月使不來。

肝滿、腎滿、肺滿皆實，則爲腫。肺之雍喘而兩胠滿。肝雍，兩胠滿，卧則驚，不得小便。腎雍，脚下至少腹①滿，脛有大小，髀胻大跛，易偏枯。心脉②滿大，癇瘛筋攣。肝脉小急，癇瘛筋攣。肝脉鶩暴，有所驚駭，脉不至，若瘖，不治自已。

腎脉小急，肝脉小急，心脉小急不鼓皆爲瘕。腎肝并沈爲石水，并浮爲風水，并虚爲死，并小弦欲驚。腎脉大急沈，肝脉大急沈，皆爲疝。心脉搏滑急爲心疝，肺脉沈搏爲肺疝。脾脉外鼓，沈爲腸澼，久自已。肝脉小緩爲腸澼，易治。腎脉小搏沈，爲腸澼下血，溫身熱者死。心肝澼，亦下血。二藏同病者可治，其脉小沈濇者爲腸澼，其身熱者死，熱見，七日死。胃脉沈鼓濇，胃外鼓大，心脉小緊③急，皆膈偏枯，男子發左，女子發右。不瘖舌轉，可治，三十日起。其順④者瘖，三歲起。年不滿二十者，三歲死。脉至而搏，血衄身有⑤熱者死。脉來如⑥懸鉤浮爲熱⑦。脉至如喘，名曰氣厥⑧。氣厥者，不知與人言《素問》、《甲乙》作暴厥。脉至如數，使人暴驚，三四日自已。脉至浮合，浮合如數，一息十至十至以上，是

①　少腹：《素問·大奇論》同，廣勤堂本作「小腹」。
②　脉：《素問·大奇論》同，廣勤堂本作「肺」，「脉」義勝。
③　緊：《素問·大奇論》作「堅」。
④　順：《素問·大奇論篇》作「從」。
⑤　有：《素問·大奇論篇》無。
⑥　如：《素問·大奇論篇》無。
⑦　熱：《素問·大奇論篇》作「常脉」。
⑧　氣厥：《素問·大奇論篇》作「厥氣」，下文「氣厥」同。

爲①經氣予不足也，微見，九十日死。脉至如火新②然，是心精之予奪也，草乾而死。脉至如散葉，是肝氣予虛也，木葉落而死（木葉落作棗華。）

脉至如省客，省客者，脉塞而鼓，是腎氣予不足也，懸去棗華而死。脉至如泥丸③，是胃精予不足也，榆莢落而死（《素問》莢作葉）。脉至如横格，是膽氣予不足也，禾熟而死。脉至如弦縷，是胞精予不足也，病善言，下霜而死，不言可治。脉至如交漆，交漆④者，左右傍至也，微見，四十⑤日死（《甲乙》作交棘）。脉至如涌泉，浮鼓肌中，是大⑥陽氣予不足也，少氣，味韭英而死。脉至如委土（《素問》作頽土）之狀，按之不得，是肌氣予不足也，五色先見黑白壘（一作藟）發死。脉至如懸雍，懸雍者，浮揣切之益大，是十二俞之予不足也，水凝而死。脉至如偃刀，偃刀者，浮之小急也，按之堅大急，五藏菀熟，寒熱獨并於腎也，如此其人不得坐，立春而死。脉至如丸滑不直手，不直手者，按之不可得也，是大腸氣予不足也，棗葉生而死。脉至如春⑦者，令人善恐，不欲坐臥，行立常聽，是小腸氣予不足也，季秋而死。

問曰：嘗以春二月中，脉一病人，其脉反沈。師記言：到秋當死。其病反愈，到七月復病，因往脉

---

① 爲：《素問·大奇論篇》無。
② 新：《素問·大奇論篇》作「薪」，可從。
③ 泥丸：《素問·大奇論》作「丸泥」。
④ 交漆：廣勤堂本無。
⑤ 四十：《素問·大奇論》作「三十」。
⑥ 大：《素問·大奇論》作「太」。
⑦ 春：《素問·大奇論》作「華」。

之，其脉續沈。復記言：至冬死。

問曰：二月中得沈脉，何以故處之至秋死也？師曰：二月之時，其脉自當濡弱而弦，得沈脉，到秋自沈，脉見浮即死，故知到秋當死也。七月之時，脉復得沈，何以處之至冬當死？師曰：沈脉屬腎，真藏脉也，非時妄見。經言王相囚死。冬脉本王脉，不再見，故知至冬當死也。然後至冬復病，王以冬至日死，故知爲諦。華佗傚此。

脉經卷第五

脉經卷第六

朝散大夫守光禄卿直秘閣判登聞檢院上護軍臣林億等類次

肝足厥陰經病證第一

肝氣虚則恐，實則怒。肝氣虚，則夢見園苑①生草，得其時，則夢伏樹下不敢起。肝氣盛，則夢怒。

厥氣客於肝，則夢②山林樹木。

病在肝，平旦慧，下晡甚③，夜半静。

①園苑：《素問·方盛衰論》作『菌香』。
②夢：《靈樞·淫邪發夢》作『夢見』，《甲乙經·卷六·正邪襲内生夢大論》同。
③甚：《素問·藏氣法時論》同，廣勤堂本作『盛』。

病先發於肝者，頭目眩①，脇痛支滿②。一日之脾，閉塞不通，身痛體重③。二日④之胃而腹脹。三日之腎，少腹腰脊痛⑤，脛⑥痠，十日⑦不已死。冬日入⑧，夏早食。肝脉搏⑨堅而長，色不青，當病墜墮⑩。若搏，因血在脇下，令人喘逆。若⑪耎而散，其⑫色澤者，當病溢飲。溢飲者，濕⑬暴多飲，而溢⑭一作易入肌皮腸胃之外也。

肝脉沈之而急，浮之亦然，苦脇下⑮痛有氣，支滿，引少腹而痛，時小便難，苦目眩頭痛，腰背痛，

① 頭目眩：《素問·標本病傳論》同，《甲乙經·卷六·五藏傳病大論》作「頭痛目眩」。
② 脇痛支滿：《素問·標本病傳論》作「脅支滿」，《甲乙經·卷六·五藏傳病大論》作「肋多滿」。
③ 一日之脾，閉塞不通，身痛體重：《甲乙經·卷六·五藏傳病大論》作「一日之脾而身體痛」。
④ 二日：《甲乙經·卷六·五藏傳病大論》作「五日」。
⑤ 少腹腰脊痛：《素問·標本病傳論》作「腰脊少腹痛」，《甲乙經·卷六·五藏傳病大論》同。
⑥ 脛：《素問·標本病傳論》同，《甲乙經·卷六·五藏傳病大論》作「胻」。
⑦ 十日：《素問·標本病傳論》作「三日」，《甲乙經·卷六·五藏傳病大論》同。
⑧ 入：《素問·標本病傳論》同，《甲乙經·卷六·五藏傳病大論》作中。
⑨ 搏：《素問·脈要精微論》同，《甲乙經·卷四·經脈》作「揣」。
⑩ 墮：《素問·脈要精微論》無。
⑪ 若：《素問·脈要精微論》作「其」。
⑫ 其：《素問·脈要精微論》無。
⑬ 濕：《素問·脈要精微論》作「渴」。
⑭ 溢：《素問·脈要精微論》作「易」。
⑮ 下：《千金方·卷第十一·肝藏脈論》無。

足爲逆寒①，時癃，女人月使②不來，時亡時有，得之少時有所墜墮③。

青脉之至也，長而左右彈④，診曰⑤有積氣在心下，支胠，名曰肝痹，得之寒濕，與疝同法，腰痛，足清，頭痛。

肝中風者，頭目瞤，兩脇痛，行常傴，令人嗜甘如阻婦⑥狀。

肝中寒者，其人洗洗惡寒，翕翕發熱，面翕然赤，漐漐有汗，胸中煩熱。肝中寒者，其人兩臂不舉，舌本又作大燥，善太息，胸中痛，不得轉側，時盜汗，欬，食已吐其汁。

肝主胸中，喘，怒罵，其脉沈，胸中義⑦窒，欲令人推按之，有熱，鼻窒。

凡有所墜墮⑧，惡血留內，若有所大怒，氣上而不能下，積於左⑨脇下，則傷肝。肝傷者，其人脫肉，又臥，口欲得張，時時手足青，目瞑，瞳人痛，此爲肝藏傷所致也。

肝脹者，脇下滿而痛引少⑩腹。

---

①逆寒：《千金方·卷第十一·肝藏脈論》作「寒」。
②月使：《千金方·卷第十一·肝藏脈論》作「月事」。
③墜墮：《千金方·卷第十一·肝藏脈論》作「墮墜」。
④長而左右彈：《素問·五藏生成》同，《甲乙經·卷四·經脈》作「長而弦，左右彈」。
⑤診曰：《素問·五藏生成》無此二字。
⑥婦：《千金方·卷第十一·肝藏脈論》同，廣勤堂本作「歸」，當從。
⑦義：《千金方·卷第十一·肝藏脈論》作「又」，可從。
⑧墜墮：《靈樞·邪氣藏府病形》作「墮墜」，《千金方·卷第十一·肝藏脈論第一》同。
⑨左：《千金方·卷第十一·肝藏脈論》同，《靈樞·邪氣藏府病形》無。
⑩少：《千金方·卷第十一·肝藏脈論》同，《靈樞·脹論》作「小」。

肝水者，其人腹大，不能自轉側，而脇下腹中痛，時時津液微生，小便續通。

肺乘肝，即爲癰腫。心乘肝，必吐利。

肝著者，其病人常欲蹈其胸上，先未苦時，但欲飲熱。

肝之積，名曰肥氣，在左脇下，如覆杯，有頭足，如龜鼈狀①，久久不愈②，發欬逆③，痎瘧，連歲月不已。以季夏戊己日得之，何也？肺病傳肝，肝當傳脾，脾適以季夏王④，王者不受邪，肝復欲還肺，肺不肯受，因⑤留結爲積，故知肥氣以季夏得之⑥。

肝病，其色青，手足拘急，脇下苦滿，或時眩冒，其脉弦⑦長，此爲可治。宜服防風竹瀝湯、秦艽散。春當刺大敦，夏刺行間，冬刺曲泉，皆補之。季夏刺太衝，秋刺中郄，皆瀉之。又當灸期門百壯，背第九椎五十壯。

肝病者，必⑧兩脇下痛引少腹，令人善怒。虚則目䀮䀮無所見，耳無所聞，善恐，如人將捕之。若欲治之，當取其經⑨，足厥陰與少陽。氣逆，則頭目痛，耳聾不聰，頰腫，取血者。邪在肝，則兩脇中

---

① 如龜鼈狀：《千金方·卷第十一·肝藏脈論》同，《難經·五十六難》無。
② 久久不愈：《千金方·卷第十一·肝藏脈論》同，《難經·五十六難》作「久不愈」。
③ 發欬逆：《千金方·卷第十一·肝藏脈論》同，《難經·五十六難》前有「令人」二字。
④ 脾適以季夏王：《千金方·卷第十一·肝藏脈論》同，《難經·五十六難》作「脾季夏適王」。
⑤ 因：《千金方·卷第十一·肝藏脈論》同，《難經·五十六難》作「故」。
⑥ 以季夏得之：《千金方·卷第十一·肝藏脈論》同，《難經·五十六難》作「以季夏戊己日得之」。
⑦ 弦：原作「眩」，據廣勤堂本、《千金方·卷第十一·肝藏脈論第一》改。
⑧ 必：《素問·藏氣法時論》無。
⑨ 若欲治之，當取其經：《素問·藏氣法時論》作「取其經」。

痛，寒中。惡血在內，胻善瘦，節時腫。取之行間以引脇下，補三里以溫胃中，取血脈以散惡血，取耳閒青脉已①去其瘦。足厥陰之脉，起於大指聚②毛之際，上循足趺③上廉，去內踝一寸，上踝八寸，交出太陰之後，上膕內廉，循股入陰毛中④，環⑤陰器，抵少⑥腹，俠胃，屬肝，絡膽，上貫膈，布脇肋，循喉嚨之後，上入頏顙，連目系，上出額，與督脉會於巔。其支者，從目系下頰裏，環脣內。其支者，復從肝別貫膈，上注肺中⑦。是動則病腰痛，不可以俛仰，丈夫㿗⑧疝，婦人少腹腫，甚則嗌乾，面塵脫色。是主⑨肝所生病者，胸滿，嘔逆，洞泄⑩，狐疝，遺溺，閉癃。盛者，則寸口大一倍於人迎。虛者，則寸口反小於人迎。足厥陰之別，名曰蠡溝，去內踝上五寸，別走少陽⑪。其別者，循經上睾，結於莖。其病氣逆，則睾腫卒疝。實則挺長，熱⑫，虛則暴癢，取之所別。肝病，胸滿脇脹，善恚怒，叫呼，身體有熱，而復惡寒，四肢不舉，面目⑬白，身體滑。其脉當弦長而急，今反短濇，其色當青，而反白者，

---

①已：《千金方·卷第十一·肝藏脈論》作「以」。
②聚：《千金方·卷第十一·肝藏脈論》同，《靈樞·經脈》作「叢」。
③趺：《千金方·卷第十一·肝藏脈論》同，《靈樞·經脈》作「跗」。
④循股入陰毛中：《靈樞·經脈》作「循股陰入毛中」，《千金方·卷第十一·肝藏脈論》同。
⑤環：《千金方·卷第十一·肝藏脈論》同，《靈樞·經脈》作「過」。
⑥少：《千金方·卷第十一·肝藏脈論》同，《靈樞·經脈》作「小」。
⑦肺中：《千金方·卷第十一·肝藏脈論》同，《靈樞·經脈》作「肺」。
⑧㿗：《千金方·卷第十一·肝藏脈論》同，《靈樞·經脈》作「㿉」。
⑨主：《千金方·卷第十一·肝藏脈論》同，《靈樞·經脈》無。
⑩洞泄：《千金方·卷第十一·肝藏脈論第一》同，《靈樞·經脈》作「飧泄」。
⑪陽：《靈樞·經脈第十》同，廣勤堂本作「陰」，「陽」義勝。
⑫熱：《千金方·卷第十一·肝藏脈論》同，《靈樞·經脈》無。
⑬目：《千金方·卷第十一·肝藏脈論》無。

此是金之剋木，爲大逆，十死不治。

膽足少陽經病證第二

膽病者，善太息，口苦，嘔宿汁，心澹澹①恐如②人將捕之，嗌③中介介然，數唾，候④在足少陽之本末，亦見⑤其脉之陷下者灸之。其寒熱⑥，刺⑦陽陵泉。善嘔⑧，有苦汁⑨，長太息，心中澹澹，善悲恐，如人將捕之，邪在膽，逆在胃，膽液則口苦，胃氣逆則嘔苦汁，故曰嘔膽，刺三里以下胃氣逆。刺足少陽血⑩絡以閉膽。却調其虛實，以去其邪也。

膽脹者，脇下痛脹，口苦⑪，太息⑫。

---

① 心澹澹：《千金方·卷第十二·膽腑脉論》同，《靈樞·邪氣藏府病形》作「心下澹澹」。
② 如：《靈樞·邪氣藏府病形》無。
③ 嗌：《靈樞·邪氣藏府病形》同，《千金方·卷第十二·膽腑脉論》作「咽」。
④ 候：《千金方·卷第十二·膽腑脉論》同，《靈樞·邪氣藏府病形》無。
⑤ 見：《千金方·卷第十二·膽腑脉論》同，《靈樞·邪氣藏府病形》作「視」。
⑥ 其寒熱：《靈樞·邪氣藏府病形》此句後有「者」字。
⑦ 刺：《千金方·卷第十二·膽腑脉論》同，《靈樞·邪氣藏府病形》作「取」。
⑧ 善嘔：《千金方·卷第十二·膽腑脉論》作「若善嘔」。
⑨ 汁：《千金方·卷第十二·膽腑脉論》無。
⑩ 血：《千金方·卷第十二·膽腑脉論》同，廣勤堂本作「經」。
⑪ 口苦：《千金方·卷第十二·膽腑脉論》同，《靈樞·脹論》作「口中苦」。
⑫ 太息：《千金方·卷第十二·膽腑脉論》同，《靈樞·脹論》作「善太息」。

厥氣客於膽，則夢鬬訟①。

足少陽之脉，起於目兑眥，上抵頭角，下耳後，循頸，行手少陽之脉②前，至肩上，却交③手少陽之後，入缺盆。其支者，從耳後入耳中，出走耳前，至兑眥④後。其支者，別兑眥，下大迎，合⑤手少陽於⑥䪼（一本云：別兑眥，上迎手少陽於䪼），下加頰車，下頸，合缺盆，以下胸中，貫膈，絡肝，屬膽，循脇裏，出氣街，遶毛際，横入髀厭中。其直者，從缺盆下腋，循胸中⑦，過季脇，下合髀厭中，以下循髀陽，出膝外廉，下外輔骨之前，直下抵絶骨之端，下出外踝之前，循足趺⑧上，出⑨小指次指之端⑩。其支者，趺上⑪入大指之間，循大指歧內⑫，出其端，還貫入⑬爪甲，出三毛。是動則病口苦，善太息，心脇痛，不能反⑭

---

① 則夢鬬訟：《千金方·卷第十二·膽腑脉論》同，《靈樞·淫邪發夢》作「則夢鬬訟自刳」。
② 脉：《靈樞·經脉》無。
③ 交：《靈樞·經脉》作「交出」。
④ 兑眥：《靈樞·經脉》作「目鋭眥」。
⑤ 合：《靈樞·經脉》作「合于」。
⑥ 於：《靈樞·經脉》作「抵於」。
⑦ 胸中：《靈樞·經脉》作「胸」。
⑧ 趺：《靈樞·經脉》作「跗」。
⑨ 出：《靈樞·經脉》作「入」。
⑩ 端：《靈樞·經脉》作「閒」。
⑪ 趺上：《靈樞·經脉》作「別跗上」。
⑫ 歧內：《靈樞·經脉》作「歧骨內」。
⑬ 貫入：《靈樞·經脉》作「貫」。
⑭ 反：《靈樞·經脉》作「轉」。

側，甚則面微塵①，體無膏澤，足外反熱，是爲陽厥。是主骨所生病者，頭痛，角頷痛②，目兑眥痛，缺盆中腫痛，腋下腫，馬刀挾癭，汗出，振寒，瘧，胸中③脇肋髀膝外至胻④絶骨外踝前及諸節皆痛，小指次指不用。盛者則人迎大一倍於寸口，虚者則人迎反小於寸口也。

心手少陰經病證第三

心氣虚則悲不已⑤，實則笑不休。

心氣虚則夢救火、陽物，得其時則夢燔灼。心氣盛，則夢喜笑及⑥恐畏。厥氣客於心，則夢⑦丘山煙火。

病在心⑧，日中慧，夜半甚，平旦静。

---

① 微塵：《靈樞·經脉》作「微有塵」。
② 角頷痛：《靈樞·經脉》作「頷痛」。
③ 胸中：《靈樞·經脉》作「胸」。
④ 胻：《靈樞·經脉》作「脛」。
⑤ 不已：《靈樞·本神》無。
⑥ 及：《靈樞·淫邪發夢》無。
⑦ 夢：《靈樞·淫邪發夢》作「夢見」，《甲乙經·卷六·正邪襲内生夢大論》同。
⑧ 病在心：《素問·藏氣法時論》作「心病者」。

病先發於心者，心痛。一日之肺，喘欬①。三日之肝，脇痛支滿②。五日之脾，閉塞不通，身痛體重③。三日不已，死，冬夜半，夏日中。

心脉摶堅而長，當病舌卷不能言。其耎而散者，當病消渴④，自已⑤。

心脉沈之小而緊，浮之不喘，苦心下聚氣而痛，食不下，喜咽唾，時手足熱，煩滿，時忘，不樂，喜太息，得之憂思。

赤脉之至也，喘而堅。診曰有積氣在中，時害於食，名曰心痹，得之外疾，思慮而心虚，故邪從之。

心脉急，名曰心疝，少腹當有形。其以心爲牡藏，小腸爲之使，故少腹當有形⑥。

邪哭使魂魄不安者，血氣少也。血氣少者，屬於心。心氣虚者，其人即畏一作衰，合目欲眠，夢遠行而精神離散，魂魄妄行。陰氣衰者即爲癲。陽氣衰者即爲狂。五藏者，魂魄之宅舍，精神之所依託也。魂魄飛揚者，其五藏空虚也，即邪神居之，神靈所使，鬼而下之，脉短而微，其藏不足，則魂魄不安。魂屬於肝，魄屬於肺。肺主津液，即爲涕泣⑦。肺氣衰者，即爲泣出。肝氣衰者，魂則不安。肝主善怒，

①一日之肺，喘欬：《甲乙經·卷六·五藏傳病大論》作「一日之肺而欬」，《素問·標本病傳論》作「一日而欬」。
②三日之肝，脇痛支滿：《甲乙經·卷六·五藏傳病大論》作「三日之肝，脇支滿」，《素問·標本病傳論》作「三日脇支滿」。
③五日之脾……身痛體重：《甲乙經·卷六·五藏傳病大論》作「五日之脾，閉塞不通，身體重」，《素問·標本病傳論》作「五日閉塞不通，身痛體重」。
④消渴：《千金方·卷第十三·心藏脉論》同，《素問·脉要精微論》作「消環」。
⑤自已：《素問·脉要精微論》、《千金方·卷第十三·心藏脉論》同，廣勤堂本作「而已」。
⑥當有形：《素問·脈要精微論》、《千金方·卷第十三·心藏脉論》同，廣勤堂本無。
⑦涕泣：《千金方·卷第十三·心藏脉論》作「涕泣出」。

其聲呼。

心中風者，翕翕①發熱，不能起，心中飢而欲食，食則嘔。

心中寒者，其人病心如啖蒜②狀。劇者，心痛徹背，背痛徹心，如蠱注。其脉浮者，自吐乃愈。

愁憂思慮則傷心③，心傷則苦驚，喜忘，善怒。心傷者，其人勞倦即④頭面赤而下重，心中痛徹背，自發煩熱⑤，當臍挑⑥手，其脉弦，此爲心藏傷所致也。

心脹者，煩心短氣，臥不安。

心水者，其人身體重⑦一作腫，而少氣，不得臥，煩而躁，其陰大腫。

腎乘心，必癃。

真心痛，手足清至節，心痛甚，旦發夕死，夕發旦死。

心腹痛，懊憹，發作腫聚，往來上下行，痛有休作，心腹中熱，苦⑧渴，涎出者，是蚘咬也。以手聚而堅持之，毋⑨令得移，以大針刺之，久持之，蟲不動，乃出針。腸中有蟲蚘咬，皆不可取以小針。

---

① 翕翕：《千金方·卷第十三·心藏脉論》同，廣勤堂本作「拿拿」。
② 蒜：《千金方·卷第十三·心藏脉論》作「蒜虀」。
③ 愁憂思慮則傷心：《靈樞·邪氣臟腑病形》作「愁憂恐懼則傷心」。
④ 即：《千金方·卷第十三·心藏脉論》無。
⑤ 自發煩熱：《千金方·卷第十三·心藏脉論》作「自煩發熱」。
⑥ 挑：《千金方·卷第十三·心藏脉論》作「跳」。
⑦ 重：《千金方·卷第十三·心藏脉論》作「腫」。
⑧ 苦：《千金方·卷第十三·心藏脉論》作「善」。
⑨ 毋：《千金方·卷第十三·心藏脉論》作「無」。

心之積，名曰伏梁，起於臍上，上至心①，大如臂。久久不愈②，病煩心，心痛。以秋庚辛日得之，何也③？腎病傳心，心當傳肺，肺適以秋王，王者不受邪，心復欲還腎，腎不肯受，因留結爲積，故知伏梁以秋得之④。

心病，其色赤，心痛，短氣，手掌煩熱，或啼笑罵詈，悲思愁慮，面赤身熱，其脉實大而數，此爲可治。春當刺中衝，夏刺勞宮，季夏刺太陵，皆補之。秋刺間使，冬刺曲澤，皆瀉之此是手厥陰心包絡經。又當灸巨闕五十壯，背第五椎百壯。

心病者，胸内⑤痛，脇支滿，兩脇⑥下痛，膺背肩甲間痛，兩臂内痛。虚則胸腹大，脇下與腰背⑦相引而痛，取其經手⑧少陰、太陽，舌下血者，其變病，刺郄中血者。

邪在心，則病心痛，善⑨悲，時眩仆，視有餘不足而調之其輸。

黄帝曰：手少陰之脉獨無輸，何也？岐伯曰：少陰者，心脉也，心者，五藏六腑之大主也。心爲帝

---

① 上至心：《難經·五十六難》作「上至心下」。
② 久久不愈：《難經·五十六難》作「久不愈」。
③ 何也：《難經·五十六難》作「何以言之」。
④ 以秋得之：《難經·五十六難》作「以秋庚辛日得之」。
⑤ 内：《素問·藏氣法時論》作「中」，《甲乙經·卷六·五味所宜五藏生病大論》同。
⑥ 兩脇：《素問·藏氣法時論》作「脇」，《甲乙經·卷六·五味所宜五藏生病大論》作「兩胠」。
⑦ 腰背：《素問·藏氣法時論》作「腰」，《甲乙經·卷六·五味所宜五藏生病大論》同。
⑧ 手：《素問·藏氣法時論》無，《甲乙經·卷六·五味所宜五藏生病大論》同。
⑨ 善：《靈樞·五邪》作「喜」。

王①，精神之所舍，其藏堅固，邪不能客②。客③之則傷心④，心傷則神去，神去則身⑤死矣。故諸邪在於心者，皆在心之包絡。包絡者，心主之脉也。故少陰無輸焉⑥。少陰無輸，心不病乎？對曰：其外經腑⑦病，藏不病，故獨取其經於掌後兑骨之端也。

手心主之脉，起於胸中，出屬心包⑧，下膈，歷絡三膲。其支者，循胸出脇，下腋三寸，上抵腋，下循臑内，行太陰少陰之間，入肘中，下臂，行兩筋之間，入掌中，循中指出其端。其支者，别掌中，循小指次指出其端。是動則病手心熱，肘臂⑨攣急，腋腫，甚則胸脇支滿，心中澹澹⑩大動，面赤目黄，善⑪笑不休。是主脉所生病者，煩心，心痛，掌中熱。盛⑫者，則寸口大一倍於人迎。虚者則寸口反小於人迎也。

手心主之别，名曰内關，去腕二寸，出於兩筋間，循經以上，繫於心包絡心系。氣⑬實則心痛，虚

---

① 心爲帝王：《靈樞·邪客》無。
② 客：《靈樞·邪客》作「容」。
③ 客：《靈樞·邪客》作「容」。
④ 傷心：《靈樞·邪客》作「心傷」。
⑤ 身：《靈樞·邪客》無。
⑥ 故少陰無輸焉：《靈樞·邪客》作「故獨無輸焉」。
⑦ 腑：《靈樞·邪客》無，廣勤堂本作「肺」。按，「肺」與文義不通，但此處疑「腑」亦爲衍。
⑧ 心包：《靈樞·經脈》作「心包絡」。
⑨ 肘臂：《靈樞·經脈》作「臂肘」。
⑩ 澹澹：《靈樞·經脈》作「憺憺」。
⑪ 善：《靈樞·經脈》作「喜」。
⑫ 盛：廣勤堂本作「甚」，「盛」義勝。
⑬ 氣：《靈樞·邪客一》無。

則爲煩心①，取之兩筋間。

心病，煩悶，少氣，大熱，熱上盪心，嘔吐欬逆②，狂語，汗出如珠，身體厥冷，其脉當浮，今反沈濡而滑，其色當赤，而反黑者，此是水之剋火，爲大逆，十死不治。

小腸手太陽經病證第四

小腸病者，少腹③痛，腰脊控睾而痛，時窘之，復耳前熱④。若寒甚，獨肩上熱⑤，及手小指次指之間熱。若脉陷者，此其候也。

少腹控睾，引腰脊，上衝心⑥，邪在小腸者⑦，連睾系，屬於脊，貫肝肺，絡心系。氣盛則厥逆，上衝腸胃，動⑧肝肺，散於肓⑨，結於厭⑩一作齊。故取之肓原以散之，刺太陰以與⑪之，取厥陰以下之，取巨

① 煩心：《靈樞·邪客》作「頭強」。
② 嘔吐欬逆：《千金方·卷第十三·心藏脉論》作「嘔欬吐逆」。
③ 少腹：《甲乙經·卷九·腎小腸受病發腹脹腰痛引背少腹控睾》同，《靈樞·邪氣藏府病形》作「小腹」。
④ 復耳前熱：《靈樞·邪氣藏府病形》作「後當耳前熱」，《甲乙經·卷九·腎小腸受病發腹脹腰痛引背少腹控睾》作「後耳前熱」。
⑤ 獨肩上熱：《靈樞·邪氣藏府病形》、《甲乙經·卷九·腎小腸受病發腹脹腰痛引背少腹控睾》作「若獨肩上熱甚」。
⑥ 上衝心：《甲乙經·卷九·腎小腸受病發腹脹腰痛引背少腹控睾》作「上衝心肺」。
⑦ 邪在小腸者：《甲乙經·卷九·腎小腸受病發腹脹腰痛引背少腹控睾第八》作「邪在小腸，小腸者」。
⑧ 動：《甲乙經·卷九·腎小腸受病發腹脹腰痛引背少腹控睾》作「熏」。
⑨ 肓：《甲乙經·卷九·腎小腸受病發腹脹腰痛引背少腹控睾》作「胸」。
⑩ 厭：《甲乙經·卷九·腎小腸受病發腹脹腰痛引背少腹控睾》作「臍」。
⑪ 與：《甲乙經·卷九·腎小腸受病發腹脹腰痛引背少腹控睾》作「予」。

虚下廉以去之，按其所過之經以調之。

小腸有寒，其人下重，便膿血，有熱，必痔。

小腸有宿食，常暮發熱，明日復止。

小腸脹者，少腹䐜脹，引腹①而痛。

厥氣客於小腸，則夢聚邑街衢②。

手太陽之脉，起之於小指之端，循手外側，上腕，出踝中，直上，循臂骨下廉，出肘内側兩骨③之間，上循臑外後廉，出肩解，繞肩甲，交肩上，入缺盆，向腋④，絡心⑤，循咽，下膈，抵胃，屬小腸。其支者，從缺盆循頸上頰，至目兑眥，却入耳中。其支者，别頰，上䪼，抵鼻，至目内眥，斜絡於顴。是動則病嗌痛，頷腫，不可以顧，肩似拔，臑似折。是主液所生病者，耳聾，目黄，頰頷腫⑥，頸肩⑦臑肘臂外後廉痛。盛者則人迎大再倍於寸口，虚者則人迎反小於寸口也。

---

① 腹：《靈樞·脹論》作「腰」。
② 街衢：《靈樞·淫邪發夢》作「衝衢」，《甲乙經·卷六·正邪襲内生夢大論》作「行街」。
③ 骨：《甲乙經·卷二·十二經脉絡脉支别》同，《靈樞·經脉》作「筋」。
④ 向腋：《甲乙經·卷二·十二經脉絡脉支别》同，《靈樞·經脉》無此二字。
⑤ 絡心：《甲乙經·卷二·十二經脉絡脉支别》作「下絡心」。
⑥ 頰頷腫：《靈樞·經脉》、《甲乙經·卷二·十二經脉絡脉支别》均作「頰腫」。
⑦ 頸肩：《靈樞·經脉》、《甲乙經·卷二·十二經脉絡脉支别》均作「頸頷肩」。

脾足太陰經病證第五

脾氣虛則四肢不用，五藏不安，實則腹脹，涇溲①不利。

脾氣虛則夢飲食不足，得其時，則夢築垣蓋屋。脾氣盛則夢歌樂，體重，手足不舉②。厥氣客於脾，則夢③丘陵大澤，壞屋風雨。

病在脾④，日昳慧，平旦⑤甚，日中持⑥，下晡靜。

病先發於脾，閉塞不通⑦，身痛體重。一日之胃而腹脹⑧。二日之腎，少腹腰脊痛，脛痠⑨。三日之膀胱⑩，背䏚筋痛，小便閉。十日不已，死，冬人定，夏晏食。

---

① 涇溲：《甲乙經·卷一·精神五藏論第一》同，《靈樞·本神》作「經溲」。
② 手足不舉：《甲乙經·卷六·正邪襲內生夢大論第八》同，《靈樞·淫邪發夢第四十三》作「不舉」。
③ 夢：《靈樞·淫邪發夢》作「夢見」，《甲乙經·卷六·正邪襲內生夢大論》同。
④ 病在脾：《素問·藏氣法時論》作「脾病者」。
⑤ 平旦：《素問·藏氣法時論》作「日出」。
⑥ 日中持：《素問·藏氣法時論》無。
⑦ 閉塞不通：《素問·標本病傳論篇》、《甲乙經·卷六·五藏傳病大論》無。
⑧ 一日之胃而腹脹：《甲乙經·卷六·五藏傳病大論》作「一日之胃而脹」，《素問·標本病傳論篇第六十五》作「一日而脹」。
⑨ 二日之腎，少腹腰脊痛，脛痠：《甲乙經·卷六·五藏傳病大論》作「二日之腎，少腹腰脊痛，胻痠」，《素問·標本病傳論》作「二日少腹腰脊痛，脛痠」。
⑩ 之膀胱：《甲乙經·卷六·五藏傳病大論》同，《素問·標本病傳論篇》無。

脾脉搏堅而長，其色黄，當病少氣。其耎而散，色不澤者，當病足骭①腫，若水狀。

脾脉沈之而濡，浮之而虚，苦腹脹，煩滿，胃中有熱，不嗜食，食而不化，大便難，四肢苦痹。時不仁，得之房内。月使不來，來而頻併。黄脉之至也，大而虚，有積氣在腹中，有厥氣，名曰厥疝，女子同法，得之疾，使四肢汗出當風。

寸口脉弦而滑，弦則爲痛，滑則爲實。痛即爲急，實即爲踊，痛踊相搏，即胸脇搶急。

趺陽脉浮而澀，浮即胃氣微，澀即脾氣衰，微衰相搏，即呼吸不得，此爲脾家失度。

寸口脉雙緊，即爲入，其氣不出，無表有裏，心下痞堅。

趺陽脉微而澀，微即無胃氣，澀即傷脾。寒在於膈，而反下之，寒積不消，胃微脾傷，穀氣不行，食已自噫。寒在胸膈，上虚下實，穀氣不通，爲秘塞之病。

寸口脉緩而遲，緩則爲陽，其氣長，遲則爲陰，榮氣促。榮衛俱和，剛柔相得，三膲相承，其氣必强。

趺陽脉滑而緊，滑即胃氣實，緊即②脾氣傷。得食而不消者，此脾不治也，能食而腹不滿，此爲胃氣有餘。腹滿而不能食，心下如飢，此爲胃氣不行，心氣虚也。得食而滿者，此爲脾家不治。

脾中風者，翕翕發熱，形如醉人，腹中煩重，皮肉瞤瞤而短氣也。

凡有所擊仆，若醉飽入房，汗出當風，則傷脾。脾傷則中氣，陰陽離别，陽不從陰，故以三分候

① 骭：《千金方·卷第十五上·脾藏脉論》同，《素問·脉要精微論篇》作「骱」。
② 即：《千金方·卷第十五上·脾藏脉論》同，廣勤堂本作「則」。

死生。

脾氣弱，病利，下白，腸垢，大便堅，不能更衣，汗出不止，名曰脾氣弱。或五液注下，青黄赤白黑。病患鼻下平者，胃病也。微赤者病發癰，微黑者有熱，青者有寒，白者不治。脣黑者，胃先病。微燥而渴者可治，不渴者不可治。臍反出者，此爲脾先落一云先終。

脾脹者，善噦，四肢急①，體重不能衣②一作枚。

脾水者，其人腹大，四肢苦重，津液不生，但苦少氣，小便難。

趺陽脉浮而澀，浮則胃氣強，澀則小便數，浮澀相搏，大便則堅，其脾爲約。脾約者，其人大便堅，小便利而反不渴。

凡人病脉以解，而反暮微煩者，人見病者，差安而強與穀，脾胃氣尚弱，不能消穀，故令微煩，損穀則愈。

脾之積，名曰痞氣，在胃管，覆大如盤，久久不愈，病四肢不收，黄癉③，食飲④不爲肌膚。以冬壬癸日得之，何也⑤？肝病傳脾，脾當傳腎，腎適以冬王⑥，王者不受邪，脾復欲還肝。肝不肯受，因留結

①四肢急：《靈樞·脹論》作「四肢煩悗」，《甲乙經·卷八·五藏六府脹》作「四肢悶」。
②不能衣：《甲乙經·卷八·五藏六府脹》同，《靈樞·脹論》作「不能勝衣」，後有「臥不安」一句。
③黄癉：《難經·五十六難》作「發黄疸」。
④食飲：《難經·五十六難》作「飲食」。
⑤何也：《難經·五十六難》作「何以言之」。
⑥腎適以冬王：《難經·五十六難》作「腎以冬適王」。

爲積，故知痞氣以冬得之①。

脾病，其色黄，飲食不消，腹苦脹滿，體重節痛，大便不利，其脉微緩而長，此爲可治。宜服平胃圓、瀉脾圓、茱萸圓、附子湯。春當刺隱白，冬刺陰陵泉，皆瀉之。夏刺大都，季夏刺公孫，秋刺商丘，皆補之。又當灸章門五十壯，背第十一椎百壯。

脾病者，必②身重，苦飢③，足痿不收④（《素問》作善肌肉痿，足不收）。行善瘈⑤，脚下痛。虚則腹脹⑥，腸鳴，溏泄⑦，食不化。取其經足⑧太陰、陽明、少陰血者。

邪在脾胃，肌肉痛。陽氣有餘，陰氣不足，則熱中，善飢。陽氣不足，陰氣有餘，則寒中，腸鳴腹痛。陰陽俱有餘，若俱不足，則有寒有熱。皆調其⑨三里。

足太陰之脉，起於大指之端，循指内側白肉際，過核骨後，上内踝前廉，上腨⑩内，循胻⑪骨後，交出厥陰之前，上循膝股内前廉，入腹，屬脾，絡胃，上膈，俠咽，連舌本，散舌下。其支者，復從胃別

---

① 以冬得之：《難經·五十六難》作「以冬壬癸日得之」。
② 必：《素問·藏氣法時論》無。
③ 苦飢：《素問·藏氣法時論》無，《甲乙經·卷六·五味所宜五藏生病大論》作「善飢」。
④ 足痿不收：《素問·藏氣法時論》作「善肌肉痿，足不收」，《甲乙經·卷六·五味所宜五藏生病大論》作「肌肉萎，足不收」。
⑤ 行善瘈：《素問·藏氣法時論》同，《甲乙經·卷六·五味所宜五藏生病大論》作「行善瘈瘲」。
⑥ 腹脹：《甲乙經·卷六·五味所宜五藏生病大論》同，《素問·藏氣法時論》作「腹滿」。
⑦ 溏泄：《素問·藏氣法時論》作「飧泄」，《甲乙經·卷六·五味所宜五藏生病大論》同。
⑧ 足：《素問·藏氣法時論》無。
⑨ 其：《靈樞·五邪》作「於」。
⑩ 腨：《甲乙經·卷二·十二經脈絡脈支別》同，《靈樞·經脈》作「踹」。
⑪ 胻：《甲乙經·卷二·十二經脈絡脈支別》同，《靈樞·經脈》作「脛」。

上膈，注心中。是動則病舌本強，食則嘔一作吐，胃管①痛，腹脹，善噫，得後與氣，則快然而②衰，身體皆重。是主脾所生病者，舌本痛，體不能動搖，食不下，煩心，心下急痛，寒瘧③，溏，瘕，泄，水閉，黄疸④，好臥⑤，不能食肉⑥，脣青，強立，股膝内痛厥⑦，足大指不用。盛者則寸口大三倍於人迎，虚者則寸口反小於人迎。

足太陰之别名曰公孫，去本節後一寸，别走陽明。其别者，入絡腸胃。厥氣上逆，則霍亂。實則腹⑧中切痛，虚則鼓脹。取之所别。

脾病，其色黄，體青，失溲，直視，脣反張，爪甲青，飲食吐逆，體重節痛，四肢不舉。其脉當浮大而緩，今反弦急，其色當黄，今反青⑨，此是木之刻土，爲大逆，十死不治。

①胃管：《靈樞·經脈》、《甲乙經·卷二·十二經脈絡脈支别》均作「胃脘」。
②而：《甲乙經·卷二·十二經脈絡脈支别》同，《靈樞·經脈》作「如」。
③寒瘧：《甲乙經·卷二·十二經脈絡脈支别》同，《靈樞·經脈》無。
④黄疸：原作「黄疸」，據廣勤堂本、《靈樞·經脈》改。
⑤好臥：《靈樞·經脈》作「不能臥」。《甲乙經·卷二·十二經脈絡脈支别》無此句。
⑥肉：《甲乙經·卷二·十二經脈絡脈支别》無。
⑦痛厥：《甲乙經·卷二·十二經脈絡脈支别》作「腫痛」。
⑧腹：《靈樞·經脈》、《甲乙經·卷二·十二經脈絡脈支别》均作「腸」。
⑨今反青：《千金方·卷第十五·脾藏脉論》作「而反青者」。

胃足陽明經病證第六

胃病者，腹䐜脹，胃管①當心而痛，上支兩脇，膈咽不通，飲食②不下，取三里③。

飲食不下，隔④塞不通，邪在胃管⑤。在上管則抑而刺之⑥，在下管⑦則散而去。

胃脉搏堅而長，其色赤，當病折髀。其耎而散者，當病食痹，髀痛⑧。

胃中有癖，食冷物者，痛不能食，食熱即能食。

胃脹者，腹滿，胃管⑨痛，鼻聞焦臭，妨於食，大便難。

診得胃脉，病形何如？曰：胃實⑩則脹，虚則泄。

---

① 胃管：《靈樞・邪氣藏府病形》、《甲乙經・卷九・脾胃大腸受病發腹脹腸中鳴短氣》均作『胃脘』。
② 飲食：《靈樞・邪氣藏府病形》、《甲乙經・卷九・脾胃大腸受病發腹脹腸中鳴短氣》均作『食飲』。
③ 取三里：《甲乙經・卷九・脾胃大腸受病發腹脹腸中鳴短氣》同，《靈樞・邪氣藏府病形》作『取之三里也』。
④ 隔：《靈樞・四時氣》作『膈』，《甲乙經・卷九・脾胃大腸受病發腹脹腸中鳴短氣》作『鬲』。
⑤ 胃管：《靈樞・四時氣》、《甲乙經・卷九・脾胃大腸受病發腹脹腸中鳴短氣》均作『胃脘』。
⑥ 在上管則抑而刺之：《靈樞・四時氣》作『在上脘則抑而下之』，《甲乙經・卷九・脾胃大腸受病發腹脹腸中鳴短氣》坐『在上脘則刺抑而下之』。
⑦ 下管：《靈樞・四時氣第十九》、《甲乙經・卷九・脾胃大腸受病發腹脹腸中鳴短氣第七》均作『下脘』。
⑧ 髀痛：《千金方・卷十六・胃腑脈論》同，《素問・脈要精微論》無。
⑨ 胃管：《靈樞・脹論》、《甲乙經・卷八・五藏六府脹》均作『胃脘』。
⑩ 胃實：《素問・脉要精微論》作『胃脉實』。

病先發於胃，脹滿。五日之腎，少腹腰脊痛，脛痠①。三日之膀胱②，背腽筋痛，小便閉。五日上之脾，閉塞不通，身痛體重③（《靈樞》云：上之心）。六日不已，死，冬夜半後，夏日昳（六日一作三日）。

脉浮而芤，浮則爲陽，芤則爲陰，浮芤相搏，胃氣生熱，其陽則絕。

趺陽脉浮者，胃氣虛也。趺陽脉浮大者，此胃家微，虛煩，圊必日再行。芤而有胃氣者，脉浮之大而耎，微按之芤，故知芤而有胃氣也。

趺陽脉數者，胃中有熱，即消穀引食。趺陽脉濇者，胃中有寒，水穀不化。趺陽脉麤麤而浮者，其病難治。趺陽脉浮遲者，故久病。趺陽脉虛則遺溺，實則失氣。

動作頭痛重，熱氣朝者，屬胃。

厥氣客於胃，則夢飲食。

足陽明之脉，起於鼻交頞中，傍約④太陽之脉，下循鼻外，入上齒中，還出俠口，環脣，下交承漿。却循頤後下廉出大迎，循頰車，上耳前，過客主人，循髮際，至額顱。其支者，從大迎前下人迎，循喉

---

① 五日之腎，少腹腰脊痛，脛痠：《甲乙經·卷六·五藏傳病大論》作「五日之腎，少腹腰脊痛，胻痠」，《素問·標本病傳論》作「五日少腹腰脊痛，胻痠」。

② 之膀胱：《甲乙經·卷六·五藏傳病大論》同，《素問·標本病傳論》無此三字。

③ 五日上之脾，閉塞不通，身痛體重：《素問·標本病傳論》作「五日身體重」，《甲乙經·卷六·五藏傳病大論》作「五日而上之心，身重」。

④ 約：《甲乙經·卷二·十二經脈絡脈支別》同，《靈樞·經脈》作「納」。

嚨，入缺盆，下膈，屬胃，結①脾。其直者，從缺盆下乳内廉，下挾臍，入氣街中。其支者，起胃下口，循②腹裏，下至氣街中而合，以下髀關，抵伏菟，下入③膝臏中，下循胻④外廉，下足跗，入中指内間。其支者，下膝⑤三寸而別，以下入中指外間。其支者，別跗上，入大指間，出其端。是動則病凄凄⑥然振寒，善伸⑦，數欠，顔黑。病至誣人與火，聞木音⑧則惕然而驚，心動，欲獨閉戸牖而處⑨，甚則欲上高而歌，棄衣而走，賁響腹脹，是爲骭厥。是主血（血一作胃）所生病者，狂，瘧（一作瘈），溫淫汗出，鼽衄，口喎，脣緊⑩，頸腫，喉痹，大腹水腫，膝臏痛⑪，循膺乳街股伏菟骭外廉足跗上皆痛，中指不用。氣盛，則身以前皆熱，其有餘於胃，則消穀善飢，溺色黃。氣不足，則身以前皆寒慄，胃中寒則脹滿。盛者則人迎大三倍於寸口，虛者則人迎反小於寸口也。

---

① 結：《甲乙經·卷二·十二經脈絡脈支別》、《靈樞·經脈》均作「絡」，當從。
② 循：《甲乙經·卷二·十二經脈絡脈支別》、《靈樞·經脈》均作「下循」。
③ 下入：《甲乙經·卷二·十二經脈絡脈支別》同，《靈樞·經脈》作「下」。
④ 胻：《甲乙經·卷二·十二經脈絡脈支別》同，《靈樞·經脈》作「脛」。
⑤ 膝：《甲乙經·卷二·十二經脈絡脈支別》同，《靈樞·經脈》作「廉」。
⑥ 淒淒：《甲乙經·卷二·十二經脈絡脈支別》同，《靈樞·經脈》作「灑灑」。
⑦ 伸：《甲乙經·卷二·十二經脈絡脈支別》同，《靈樞·經脈》作「呻」，當從。
⑧ 音：《甲乙經·卷二·十二經脈絡脈支別》同，《靈樞·經脈》作「心欲動，獨閉戸塞牖而處」。
⑨ 心動，欲獨閉戸牖而處：《甲乙經·卷二·十二經脈絡脈支別》、《靈樞·經脈》均作「聲」。
⑩ 緊：《甲乙經·卷二·十二經脈絡脈支別》同，《靈樞·經脈》作「胗」。
⑪ 痛：《甲乙經·卷二·十二經脈絡脈支別》同，《靈樞·經脈》均作「腫痛」。

肺手太陰經病證第七

肺氣虚則鼻息利①，少氣。實則喘喝，胸憑②仰息。

肺氣虚則夢見白物，見人斬血藉藉，得其時則夢見兵戰。

肺氣盛則夢恐懼，哭泣③。厥氣客于④肺，則夢飛揚，見金鐵之器奇物。

病在肺⑤，下晡慧，日中甚，夜半靜。

病先發於肺，喘欬。三日之肝，脇痛支滿⑥。一日之脾，閉塞不通，身痛體重⑦。五日之胃，腹脹⑧。十日不已，死，冬日入，夏日出。

肺脉搏堅而長，當病唾血，其濡而散者，當病漏⑨汗（漏，一作灌）。至今不復散發。

---

① 鼻息利：《靈樞·本神》作「鼻塞不利」，《甲乙經·卷一·精神五藏論》作「鼻息不利」。

② 憑：《甲乙經·卷一·精神五藏論》同，《靈樞·本神》作「盈」。

③ 則夢恐懼，哭泣：《靈樞·淫邪發夢》作「則夢恐懼，哭泣，飛揚」，《甲乙經·卷六·正邪襲內生夢大論》作「則夢哭泣，恐懼，飛揚」。

④ 于：原作「干」，據廣勤堂本、《靈樞·淫邪發夢》改。

⑤ 病在肺：《素問·藏氣法時論》作「肺病者」。

⑥ 三日之肝，脇痛支滿：《甲乙經·卷六·五藏傳病大論》作「三日之肝，脇支滿」，《素問·標本病傳論》作「三日而脇支滿痛」。

⑦ 一日之脾，閉塞不通，身痛體重：《素問·標本病傳論》作「一日身重體痛」，《甲乙經·卷六·五藏傳病大論》作「一日之脾而身體痛」。

⑧ 五日之胃，腹脹：《素問·標本病傳論》作「五日而脹」，《甲乙經·卷六·五藏傳病大論》作「五日之胃而脹」。

⑨ 漏：《千金方·卷第十七·肺藏脈論》同，《素問·脈要精微論》作「灌」。

肺脉沈之而數，浮之而喘，苦洗洗寒熱，腹滿，腸中熱，小便赤，肩背痛，從腰已上汗出。得之房內，汗出當風。

白脉之至也，喘而浮大①，上虛下實，驚，有積氣在胸中，喘而虛，名曰肺痹。寒熱，得之因②醉而使內也。

肺中風者，口燥而喘，身運而重，冒而腫脹。

肺中寒者，其人吐濁涕。

形寒寒飲③則傷肺，以其兩寒相感，中外皆傷，故氣逆而上行。肺傷者，其人勞倦則欬唾血。其脉細緊浮數，皆吐血，此爲躁擾嗔怒得之，肺傷氣擁所致。

肺脹者，虛而滿，喘欬逆倚息④，目如脫狀，其脉浮⑤。

肺水者，其人身體重⑥，而小便難，時時大便鴨溏。肝乘肺，必作虛。

脉耎而弱，弱反在關，耎反在顛。浮反在上，弱反在下。浮則爲陽，弱則血不足，必弱爲虛。浮弱自別，浮則自出，弱則爲入。浮則爲出不入，此爲有表無裏。弱則爲入不出，此爲無表有裏。陽出極汗，齊腰而還，此爲無表有裏，故名曰厥陽。在當汗出不汗出。

---

① 浮大：《素問·五藏生成》作「浮」，《甲乙經·卷四·經脈》同。
② 因：《素問·五藏生成篇第十》、《甲乙經·卷四·經脈》無。
③ 寒飲：《靈樞·邪氣藏府病形第四》同，《甲乙經·卷四·病形脈診》作「飲冷」。
④ 虛而滿，喘欬逆倚息：《靈樞·脹論》作「虛滿而喘欬」，《甲乙經·卷八·五藏六府脹》同。
⑤ 目如脫狀，其脉浮：《靈樞·脹論》、《甲乙經·卷八·五藏六府脹》均無。
⑥ 重：《千金方·卷第十七·肺藏脈論》作「腫」。

趺陽脉浮緩，少陽微緊，微爲血虛，緊爲微寒，此爲鼠乳。其病屬肺①。

肺之積，名曰息賁，在右脇下，覆大如杯，久久不愈②，病洒洒③寒熱，氣逆④喘欬，發肺癰，以春甲乙日得之，何也⑤？心病傳肺，肺當傳肝，肝適以春王⑥，王者不受邪，肺復欲還心，心不肯受，因留結爲積，故知息賁以春得之⑦。

肺病，其色白，身體但⑧寒無熱，時時欬，其脉微遲，爲可治，宜服五味子大補肺湯、瀉肺散。春當刺少商，夏刺魚際，皆瀉之。季夏刺太淵，秋刺經渠，冬刺尺澤，皆補之。又當灸膻中百壯，背第三椎二十五壯。

肺病者，必⑨喘欬逆氣⑩，肩息⑪，背痛，汗出，尻陰股膝攣⑫，髀腨胻足皆痛。虛則少氣，不能報

---

① 其病屬肺：《千金方·卷第十七·肺藏脈論》無。
② 久久不愈：《難經·五十六難》作「久不已」。
③ 洒洒：《難經·五十六難》作「洒淅」。
④ 氣逆：《難經·五十六難》無。
⑤ 何也：《難經·五十六難》作「何以言之」。
⑥ 肝適以春王：《難經·五十六難》作「肝以春適王」。
⑦ 以春得之：《難經·五十六難》作「以春甲乙日得之」。
⑧ 但：《千金方·卷第十七·肺藏脈論第一》同，廣勤堂本作「俱」，「但」義勝。
⑨ 必：《素問·藏氣法時論》無。
⑩ 喘欬逆氣：《素問·藏氣法時論》同，《甲乙經·卷六·五味所宜五藏生病大論》作「喘逆咳氣」。
⑪ 息：《素問·藏氣法時論》無。
⑫ 尻陰股膝攣：《甲乙經·卷六·五味所宜五藏生病大論》同，《素問·藏氣法時論》作「尻陰股膝」。

息，耳聾，嗌①乾，取其經手②太陰、足太陽之外、厥陰內、少陰③血者。

邪在肺，則皮膚痛，發④寒熱，上氣，氣喘⑤，汗出，欬動肩背，取之膺中外輸，背第三椎之傍⑥，以手痛⑦按之快然乃刺之，取之缺盆中以越之。

手太陰之脉，起於中焦，下絡大腸，還循胃口，上膈，屬肺，從肺系横出腋下，下循臑內，行少陰、心主之前，下肘中，後循臂內上骨下廉，入寸口，上魚，循魚際，出大指之端。其支者，從腕後直⑧次指內廉，出其端。是動則病肺脹滿，膨膨而喘欬，缺盆⑨中痛，甚則交兩手而瞀，是爲⑩臂厥。是主肺所生病者，欬，上氣，喘喝，煩心，胸滿，臑臂內前廉痛⑪，掌中熱。氣盛有餘，則肩背痛，風⑫，汗出⑬，小便數而欠。氣虛則肩背痛寒，少氣不足以息，溺色變，卒遺失無度⑭。盛者則寸口大三倍於人

---

①嗌：《素問·藏氣法時論》同，《甲乙經·卷六·五味所宜五藏生病大論》作「喉嚨」。
②手：《素問·藏氣法時論》無。
③少陰：《甲乙經·卷六·五味所宜五藏生病大論》同，《素問·藏氣法時論》無此二字。
④發：《靈樞·五邪》無。
⑤氣喘：《靈樞·五邪》作「喘」。
⑥背第三椎之傍：《靈樞·五邪》作「背三節五藏之傍」。
⑦痛：《靈樞·五邪》作「疾」。
⑧直：《靈樞·經脈》、《甲乙經·卷二·十二經脈絡脈支別》均作「直出」。
⑨缺盆：《甲乙經·卷二·十二經脈絡脈支別》同，《靈樞·經脈第十》作「上盆」。
⑩是爲：《甲乙經·卷二·十二經脈絡脈支別》同，《靈樞·經脈第十》作「此爲」。
⑪痛：《甲乙經·卷二·十二經脈絡脈支別》、《靈樞·經脈》於此後有「厥」字。
⑫風：《甲乙經·卷二·十二經脈絡脈支別》、《靈樞·經脈》均作「風寒」。
⑬汗出：《甲乙經·卷二·十二經脈絡脈支別》、《靈樞·經脈》於此後有「中風」。
⑭卒遺失無度：《甲乙經·卷二·十二經脈絡脈支別》、《靈樞·經脈》均無此句。

迎，虚者則寸口反小於人迎也。

手太陰之別名曰列缺，起於腋下①一云腕上分間，別走陽明。其別者②，並太陰之經，直入掌中，散入於魚際。其實則手兑掌起③，虚則欠欬，小便遺數。取之去腕一寸半④。

肺病，身當有熱，欬嗽，短氣，唾出膿血。其脉當短澀，今反浮大，其色當白，而反赤者，此是火之刻金，爲大逆，十死不治。

大腸手陽明經病證第八

大腸病者，腸中切痛而鳴濯濯，冬日重感於寒則泄⑤，當臍而痛，不能久立，與胃同候，取巨虚上廉。

腸中雷鳴，氣上衝胸，喘，不能久立，邪在大腸，刺肓之原、巨虚上廉、三里。

大腸有寒，鶩溏。有熱，便腸垢。

大腸有宿食，寒慄發熱，有時如瘧狀。

---

① 腋下：《靈樞·經脈》、《甲乙經·卷二·十二經脈絡脈支別》均作「腕上」。
② 別走陽明。其別者：《靈樞·經脈》、《甲乙經·卷二·十二經脈絡脈支別》均無此句。
③ 手兑掌起：《靈樞·經脈》作「手鋭掌熱」、《甲乙經·卷二·十二經脈絡脈支別》作「手鋭骨掌熱」。
④ 去腕一寸半：《靈樞·經脈》作「去腕半寸。別走陽明也」、《甲乙經·卷二·十二經脈絡脈支別》作「去腕一寸。別走陽明」。
⑤ 則泄：《靈樞·邪氣藏府病形》作「即泄」，《甲乙經·卷九·脾胃大腸受病發腹脹滿腸中鳴短氣》無此二字。

大腸脹者，腸鳴而痛①，寒則泄，食不化②。

厥氣客於大腸，則夢③田野。

手陽明之脉，起於大指次指之端外側④，循指上廉，出合谷兩骨之間，上入兩筋之中，循臂上廉，上⑤入肘外廉⑥，循⑦臑外前廉，上肩，出髃骨之前廉，上出柱骨之會上，下入缺盆，絡肺，下膈，屬大腸。其支者，從缺盆直入，上頸⑧，貫頰，入下齒縫中⑨，還出俠口，交人中，左之右，右之左，上俠鼻孔。是動則病齒痛，頔腫⑩。是主津所生病者，目黃，口乾，鼽衄，喉痹，肩前臑痛，大指次指痛不用。氣盛⑪有餘，則當脉所過者熱腫，虛則寒慄不復。盛者則人迎大三倍於寸口，虛者則人迎反小於寸口也。

---

① 腸鳴而痛：《靈樞·脹論》作「腸鳴而痛濯濯」，《甲乙經·卷八·五藏六府脹》同。
② 寒則泄，食不化：《靈樞·脹論》作「冬日重感于寒則飧泄不化」，《甲乙經·卷八·五藏六府脹》同。
③ 夢：《靈樞·淫邪發夢》同，《甲乙經·卷六·正邪襲內生夢大論》作「夢見」。
④ 外側：《甲乙經·卷二·十二經脈絡脈支別》同，《靈樞·經脈》無此二字。
⑤ 上：《靈樞·經脈》、《甲乙經·卷二·十二經脈絡脈支別》均無。
⑥ 外廉：《靈樞·經脈第十》、《甲乙經·卷二·十二經脈絡脈支別》同，廣勤堂本作「後廉」。
⑦ 循：《靈樞·經脈》作「上」，《甲乙經·卷二·十二經脈絡脈支別》作「上循」。
⑧ 從缺盆直入，上頸：《靈樞·經脈》作「從缺盆上頸」，《甲乙經·卷二·十二經脈絡脈支別》作「從缺盆直上至頸」。
⑨ 入下齒縫中：《靈樞·經脈》作「入下齒中」，《甲乙經·卷二·十二經脈絡脈支別》作「下入齒中」。
⑩ 頔腫：《靈樞·經脈》作「頸腫」，《甲乙經·卷二·十二經脈絡脈支別》作「頰腫」。
⑪ 氣盛：《甲乙經·卷二·十二經脈絡脈支別》同，《靈樞·經脈第十》作「氣」。

腎足少陰經病證第九

腎氣虛則厥逆①，實則脹滿②，四肢正黑③。

腎氣虛則夢見舟船④溺人，得其時⑤，夢伏水中，若有畏怖⑥。

腎氣盛則夢腰脊兩解不相屬⑦。厥氣客於腎，則夢臨淵，沒居水中。

病在腎⑧，夜半慧，日乘四季⑨，其⑩下晡靜。

病先發於腎，少腹腰脊痛，脛痠⑪。三日之膀胱，背胎筋痛，小便閉。二日上之心，心痛⑫。三日之

---

①厥逆：《靈樞·本神》作「厥」，《甲乙經·卷一·精神五藏論》同。
②脹滿：《靈樞·本神》作「脹」，《甲乙經·卷一·精神五藏論》同。
③四肢正黑：《靈樞·本神》無此句，《甲乙經·卷一·精神五藏論》同。
④船：《素問·方盛衰論》作「舩」。
⑤時：廣勤堂本無。
⑥怖：《素問·方盛衰論》作「恐」。
⑦不相屬：《靈樞·淫邪發夢》作「不屬」，《甲乙經·卷六·正邪襲內生夢大論》同。
⑧病在腎：《素問·藏氣法時論》作「腎病者」。
⑨日乘四季：《素問·藏氣法時論》「四季甚」。
⑩其：《素問·藏氣法時論》無。
⑪脛痠：《素問·標本病傳論》、《甲乙經·卷六·五藏傳病大論》均作「胻痠」。
⑫二日上之心，心痛：《甲乙經·卷六·五藏傳病大論》作「三日而上之心，心脹」，《素問·標本病傳論》作「三日腹脹」。

小腸，脹①。四日②不已，死，冬大食③，夏晏晡。

腎脉搏堅而長，其色黄而赤，當病折腰。其耎而散者，當病少血④。

腎脉沈之大而堅⑤，浮之大而緊⑥，苦手足骨腫，厥而陰不興，腰脊痛，少腹腫。心下有水氣，時脹閉，時泄。得之浴水中，身未乾而合房内，及勞倦發之。

黑脉之至也，上堅而大，有積氣在少腹⑦與陰，名曰腎痹。得之沐浴清水而卧。

凡有所用力舉重，若入房過度，汗出如浴水，則傷腎。

腎脹者，腹滿引背央央⑧然，腰髀痛。

腎水者，其人腹大臍腫，腰重痛⑨，不得溺，陰下濕如牛鼻頭汗，其足逆寒，大便反堅。

腎著之爲病，從腰以下冷，腰重如帶五千錢。

腎著之病，其人身體重，腰中冷如冰⑩狀一作如水洗狀。一作如坐水中，形如水狀。反不渴，小便自利，食飲如故，是其證

---

① 三日之小腸，脹：《素問·標本病傳論》作「三日兩脅支痛」，《甲乙經·卷六·五藏傳病大論》作「三日之小腸，兩脅支痛」。

② 四日：《素問·標本病傳論》、《甲乙經·卷六·五藏傳病大論》均作「三日」。

③ 大食：《素問·標本病傳論》、《甲乙經·卷六·五藏傳病大論》均作「大晨」。

④ 當病少血：《素問·脈要精微論篇第十七》於此句後有「至今不復也」。

⑤ 大而堅：《千金方·卷第十九·腎藏脈論》作「而大堅」。

⑥ 大而緊：《千金方·卷第十九·腎藏脈論》作「而大緊」。

⑦ 少腹：《甲乙經·卷四·經脈》同，《素問·五藏生成》作「小腹」。

⑧ 央央：《靈樞·脹論》同，《甲乙經·卷八·五藏六府脹》作「怏怏」。

⑨ 腰重痛：《千金方·卷第十九·腎臟脈論》作「腰痛」。

⑩ 冰：《千金方·卷第十九·腎臟脈論》作「水」。

也。病屬下焦。從身勞汗出，衣裏冷濕，故久久得之。

腎之積，名曰奔豚，發於少腹，上至心下，如豚奔走之狀①，上下無時②。久久不愈③，病喘逆，骨痿，少氣，以夏丙丁日得之，何也④？脾病傳腎，腎當傳心，心適以夏王⑤，王者不受邪，腎復欲還脾，脾不肯受，因留結爲積。故知奔豚，以夏得之⑥。

水流夜疾，何以故？師曰：土休，故流疾而有聲，人亦應之，人夜臥則脾不動搖，脉爲之數疾也。

腎病，其色黑，其氣虚弱，吸吸少氣，兩耳苦聾⑦，腰痛，時時失精，飲食減少，膝以下清，其脉沈滑而遲⑧，此爲可治。宜服内補散、建中湯、腎氣圓、地黄煎。春當刺涌泉，秋刺伏留，冬刺陰谷，皆補之。夏刺然谷⑨，季夏刺太溪，皆瀉之。又當灸京門五十壯，背第十四椎百壯。

---

① 如豚奔走之狀：《難經·五十六難》作「若豚狀」。
② 上下無時：《難經·五十六難》作「或上或下無時」。
③ 久久不愈：《難經·五十六難》作「久不已」。
④ 何也：《難經·五十六難》作「何以言之」。
⑤ 心適以夏王：《難經·五十六難》作「心以夏適王」。
⑥ 以夏得之：《難經·五十六難》作「以夏丙丁日得之」。
⑦ 兩耳苦聾：《千金方·卷第十九·腎藏脉論》同，廣勤堂本作「兩耳若聾」。
⑧ 遲：《千金方·卷第十九·腎藏脉論》作「遲少」。
⑨ 夏刺然谷：廣勤堂本於此句前有「夏補之」。

腎病者，必①腹大，脛腫痛②，喘欬③，身重，寢汗出，憎風。虛即④胸中痛，大腹小腹痛⑤，清厥，意不樂。取其經足⑥少陰、太陽血者。

邪在腎，則骨痛陰痹。陰痹者，按之而不得，腹脹，腰痛，大便難，肩背頸項強痛⑦，時眩。取之湧泉、昆侖，視有血者，盡取之。

足少陰之脉起於小指之下，斜趣⑧足心，出然骨之下，循内踝之後，别入跟中，以上腨⑨内，出膕中⑩内廉，上股内後廉，貫脊，屬腎，絡膀胱。其直者，從腎上貫肝膈，入肺中，循喉嚨，俠舌本。其支者，從肺出絡心，注胸中。是動則病飢而不欲食，面黑如炭色⑪一作地色，欬唾則有血，喉鳴⑫而喘，坐而欲起，目䀮䀮無所見，心懸⑬若飢狀，氣不足則善恐，心惕惕若人將捕之，是爲骨厥一作痿。是主腎所生病

---

①必：《素問·藏氣法時論》無，《甲乙經·卷六·五味所宜五藏生病大論第九》同。
②脛腫痛：《甲乙經·卷六·五味所宜五藏生病大論》同，《素問·藏氣法時論篇第二十二》作「脛腫」。
③喘欬：《素問·藏氣法時論》同，《甲乙經·卷六·五味所宜五藏生病大論第九》作「欬喘」。
④即：《素問·藏氣法時論》作「則」，《甲乙經·卷六·五味所宜五藏生病大論》同。
⑤大腹小腹痛：《甲乙經·卷六·五味所宜五藏生病大論》作「大腸小腸痛」。
⑥足：《素問·藏氣法時論》無，《甲乙經·卷六·五味所宜五藏生病大論》同。
⑦強痛：《靈樞·五邪第二十》作「痛」。
⑧趣：《甲乙經·卷二·十二經脈絡脈支别》同，《靈樞·經脈》作「走」。
⑨腨：《甲乙經·卷二·十二經脈絡脈支别》同，《靈樞·經脈》均作「踹」。
⑩中：《甲乙經·卷二·十二經脈絡脈支别》同，《靈樞·經脈》無。
⑪面黑如炭色：《甲乙經·卷二·十二經脈絡脈支别》同，《靈樞·經脈》作「面如漆柴」。
⑫喉鳴：《甲乙經·卷二·十二經脈絡脈支别》、《靈樞·經脈》均作「喝喝」。
⑬心懸：《甲乙經·卷二·十二經脈絡脈支别》、《靈樞·經脈》均作「心如懸」。

者，口熱，舌乾，咽腫，上氣，嗌乾及痛，煩心，心痛，黄疸，腸澼，脊股內後廉痛，痿厥，嗜臥，足下熱而痛。灸則强食而生害①（一作肉），緩帶被髮，大杖重履而步。盛者則寸口大再倍於人迎，虚者則寸口反小於人迎也。

足少陰之别，名曰大鍾。當踝後繞跟，别走大陽②。其别者，並經上走於心包，下貫腰脊。其病，氣逆則煩悶，實則閉癃，虚則腰痛，取之所别。腎病，手足逆冷，面赤目黄，小便不禁，骨節煩疼，少腹結痛，氣衝於心，其脉當沈細而滑，今反浮大，其色當黑，而反黄。此是土之剋水，爲大逆，十死不治。

膀胱足太陽經病證第十

膀胱病者，少腹③偏腫而痛，以手按之，則欲小便而不得，肩上熱。若脉陷，足小指外側反④脛踝後皆熱。若脉陷者，取委中⑤。

膀胱脹者，少腹⑥滿而氣癃。

---

① 害：《甲乙經·卷二·十二經脉絡脉支别》、《靈樞·經脉》均作「肉」。
② 大陽：廣勤堂本作「太陽」。
③ 少腹：《甲乙經·卷九·三焦膀胱受病發少腹腫不得小便》同，《靈樞·邪氣藏府病形》作「小腹」。
④ 反：《甲乙經·卷九·三焦膀胱受病發少腹腫不得小便》、《靈樞·邪氣藏府病形》均作「及」。
⑤ 取委中：《甲乙經·卷九·三焦膀胱受病發少腹腫不得小便第九》同，《靈樞·邪氣藏府病形》作「取委中央」。
⑥ 少腹：《靈樞·脹論》、《甲乙經·卷八·五藏六府脹》均作「小腹」。

病先發於膀胱者，背䏰筋痛①，小便閉。五日之腎，少腹腰脊痛，脛痠②。一日之小腸，脹③。一日之脾，閉塞不通，身痛體重④。二日不已，死。冬雞鳴，夏下晡（一云日夕）。

厥氣客於膀胱，則夢遊行。

足太陽之脉起於目內眥，上額，交巔上。其支者，從巔至耳上角。其直者，從巔入絡腦，還出別下項，循肩膊內，俠脊，抵腰中，入循膂，絡腎，屬膀胱。其支者，從腰中下會於後陰⑤，下貫臀，入膕中。其支者，從膊內左右，別下貫髖⑥（一作肺），過髀樞⑦，循髀外後廉，過⑧（一本下合）膕中，以下貫腨⑨內，出外踝之後，循京骨，至小指外側。是動則病衝頭痛，目似脫，項似⑩拔，脊痛，腰似折⑪，髀不可以曲，膕

---

①背䏰筋痛：《甲乙經·卷六·五藏傳病大論》、《素問·標本病傳論篇第六十五》均無此句。

②五日之腎，少腹腰脊痛，脛痠：《甲乙經·卷六·五藏傳病大論》作「五日之腎，少腹脹腰脊痛，胻痠」，《素問·標本病傳論》作「五日少腹脹腰脊痛，胻痠」。

③一日之小腸，脹：《素問·標本病傳論》作「一日腹脹」，《甲乙經·卷六·五藏傳病大論》作「一日之小腸而腸脹」。

④一日之脾，閉塞不通，身痛體重：《素問·標本病傳論》作「一日身體痛」，《甲乙經·卷六·五藏傳病大論》作「二日之脾而身體痛」。

⑤從腰中下會於後陰：《甲乙經·卷二·十二經脉絡脉支別》同，《靈樞·經脉》作「從腰中下挾脊」。

⑥髖：《靈樞·經脉》、《甲乙經·卷二·十二經脉絡脉支別》作「胛」。

⑦過髀樞：《靈樞·經脉》、《甲乙經·卷二·十二經脉絡脉支別》於此句前有「挾脊內」。

⑧過：《靈樞·經脉》、《甲乙經·卷二·十二經脉絡脉支別》均作「下合」。

⑨腨：《靈樞·經脉》、《甲乙經·卷二·十二經脉絡脉支別》均作「踹」。

⑩似：《甲乙經·卷二·十二經脉絡脉支別》同，《靈樞·經脉》作「如」。

⑪脊痛，腰似折：《靈樞·經脉第十》同，《甲乙經·卷二·十二經脉絡脉支別》作「脊腰似折」。

如結，腨①如列②，是爲踝厥。是主筋所生病者，痔，瘧，狂，顛疾，頭腦③頂痛，目黄，淚出，鼽衄，項背腰尻膕腨④脚皆痛，小指不用。盛者則人迎大再倍於寸口，虚者則人迎反小於寸口也。

三膲手少陽經病證第十一

三膲病者，腹脹氣滿⑤，小腹尤堅⑥，不得小便，窘急，溢則爲水，留則爲脹。候在足太陽之外大絡，在太陽、少陽之間，赤⑦見於脉，取委陽⑧。

少腹病腫⑨，不得小便，邪在三膲，約取太陽大絡，視其結脉與厥陰小絡結而血者，腫上及胃管，取三里。

---

①腨：《靈樞·經脈》、《甲乙經·卷二·十二經脈絡脈支別》均作「踹」。
②列：《靈樞·經脈》、《甲乙經·卷二·十二經脈絡脈支別》均作「裂」。
③腦：《靈樞·經脈》、《甲乙經·卷二·十二經脈絡脈支别》均作「顖」。
④腨：《靈樞·經脈》、《甲乙經·卷二·十二經脈絡脈支別》均作「踹」。
⑤腹脹氣滿：《甲乙經·卷九·三焦膀胱受病發少腹腫不得小便》同，《靈樞·邪氣藏府病形》作「腹氣滿」。
⑥小腹尤堅：《靈樞·邪氣藏府病形》同，《甲乙經·卷九·三焦膀胱受病發少腹腫不得小便》作「少腹尤甚」。
⑦赤：《靈樞·邪氣藏府病形》、《甲乙經·卷九·三焦膀胱受病發少腹腫不得小便》作「亦」。
⑧委陽：《靈樞·邪氣藏府病形》、《甲乙經·卷九·三焦膀胱受病發少腹腫不得小便》均作「委中」。
⑨少腹病腫：《千金方·卷第二十·三焦脉論》作「小腹腫痛」。

三膲脹者，氣滿於皮膚，殼殼然①而堅②，不疼③。熱在上膲，因欬爲肺痿。熱在中膲，因堅。熱在下焦，因溺血。

手少陽之脉起於小指次指之端，上出兩指之間，循手表腕，出臂外兩骨之間，上貫肘，循臑外，上肩，而交出足少陽之後，入缺盆，交④膻中，散絡心包，下膈，偏屬⑤三膲。其支者，從膻中上出缺盆，上項，俠⑥耳後，直上出耳上角，以屈下額⑦，至䪼。其支者，從耳後，入耳中，出走耳前，過客主人，前交頰，至目兑眥。是動則病耳聾，煇煇⑧焞焞，嗌腫，喉痹。是主氣所生病者，汗出，目兑眥痛，頰腫⑨，耳後肩臑肘臂外皆痛，小指次指不用。盛者則人迎大一倍於寸口，虚者則人迎反小於寸口也。

脉經卷第六

① 殼殼然：《甲乙經・卷八・五藏六府脹第三》同，《靈樞・脹論》作「輕輕然」。
② 而堅：《靈樞・脹論》、《甲乙經・卷八・五藏六府脹》均作「而不堅」。
③ 不疼：《靈樞・脹論》、《甲乙經・卷八・五藏六府脹》均無此二字。
④ 交：《靈樞・經脈》、《甲乙經・卷二・十二經脈絡脈支別》作「布」。
⑤ 偏屬：《甲乙經・卷二・十二經脈絡脈支別》同，《靈樞・經脈》作「循屬」。
⑥ 俠：《甲乙經・卷二・十二經脈絡脈支別》同，《靈樞・經脈》作「繫」。
⑦ 額：《甲乙經・卷二・十二經脈絡脈支別》同，《靈樞・經脈》作「頰」。
⑧ 煇煇：《靈樞・經脈》、《甲乙經・卷二・十二經脈絡脈支別》作「渾渾」。
⑨ 頰腫：《靈樞・經脈》作「頰痛」。

脉經卷第七

朝散大夫守光祿卿直秘閣判登聞檢院上護軍臣林億等類次

病不可發汗證第一

少陰病，脉細沈數，病爲在裏，不可①發其②汗。

脉浮而緊，法當身體③疼痛，當④以汗解⑤。假令尺中脉遲⑥者，不可⑦發其⑧汗。何以知？然，此爲⑨榮氣不足，血微少⑩故也。

少陰病，脉微一作濡而微弱。不可⑪發其汗，無⑫陽故也。

脉濡而弱，弱反在關，濡反在巔⑬。微反在上⑭，濇反在下。微則陽氣不足，濇則無血。陽氣反微，

---

① 不可：《千金翼·卷第十·傷寒宜忌》作「忌」。
② 其：《千金翼·卷第十·少陰病狀》、《千金翼·卷第十·傷寒宜忌》同，《傷寒論·卷第六·辨少陰病脈證並治》無。
③ 體：《千金翼·卷第十·傷寒宜忌》同，《傷寒論·卷第三·辨太陽病脈證並治中》無。
④ 當：《千金翼·卷第十·傷寒宜忌》同，《傷寒論·卷第三·辨太陽病脈證並治中》作「宜」。
⑤ 解：《千金翼·卷第十·傷寒宜忌》同，《傷寒論·卷第三·辨太陽病脈證並治中》作「解之」。
⑥ 脉遲：《千金翼·卷第十·傷寒宜忌》同，《傷寒論·卷第三·辨太陽病脈證並治中》作「遲」。
⑦ 不可：《傷寒論·卷第三·辨太陽病脈證並治中》同，《千金翼·卷第十·傷寒宜忌》作「忌」。
⑧ 其：《千金翼·卷第十·傷寒宜忌》同，《傷寒論·卷第三·辨太陽病脈證並治中》無。
⑨ 此爲：《千金翼·卷第十·傷寒宜忌》同，《傷寒論·卷第三·辨太陽病脈證並治中》作「以」。
⑩ 血微少：《傷寒論·卷第三·辨太陽病脈證並治中》作「血少」，《千金翼·卷第十·傷寒宜忌》作「血氣微少」。
⑪ 不可：《傷寒論·卷第六·辨少陰病脈證並治》、《千金翼·卷第十·少陰病狀》同，《千金翼·卷第十·傷寒宜忌》作「忌」。
⑫ 無：《千金翼·卷第十·少陰病狀》、《千金翼·卷第十·傷寒宜忌》同，《傷寒論·卷第六·辨少陰病脈證並治》作「亡」。
⑬ 顛：《傷寒論·卷第九·辨不可下病脈證並治》作「巔」。
⑭ 上：廣勤堂本作「止」。

中風汗出而反躁煩，澀則無血，厥而且寒，陽微發汗，躁不得眠①。

動氣在右，不可發汗。發汗則衄而渴，心苦煩，飲即吐水。

動氣在左，不可發汗。發汗則頭眩，汗不止，筋惕肉瞤。

動氣在上，不可發汗。發汗則氣上衝，正在心端。

動氣在下，不可發汗。發汗則無汗，心中大煩，骨節苦疼，目運惡寒，食即反吐，穀不得前一云穀不消化。

咽中閉塞，不可發汗②。發汗則吐血③，氣微絕，手足④逆⑤冷，欲得踡臥，不能自溫⑥。

諸脉數⑦，動微弱，並⑧不可發汗。發汗則大便難，腹中乾一云小便難，胞中乾，胃燥⑨而煩。其形相象，根本異源。

脉濡而弱，弱反在關，濡反在顛⑩，弦反在上，微反在下。弦爲陽運，微爲陰寒，上實下虛，意欲得溫。微弦爲虛，不可發汗，發汗則寒慄，不能自還。欬者則劇，數吐涎沫，咽中必乾，小便不利，心

---

① 陽微發汗，躁不得眠：《傷寒論·卷第九·辨不可下病脈證並治》作「陽微則不可下，下之則心下痞鞕」。
② 不可發汗：《千金翼·卷第十·傷寒宜忌》作「忌發其汗」。
③ 發汗則吐血：《千金翼·卷第十·傷寒宜忌》作「發其汗即吐血」。
④ 手足：《千金翼·卷第十·傷寒宜忌》無「手足」二字。
⑤ 逆：《傷寒論·卷第七·辨不可發汗病脈證並治》作「厥」。
⑥ 欲得踡臥，不能自溫：《千金翼·卷第十·傷寒宜忌》無此句。
⑦ 諸脉數：《傷寒論·卷第七·辨不可發汗病脈證並治》作「諸脉得數」。
⑧ 並：《傷寒論·卷第七·辨不可發汗病脈證並治》無。
⑨ 燥：《傷寒論·卷第七·辨不可發汗病脈證並治》作「躁」。
⑩ 顛：《傷寒論·卷第七·辨不可發汗病脈證並治》作「巔」。

中飢煩，晬時而發，其形似瘧，有寒無熱，虛而寒慄。欬而發汗，踡而苦滿滿，一作心痛，腹中復堅。

厥①，不可發汗②，發汗③則聲亂，咽嘶，舌萎，穀不得前④。

諸逆發汗，微者難愈⑤，劇者言亂，睛⑥眩者死，命將難全。

太陽病，得之八、九日，如瘧狀，發熱而惡寒，熱多寒少，其人不嘔，清便續⑦自可，一日再三發⑧，其⑨脉微而惡寒，此爲⑩陰陽俱虛，不可復⑪發汗也。

太陽病，發熱惡寒，熱多寒少⑫，脉微弱，則無陽也，不可復發其汗⑬。咽乾燥⑭者，不可發汗⑮。

---

① 厥：《傷寒論·卷第七·辨不可發汗病脈證並治》作「厥，脉緊」。
② 不可發汗：《千金翼·卷第十·傷寒宜忌》作「忌發其汗」。
③ 發汗：《千金翼·卷第十·傷寒宜忌》作「發其汗」。
④ 穀不得前：《傷寒論·卷第七·辨不可發汗病脈證並治》「穀」作「聲」，《千金翼·卷第十·傷寒宜忌》無此句。
⑤ 微者難愈：《傷寒論·卷第七·辨不可發汗病脈證並治》作「病微者難差」。
⑥ 睛：《傷寒論·卷第七·辨不可發汗病脈證並治》作「目」。
⑦ 續：《傷寒論·卷第七·辨不可發汗病脈證並治》同，《傷寒論·辨太陽病脈證並治上》作「欲」。
⑧ 一日再三發：《傷寒論·辨太陽病脈證並治上》作「一日二三度發」。
⑨ 其：《傷寒論·辨太陽病脈證並治上》、《傷寒論·卷第七·辨不可發汗病脈證並治》無。
⑩ 爲：《傷寒論·辨太陽病脈證並治上》、《傷寒論·卷第七·辨不可發汗病脈證並治》無。
⑪ 復：《傷寒論·辨太陽病脈證並治上》作「更」，《傷寒論·卷第七·辨不可發汗病脈證並治》同。
⑫ 熱多寒少：《千金翼·卷第十·傷寒宜忌》作「寒多熱少」。
⑬ 不可復發其汗：《傷寒論·辨太陽病脈證並治上》、《傷寒論·卷第七·辨不可發汗病脈證並治》均作「不可發汗」，《千金翼·卷第十·傷寒宜忌》作「忌復發其汗」。
⑭ 咽乾燥：《傷寒論·卷第七·辨不可發汗病脈證並治》、《千金翼·卷第十·傷寒宜忌》均作「咽喉乾燥」。
⑮ 不可發汗：《千金翼·卷第十·傷寒宜忌》作「忌發其汗」。

亡血家①，不可攻其表②，汗出③則寒慄而振。

衄家，不可攻其表④，汗出必額陷⑤，脉上促急而緊⑥，直視而不能眴，不得眠⑦。

汗家⑧，重發其汗⑨，必恍惚心亂，小便已陰疼，可與禹餘糧圓⑩。

淋家，不可發汗⑪，發其汗，必便血。

瘡家，雖身疼痛，不可攻其表⑫，汗出則痓一作痙，下同。

冬時發其汗⑬，必吐利，口中爛，生瘡。

下利清穀，不可攻其表，汗出必脹滿。

---

①家：《傷寒論·卷第七·辨不可發汗病脈證並治》無。

②不可攻其表：《傷寒論·卷第七·辨不可發汗病脈證並治》作「不可發汗」，《千金翼·卷第十·傷寒宜忌》作「忌攻其表」。

③汗出：《傷寒論·卷第七·辨不可發汗病脈證並治》作「發汗」。

④不可攻其表：《傷寒論·卷第七·辨不可發汗病脈證並治》作「不可發汗」，《千金翼·卷第十·傷寒宜忌》作「忌攻其表」。

⑤額陷：《傷寒論·卷第七·辨不可發汗病脈證並治》作「額上陷」，《千金翼·卷第十·傷寒宜忌》作「額上促急」。

⑥脉上促急而緊：《傷寒論·卷第七·辨不可發汗病脈證並治》作「脉急緊」。

⑦脉上促急而緊，直視而不能眴，不得眠：《千金翼·卷第十·傷寒宜忌》無此句。

⑧汗家：《傷寒論·卷第七·辨不可發汗病脈證並治》於此後有「不可發汗」。

⑨重發其汗：《傷寒論·卷第七·辨不可發汗病脈證並治》作「發汗」。

⑩可與禹餘糧圓：《傷寒論·卷第七·辨不可發汗病脈證並治》作「宜禹餘糧丸」，《千金翼·卷第十·傷寒宜忌》無此句。

⑪不可發汗：《千金翼·卷第十·傷寒宜忌》作「忌發其汗」。

⑫不可攻其表：《傷寒論·卷第七·辨不可發汗病脈證並治》作「不可發汗」，《千金翼·卷第十·傷寒宜忌》作「忌攻其表」。

⑬冬時發其汗：《千金翼·卷第十·傷寒宜忌》於此句前有「冬時忌發其汗」一句。

欬而小便利，若失小便，不可攻其表①，汗出②則厥逆冷③。汗出多極，發其汗亦堅。

傷寒一、二日至四、五日，厥者必發熱，前厥者後必熱，厥深者熱亦深，厥微者熱亦微。厥應下之，而反發其汗④，必⑤口傷爛赤。

病人脉數，數爲有⑥熱，當消穀引食。反吐者⑦，醫發其汗⑧，陽微⑨，膈氣虚，脉則爲數⑩，數爲客陽⑪，不能消穀，胃中虚冷，故令吐也⑫。

傷寒四、五日，其脉沈，煩⑬而喘滿，脉沈者，病爲在裏⑭，反發其汗⑮，津液越出，大便爲難，表虚裏實，久則譫語。

---

① 不可攻其表：《傷寒論·卷第七·辨不可發汗病脈證並治》作「不可發汗」，《千金翼·卷第十·傷寒宜忌》作「忌攻其表」。
② 出：《千金翼·卷第十·傷寒宜忌》無「出」字。
③ 厥逆冷：《傷寒論·卷第七·辨不可發汗病脈證並治》作「四肢厥逆冷」。
④ 而反發其汗：《傷寒論·卷第七·辨不可發汗病脈證並治》作「而反發汗者」，《千金翼·卷第十·厥陰病狀》作「而發其汗者」。
⑤ 必：《千金翼·卷第十·厥陰病狀》無「必」字。
⑥ 有：《傷寒論·卷第三·辨太陽病脈證並治中》、《千金翼·卷第十·發汗吐下後病狀》均無「有」字。
⑦ 反吐者：《傷寒論·卷第三·辨太陽病脈證並治中》、《千金翼·卷第十·發汗吐下後病狀》均作「而反吐者」。
⑧ 醫發其汗：《傷寒論·卷第三·辨太陽病脈證並治中》作「此以發汗」，《千金翼·卷第十·發汗吐下後病狀》作「以醫發其汗」。
⑨ 陽微：《傷寒論·卷第三·辨太陽病脈證並治中》作「令陽氣微」，《千金翼·卷第十·發汗吐下後病狀》作「陽氣微」。
⑩ 脉則爲數：《傷寒論·卷第三·辨太陽病脈證並治中》作「脉乃數也」。
⑪ 陽：《傷寒論·卷第三·辨太陽病脈證並治中》、《千金翼·卷第十·發汗吐下後病狀》均作「熱」。
⑫ 胃中虚冷，故令吐也：《千金翼·卷第十·發汗吐下後病狀》無「令」字，《傷寒論·卷第三·辨太陽病脈證並治中》作「以胃中虚冷故吐也」。
⑬ 煩：《傷寒論·卷第五·辨陽明病脈證並治》、《千金翼·卷第九·陽明病狀》無「煩」字。
⑭ 脉沈者，病爲在裏：《傷寒論·卷第五·辨陽明病脈證並治》、《千金翼·卷第九·陽明病狀》均作「沈爲在裏」。
⑮ 反發其汗：《傷寒論·卷第五·辨陽明病脈證並治》、《千金翼·卷第九·陽明病狀》前均有「而」字。

傷寒頭痛，翕翕①發熱，形象中風，常微汗出，又②自嘔者，下之益煩心，懊憹如飢，發汗則致痓，身强難以屈伸③，熏之則發黃，不得小便，久則發欬唾。

太陽病，發其汗④，因致痓。

傷寒⑤脉弦細，頭痛而反⑥發熱，此⑦屬少陽，少陽不可發其⑧汗。

太陽與少陽併病，頭項强痛，或眩冒，時如結胸，心下痞堅⑨者，不可發其⑩汗。

少陰病，欬而下利，譫語者，此⑪被火氣劫故也。小便必難，以⑫强責少陰汗也。

少陰病，但厥無汗，而强發之，必動其血，未知從何道出，或從口鼻，或從⑬目出一本作耳目者，是爲⑭

---

① 翕翕：《傷寒論·卷第七·辨不可發汗病脈證並治》同，廣勤堂本作「拿拿」。
② 又：《傷寒論·卷第七·辨不可發汗病脈證並治》無。
③ 屈伸：《傷寒論·卷第七·辨不可發汗病脈證並治》作「伸屈」。
④ 發其汗：《千金翼·卷第十·傷寒宜忌》同，《傷寒論·辨痓濕暍脉證》作「發汗太多」，《傷寒論·卷第七·辨不可發汗病脈證並治》作「發汗」。
⑤ 傷寒：《千金翼·卷第九·少陽病狀》作「傷寒病」。
⑥ 而反：《傷寒論·卷第七·辨不可發汗病脈證並治》無此二字，《千金翼·卷第九·少陽病狀》作「而」。
⑦ 此：《傷寒論·卷第七·辨不可發汗病脈證並治》無「此」字，《千金翼·卷第九·少陽病狀》作「此爲」。
⑧ 其：《傷寒論·卷第七·辨不可發汗病脈證並治》、《千金翼·卷第九·少陽病狀》無「其」字。
⑨ 堅：《傷寒論·辨太陽病脈證並治下》作「鞕」。
⑩ 其：《傷寒論·卷第七·辨不可發汗病脈證並治》無。
⑪ 此：《傷寒論·卷第六·辨少陰病脈證並治》無，《千金翼·卷第十·少陰病狀》作「是爲」。
⑫ 以：《傷寒論·卷第六·辨少陰病脈證並治》同，《千金翼·卷第十·少陰病狀》作「爲」。
⑬ 或從：《傷寒論·卷第六·辨少陰病脈證並治》同，《千金翼·卷第十·少陰病狀》無此二字。
⑭ 爲：《傷寒論·卷第六·辨少陰病脈證並治》作「名」。

下厥上竭，爲難治。

傷寒有五，皆熱病之類也。同病異名，同脉異經。病雖俱傷於風，其人自有痼疾，則不得同法，其人素傷於風，因復傷於熱，風熱相薄，則發風溫，四肢不收，頭痛身熱，常汗出不解，治在少陰、厥陰，不可發汗。汗出譫言獨語，内煩，躁擾不得臥，善驚，目亂無精，治之復發其汗，如此者醫殺之也。

傷寒濕溫，其人常傷於濕，因而中暍，濕熱相薄，則發濕溫。病苦兩脛逆冷，腹滿叉胸，頭目痛苦，妄言，治在足太陰，不可發汗。汗出必不能言，耳聾，不知痛所在，身青，面色變，名曰重暍，如此者死，醫殺之也。右二首出《醫律》。

病可發汗證第二

大法，春夏宜發汗。

凡發汗，欲令手足皆周至①，漐漐一時間益佳②，但不欲③如水④流離。若病不解，當重發汗。汗多

---

① 皆周至：《傷寒論·卷第七·辨可發汗病脈證並治》作「俱周」，《千金翼·卷第十·傷寒宜忌》作「皆周」。

② 漐漐一時間益佳：《千金翼·卷第十·傷寒宜忌》同，《傷寒論·卷第七·辨可發汗病脈證並治》作「時出似漐漐然，一時間許，益佳」。

③ 但不欲：《千金翼·卷第十·傷寒宜忌》無「但」字，《傷寒論·卷第七·辨可發汗病脈證並治》作「不可令」。

④ 如水：《傷寒論·卷第七·辨可發汗病脈證並治》同，《千金翼·卷第十·傷寒宜忌》無「如水」二字。

則亡陽①，陽虚不得重發汗也。

凡服湯藥②發汗，中病便止，不必盡劑也。

凡云可③發汗而④無湯者，圓⑤散亦可用，要以汗出爲解⑥，然不如湯隨證良⑦。

太陽病，外證未解，其脉浮弱，當以汗解，宜桂枝湯。

太陽病⑧，脉浮而數者，可⑨發其汗，屬桂枝湯證⑩。

陽明病，脉遲⑪，汗出多，微惡寒⑫，表爲⑬未解，可⑭發其汗，屬桂枝湯證⑮。

---

① 汗多則亡陽：《千金翼・卷第十・傷寒宜忌》同，《傷寒論・卷第七・辨可發汗病脈證並治》作「汗多者必亡陽」。
② 湯藥：《千金翼・卷第十・傷寒宜忌》同，《傷寒論・卷第七・辨可發汗病脈證並治》無「藥」字。
③ 可：《千金翼・卷第十・傷寒宜忌》作「宜」。
④ 而：《傷寒論・卷第七・辨可發汗病脈證並治》無「而」字。
⑤ 圓：《傷寒論・卷第七・辨可發汗病脈證並治》、《千金翼・卷第十・傷寒宜忌》均作「丸」。
⑥ 要以汗出爲解：《千金翼・卷第十・傷寒宜忌》無此句。
⑦ 然不如湯隨證良：《傷寒論・卷第七・辨可發汗病脈證並治》作「然不如湯隨證良驗」，《千金翼・卷第十・傷寒宜忌》作「然不如湯藥也」。
⑧ 太陽病：《傷寒論・卷第七・辨可發汗病脈證並治》無此三字。
⑨ 可：《千金翼・卷第十・傷寒宜忌》作「宜」。
⑩ 屬桂枝湯證：《千金翼・卷第十・傷寒宜忌》無此句，《千金翼・卷第九・太陽病用麻黄湯法第二》作「宜麻黄湯」。
⑪ 脉遲：《千金翼・卷第十・傷寒宜忌》作「其脉遲」。
⑫ 微惡寒：《千金翼・卷第十・傷寒宜忌》作「而微惡寒者」。
⑬ 爲：《傷寒論・卷第五・辨陽明病脈證並治》、《傷寒論・卷第七・辨可發汗病脈證並治》無。
⑭ 可：《千金翼・卷第十・傷寒宜忌》作「宜」。
⑮ 屬桂枝湯證：《傷寒論・卷第七・辨可發汗病脈證並治》同，廣勤堂本無「證」字，《傷寒論・卷第五・辨陽明病脈證並治》作「宜桂枝湯」，《千金翼・卷第十・傷寒宜忌》無此句。

夫病脉浮大，問病者，言但堅耳①。設利者爲虛②，大逆③。堅④爲實，汗出而解，何以故？脉浮，當以汗解。

傷寒，其脉不弦緊而弱，弱者必渴，被火必譫語。弱者發熱脉浮，解之，當汗出愈。

病者⑤煩熱，汗出即解。復⑥如瘧狀，日晡所發熱⑦，此⑧屬陽明。脉浮虛者，當發其⑨汗，屬桂枝湯證。

病常自汗出，此爲榮氣和，榮氣和而外不解⑩，此衛不和也⑪。榮行脉中爲陰主內⑫，衛行脉外爲陽主外⑬。復發其汗，衛和⑭則愈，屬桂枝湯證。

病人藏無他病，時發熱，自汗出而不愈，此衛氣不和也。先其時發汗即愈，屬桂枝湯證。

① 言但堅耳：《傷寒論·卷第七·辨可發汗病脈證並治》作『言但便鞕耳』。
② 爲虛：《傷寒論·卷第七·辨可發汗病脈證並治》無此二字。
③ 大逆：《傷寒論·卷第七·辨可發汗病脈證並治》作『爲大逆』。
④ 堅：《傷寒論·卷第七·辨可發汗病脈證並治》作『鞕』。
⑤ 者：《傷寒論·卷第七·辨可發汗病脈證並治》作『人』。
⑥ 復：《傷寒論·卷第七·辨可發汗病脈證並治》作『又』。
⑦ 日晡所發熱：《千金翼·卷第九·陽明病狀》作『日晡所發者』。
⑧ 此：《傷寒論·卷第七·辨可發汗病脈證並治》無，《千金翼·卷第九·陽明病狀》同。
⑨ 其：《傷寒論·卷第七·辨可發汗病脈證並治》無。
⑩ 榮氣和而外不解：《千金翼·卷第九·太陽病用桂枝湯法》無此句。《傷寒論·卷第七·辨可發汗病脈證並治》作『榮氣和者外不諧』。
⑪ 此衛不和也：《傷寒論·卷第七·辨可發汗病脈證並治》作『以衛氣不共榮氣諧和故爾』。
⑫ 爲陰主內：《傷寒論·卷第七·辨可發汗病脈證並治》無此四字，《千金翼·卷第九·太陽病用桂枝湯法》同。
⑬ 爲陽主外：《傷寒論·卷第七·辨可發汗病脈證並治》無此四字，《千金翼·卷第九·太陽病用桂枝湯法》同。
⑭ 衛和：《傷寒論·卷第七·辨可發汗病脈證並治》作『榮衛和』。

脉浮而緊，浮則爲風，緊則爲寒，風則傷衛，寒則傷榮，榮衛俱病，骨節煩疼，可發其汗，宜麻黄湯。

太陽病不解①，熱結膀胱，其人如狂②，血必自下③，下者即愈。其外未④解者，尚未可攻，當先解其外，屬桂枝湯證⑤。

太陽病，下之，微喘者，表未解故也。屬桂枝加厚朴杏子湯證⑥。

傷寒，脉浮緊，不發其汗，因衄⑦，屬麻黄湯證。

陽明病，脉浮，無汗，其人必喘⑧。發其汗則愈⑨，屬麻黄湯證⑩。

太陰病，脉浮者，可發其汗，屬桂枝湯證⑪。

---

① 不解：《千金翼·卷第九·太陽病用桂枝湯法》作「未解」。

② 狂：《傷寒論·辨太陽病脈證並治中》、《傷寒論·卷第七·辨可發汗病脈證並治》同，廣勤堂本作「强」。

③ 血必自下：《傷寒論·辨太陽病脈證並治中》、《傷寒論·卷第七·辨可發汗病脈證並治》作「血自下」。《千金翼·卷第九·太陽病用桂枝湯法》作「其血必自下」。

④ 未：《傷寒論·卷第七·辨可發汗病脈證並治》同，《傷寒論·辨太陽病脈證並治中》作「不」。

⑤ 屬桂枝湯證：《傷寒論·卷第七·辨可發汗病脈證並治》同，《傷寒論·辨太陽病脈證並治中》無此句。《千金翼·卷第九·太陽病用桂枝湯法》作「宜桂枝湯」。

⑥ 屬桂枝加厚朴杏子湯證：《傷寒論·辨太陽病脈證並治中》作「桂枝加厚朴杏子湯主之」，《傷寒論·卷第七·辨可發汗病脈證並治》作「宜桂枝加厚朴杏子湯」。《千金翼·卷第九·太陽病用桂枝湯法》作「宜桂枝湯」。

⑦ 因衄：《傷寒論·卷第七·辨可發汗病脈證並治》作「因致衄」。《千金翼·卷第九·太陽病用麻黄湯法》同。

⑧ 無汗，其人必喘：《傷寒論·卷第五·辨陽明病脈證並治》、《傷寒論·卷第七·辨可發汗病脈證並治》作「無汗而喘者」。

⑨ 發其汗則愈：《傷寒論·卷第七·辨可發汗病脈證並治》作「發汗則愈」。《千金翼·卷第九·陽明病狀》作「發汗即愈」。

⑩ 屬麻黄湯證：《傷寒論·卷第五·辨陽明病脈證並治》作「宜麻黄湯」。

⑪ 屬桂枝湯證：《傷寒論·卷第六·辨太陰病脈證並治第十》作「宜桂枝湯」。《千金翼·卷第十·太陰病狀》無此句。

太陽病，脉浮緊，無汗而①發熱，其身疼痛，八、九日不解，表候續在②，此當發其汗③，服湯④微除。發煩⑤，目瞑，劇者必衄，衄乃解。所以然者，陽氣重故也。屬麻黄湯證⑥。

脉浮者，病在表，可發其⑦汗，屬桂枝湯證。

傷寒不大便六、七日，頭痛有熱，與承氣湯，其大便反青⑧一作小便清者。此爲⑨不在裏，故⑩在表也，當發其汗⑪。頭痛者⑫，必衄，屬桂枝湯證。

下利後⑬，身體⑭疼痛，清便自調，急當救表，宜桂枝湯。

---

①而：《傷寒論·辨太陽病脉證并治中》、《傷寒論·卷第七·辨可發汗病脉證并治》無。

②表候續在：《傷寒論·辨太陽病脉證并治中》、《傷寒論·卷第七·辨可發汗病脉證并治》作「表證仍在」，《千金翼·卷第九·太陽病用麻黄湯法》同。

③此當發其汗：《傷寒論·卷第七·辨可發汗病脉證并治》作「當復發汗」。

④服湯：《傷寒論·辨太陽病脉證并治中》作「服藥已」，《傷寒論·卷第七·辨可發汗病脉證并治》作「服湯已」。《千金翼·卷第九·太陽病用麻黄湯法》作「服藥」。

⑤發煩：《傷寒論·辨太陽病脉證并治中》、《傷寒論·卷第七·辨可發汗病脉證并治》作「其人發煩」。《千金翼·卷第九·太陽病用麻黄湯法》同。

⑥屬麻黄湯證：《傷寒論·卷第七·辨可發汗病脉證并治》同，《傷寒論·辨太陽病脉證并治中》作「麻黄湯主之」。

⑦其：《傷寒論·卷第七·辨可發汗病脉證并治》無。

⑧其大便反青：《傷寒論·卷第七·辨可發汗病脉證并治》作「其小便清者」。

⑨此爲：《傷寒論·卷第七·辨可發汗病脉證并治》作「知」。

⑩故：《傷寒論·卷第七·辨可發汗病脉證并治》作「續」。

⑪當發其汗：《傷寒論·卷第七·辨可發汗病脉證并治》作「當須發汗」。

⑫頭痛者：《傷寒論·卷第七·辨可發汗病脉證并治》作「若頭痛者」。

⑬下利後：《千金翼·卷第九·太陽病用桂枝湯法》作「傷寒，醫下之後」。

⑭體：《傷寒論·卷第七·辨可發汗病脉證并治》無。

太陽病，頭痛發熱，汗出惡風，若惡寒①，屬桂枝湯證②。

太陽中風，陽浮而陰濡弱③。浮④者熱自發，濡弱⑤者汗自出，嗇嗇惡寒，淅淅惡風，翕翕⑥發熱，鼻鳴乾嘔，屬桂枝湯證⑦。

太陽病，發熱汗出，此爲榮弱衛強，故使汗出，欲⑧救邪風，屬桂枝湯證⑨。

太陽病，下之⑩，氣上撞⑪，可與桂枝湯，不撞⑫不可⑬與之。

---

① 汗出惡風，若惡寒：《傷寒論·辨太陽病脈證並治上》無「若惡寒」句，《千金翼·卷第九·太陽病用桂枝湯法》同，《傷寒論·卷第七·辨可發汗病脈證並治》作「汗出惡風寒者」。

② 屬桂枝湯證：《傷寒論·辨太陽病脈證並治上》作「桂枝湯主之」，《千金翼·卷第九·太陽病用桂枝湯法》同。

③ 陰濡弱：《傷寒論·辨太陽病脈證並治上》、《傷寒論·卷第七·辨可發汗病脈證並治》均作「陰弱者」。

④ 浮：《傷寒論·辨太陽病脈證並治上》作「陽浮」。

⑤ 濡弱：《傷寒論·辨太陽病脈證並治上》作「陰弱」。

⑥ 翕翕：《傷寒論·辨太陽病脈證並治上》、《傷寒論·卷第七·辨可發汗病脈證並治》同，廣勤堂本作「拿拿」。

⑦ 屬桂枝湯證：《傷寒論·辨太陽病脈證並治上》作「桂枝湯主之」。

⑧ 欲：《千金翼·卷第九·太陽病用桂枝湯法》作「以」。

⑨ 屬桂枝湯證：《傷寒論·卷第七·辨可發汗病脈證並治》同，《傷寒論·辨太陽病脈證並治中》作「宜桂枝湯」。《千金翼·卷第九·太陽病用桂枝湯法》作「桂枝湯主之」。

⑩ 下之：《傷寒論·辨太陽病脈證並治上》、《傷寒論·卷第七·辨可發汗病脈證並治》均作「下之後」。

⑪ 上撞：廣勤堂本作「上衝」，《傷寒論·辨太陽病脈證並治上》、《傷寒論·卷第七·辨可發汗病脈證並治》、《千金翼·卷第九·太陽病用桂枝湯法》同。

⑫ 不撞：廣勤堂本作「不衝」，《千金翼·卷第九·太陽病用桂枝湯法》同，《傷寒論·辨太陽病脈證並治上》作「若不上衝者」。

⑬ 可：《傷寒論·辨太陽病脈證並治上》作「得」。

太陽病，初服桂枝湯，而反煩不解者，法當①先刺風池、風府，却②與桂枝湯則愈。

燒針令其汗，針處被寒，核起而赤者，必發賁豚。氣從少腹上撞心者③，灸其核上一壯④，與桂枝加桂湯。

太陽病，項背強几几，反汗出惡風，屬桂枝加葛根湯⑤。

太陽病，項背強几几，無汗惡風，屬葛根湯⑥。

太陽與陽明合病，而自利不嘔者⑦，屬葛根湯證。

太陽與陽明合病，不下利，但嘔，屬葛根加半夏湯⑧。

---

① 法當：《千金翼·卷第九·太陽病用桂枝湯法》作「當」，《傷寒論·辨太陽病脈證並治上》、《傷寒論·卷第七·辨可發汗病脈證並治》無此二字。

② 却：《千金翼·卷第九·太陽病用桂枝湯法》於其前有「乃」字。

③ 上撞心者：《傷寒論·卷第七·辨可發汗病脈證並治》同，廣勤堂本作「上衝心者」。《千金翼·卷第九·太陽病雜療法》作「上衝者」。

④ 一壯：《傷寒論·卷第七·辨可發汗病脈證並治》作「各一壯」。

⑤ 屬桂枝加葛根湯：「屬」《傷寒論·卷第七·辨可發汗病脈證並治》作「宜」，《傷寒論·辨太陽病脈證並治上》作「桂枝加葛根湯主之」。《千金翼·卷第九·太陽病用桂枝湯法》作「桂枝湯主之」。

⑥ 屬葛根湯：《傷寒論·卷第七·辨可發汗病脈證並治》同，《傷寒論·辨太陽病脈證並治中》作「葛根湯主之」，《千金翼·卷第九·太陽病用麻黃湯法》同。

⑦ 而自利不嘔者：《傷寒論·卷第七·辨可發汗病脈證並治》作「必自利不嘔者」。《千金翼·卷第九·太陽病用麻黃湯法》作「而自利」。

⑧ 屬葛根加半夏湯：「屬」《傷寒論·卷第七·辨可發汗病脈證並治》作「宜」，《傷寒論·辨太陽病脈證並治中》作「葛根加半夏湯主之」，《千金翼·卷第九·太陽病用麻黃湯法》同。

太陽病，桂枝證，醫反下之，遂利不止①，其脉促者，表未解，喘而汗出，屬②葛根黄芩黄連湯③。

太陽病，頭痛發熱，身體疼④，腰痛，骨節疼痛⑤，惡風，無汗而喘，屬麻黄湯證⑥。

太陽與陽明合病，喘而胸滿，不可下也。屬麻黄湯證⑦。

太陽中風，脉浮緊，發熱惡寒，身體疼痛⑧，不汗出而煩躁⑨，頭痛⑩，屬大青龍湯⑪。脉微弱⑫，汗出惡風，不可服之。服之則厥⑬，筋惕肉瞤，此爲逆也。

傷寒脉浮緩，其⑭身不疼，但重，乍有輕時，無少陰證者，大青龍湯發之⑮。

① 遂利不止：《傷寒論·辨太陽病脈證並治中》作「利遂不止」，《傷寒論·卷第七·辨可發汗病脈證並治》同。

② 屬：《傷寒論·卷第七·辨可發汗病脈證並治》作「宜」，《千金翼·卷第九·太陽病用麻黄湯法》同。

③ 屬葛根黄芩黄連湯：《傷寒論·辨太陽病脈證並治中》作「葛根黄芩黄連湯主之」。

④ 身體疼：《傷寒論·辨太陽病脈證並治中》作「身疼」，《傷寒論·卷第七·辨可發汗病脈證並治》同。

⑤ 疼痛：《千金翼·卷第九·太陽病用麻黄湯法》作「疼」。

⑥ 屬麻黄湯證：《傷寒論·辨太陽病脈證並治中》作「麻黄湯主之」，《千金翼·卷第九·太陽病用麻黄湯法》同。

⑦ 屬麻黄湯證：《千金翼·卷第九·太陽病用麻黄湯法》作「宜麻黄湯」。

⑧ 身體疼痛：《傷寒論·辨太陽病脈證並治中》、《傷寒論·卷第七·辨可發汗病脈證並治》均作「身疼痛」。

⑨ 煩躁：《千金翼·卷第九·太陽病用青龍湯法》作「煩」。

⑩ 頭痛：《傷寒論·辨太陽病脈證並治中》、《傷寒論·卷第七·辨可發汗病脈證並治》、《千金翼·卷第九·太陽病用青龍湯法》均無此二字。

⑪ 屬大青龍湯：《傷寒論·辨太陽病脈證並治中》、《傷寒論·卷第七·辨可發汗病脈證並治》作「大青龍湯主之」。

⑫ 脉微弱：《傷寒論·辨太陽病脈證並治中》、《傷寒論·卷第七·辨可發汗病脈證並治》、《千金翼·卷第九·太陽病用青龍湯法》均於此前有「若」字。

⑬ 厥：《傷寒論·辨太陽病脈證並治中》、《傷寒論·卷第七·辨可發汗病脈證並治》作「厥逆」。

⑭ 其：《傷寒論·卷第七·辨可發汗病脈證並治》無。

⑮ 大青龍湯發之：《傷寒論·卷第七·辨可發汗病脈證並治》《千金翼·卷第九·太陽病用青龍湯法》於此句前有「可與」。

傷寒表不解，心下有水氣，乾嘔①，發熱而欬②，或渴，或利，或噎，或小便不利，小③腹滿，或微喘④，屬小青龍湯⑤。

傷寒，心下有水氣，欬而微喘，發熱不渴，服湯已而⑥渴者，此寒去⑦，爲⑧欲解，屬小青龍湯證⑨。

陽明中風，脉弦浮大而短氣，腹都滿，脇下及心痛，久按之，氣不通一作按之不痛，鼻乾，不得汗，嗜卧⑩，一身及目悉黄，小便難，有潮熱，時時噦，耳前後腫，刺之小差，外不解，病⑪過十日，脉續浮，與小柴胡湯。但浮⑫，無餘證，與麻黄湯。不溺⑬，腹滿加噦，不治。

---

① 乾嘔：《千金翼·卷第九·太陽病用青龍湯法》無「乾嘔」。
② 發熱而欬：《千金翼·卷第九·太陽病用青龍湯法》作「欬而發熱」。
③ 小：《傷寒論·卷第七·辨可發汗病脈證並治》作「少」，《千金翼·卷第九·太陽病用青龍湯法》同。
④ 或微喘：《傷寒論·卷第七·辨可發汗病脈證並治》作「或喘者」，《千金翼·卷第九·太陽病用青龍湯法》同。
⑤ 屬小青龍湯：《傷寒論·卷第七·辨可發汗病脈證並治》作「宜小青龍湯」，《千金翼·卷第九·太陽病用青龍湯法》作「小青龍湯主之」。
⑥ 而：《傷寒論·卷第七·辨可發汗病脈證並治》無。
⑦ 此寒去：《千金翼·卷第九·太陽病用青龍湯法》作「此爲寒去」。
⑧ 爲：《傷寒論·卷第七·辨可發汗病脈證並治》無。
⑨ 屬小青龍湯證：《千金翼·卷第九·太陽病用青龍湯法》作「小青龍湯主之」。
⑩ 嗜卧：《千金翼·卷第九·陽明病狀》作「其人嗜卧」。
⑪ 病：《傷寒論·卷第七·辨可發汗病脈證並治》無。
⑫ 但浮：《傷寒論·卷第五·辨陽明病脈證並治》、《傷寒論·卷第七·辨可發汗病脈證並治》均作「脉但浮」。
⑬ 不溺：《傷寒論·卷第七·辨可發汗病脈證並治》同，《傷寒論·卷第五·辨陽明病脈證並治》作「若不尿」。

太陽病十日以去①，脉浮細，嗜臥②，此爲外解③。設胸滿脇痛，與小柴胡湯。脉浮④者，屬麻黄湯證⑤。

中風，往來寒熱，傷寒五、六日以後⑥，胸脇苦滿，嘿嘿不欲飲食，煩心⑦喜嘔，或胸中煩而不嘔，或渴，或腹中痛，或脇下痞堅⑧，或心中⑨悸，小便不利，或不渴，外⑩有微熱，或欬者，屬小柴胡湯⑪。

傷寒四、五日，身體⑫熱，惡風，頸項強，脇下滿，手足溫而渴，屬小柴胡湯證⑬。

傷寒六、七日，發熱，微惡寒，支節煩疼，微嘔，心下支結，外證未去者，屬柴胡桂枝湯⑭。

---

① 太陽病十日以去：《千金翼·卷第九·太陽病用麻黄湯法》作「病十日已去」。
② 嗜臥：《傷寒論·卷第七·辨可發汗病脈證並治》作「嗜臥者」，《傷寒論·辨太陽病脈證並治中》作「而嗜臥」。
③ 此爲外解：《傷寒論·辨太陽病脈證並治中》、《傷寒論·卷第七·辨可發汗病脈證並治》均作「外已解也」。
④ 脉浮：《千金翼·卷第九·太陽病用麻黄湯法》作「浮」，《傷寒論·辨太陽病脈證並治中》、《傷寒論·卷第七·辨可發汗病脈證並治》均作「脉但浮」。
⑤ 屬麻黄湯證：《傷寒論·辨太陽病脈證並治中》、《傷寒論·卷第七·辨可發汗病脈證並治》均作「與麻黄湯」。《千金翼·卷第九·太陽病用麻黄湯法》作「麻黄湯主之」。
⑥ 中風，往來寒熱，傷寒五、六日以後：《千金翼·卷第九·太陽病用柴胡湯法》作「傷寒五、六日，中風，往來寒熱」。
⑦ 煩心：《千金翼·卷第九·太陽病用柴胡湯法》作「心煩」。
⑧ 堅：《傷寒論·卷第七·辨可發汗病脈證並治》作「鞕」。
⑨ 中：《傷寒論·卷第七·辨可發汗病脈證並治》作「下」，《千金翼·卷第九·太陽病用柴胡湯法》同。
⑩ 外：《傷寒論·卷第七·辨可發汗病脈證並治》作「身」。
⑪ 屬小柴胡湯：《千金翼·卷第九·太陽病用柴胡湯法》作「小柴胡湯主之」。
⑫ 體：《傷寒論·卷第七·辨可發汗病脈證並治》無。
⑬ 屬小柴胡湯證：《千金翼·卷第九·太陽病用柴胡湯法》作「小柴胡湯主之」。
⑭ 屬柴胡桂枝湯：《傷寒論·卷第七·辨可發汗病脈證並治》作「柴胡桂枝湯主之」。《千金翼·卷第九·太陽病用柴胡湯法》作「宜柴胡桂枝湯」

少陰病，得之二、三日，麻黄附子甘草湯微發汗，以二、三日無證，故微發汗也。

脉浮，小便不利，微熱，消渴，與五苓散，利小便，發汗。

病發汗以後證第三

二陽併病①，太陽初得病時，發其汗，汗先出，復②不徹，因轉屬陽明，續自微汗出，不惡寒③。若太陽證④不罷，不可下⑤，下之爲逆，如此者，可小發其汗⑥。設面色緣緣正赤者，陽氣怫鬱在表，當解之，熏之。若發汗不大⑦徹，不足言，陽氣怫鬱不得越。當汗而⑧不汗，其人躁煩⑨，不知痛處，乍在腹中，乍在四肢，按之不可得，其人短氣，但坐，汗出⑩而⑪不徹故也。更發其汗即愈⑫。何以知其汗不

---

① 二陽併病：《千金翼·卷第九·陽明病狀》無此句。
② 復：《傷寒論·卷第三·辨太陽病脈證並治中》、《傷寒論·卷第八·辨發汗後病脈證並治》無。
③ 續自微汗出，不惡寒：《千金翼·卷第九·陽明病狀》無此句。
④ 太陽證：《傷寒論·卷第三·辨太陽病脈證並治中》、《傷寒論·卷第八·辨發汗後病脈證並治》均作「太陽病證」。
⑤ 不可下：《千金翼·卷第十·傷寒宜忌》作「忌下」。
⑥ 如此者，可小發其汗：《千金翼·卷第十·傷寒宜忌》無此句。
⑦ 大：《傷寒論·卷第三·辨太陽病脈證並治中》、《傷寒論·卷第八·辨發汗後病脈證並治》無。
⑧ 而：《傷寒論·卷第八·辨發汗後病脈證並治》無。
⑨ 躁煩：《傷寒論·卷第八·辨發汗後病脈證並治》作「煩躁」。
⑩ 汗出：《傷寒論·卷第八·辨發汗後病脈證並治》作「以汗出」。
⑪ 而：《傷寒論·卷第八·辨發汗後病脈證並治》無。
⑫ 更發其汗即愈：《傷寒論·卷第八·辨發汗後病脈證並治》作「更發汗則愈」。

徹？脉澀故以知之①。

未持脉時，病人義手②自冒心③。師因教試令欬，而不即欬者，此必兩耳無所聞也④。所以然者，重發其汗，虛故也⑤。發汗後，飲水多者，必喘。以水灌之，亦喘。

發汗後，水藥不得入口，爲逆。若更發其⑥汗，必吐下不止。

陽明病，本自汗出，醫復⑦重發其汗，病已差，其人微煩⑧，不了了，此大便堅也⑨，以⑩亡津液，胃中乾⑪燥，故令其堅⑫。當問小便日幾行，若本日三、四行⑬，今日再行者，必⑭知大便不久出，今爲小便數少，津液⑮當還入胃中，故知必當大便也⑯。

---

① 脉澀故以知之：《傷寒論・卷第三・辨太陽病脉證並治中》、《傷寒論・卷第八・辨發汗後病脉證並治》均作「以脉澀故知也」。
② 義手：《千金翼・卷第十・發汗吐下後病狀》作「手義」。
③ 冒心：《傷寒論・卷第八・辨發汗後病脉證並治》同，廣勤堂本作「冒之」。
④ 此必兩耳無所聞也：《傷寒論・卷第八・辨發汗後病脉證並治》作「此必兩耳聾無所聞也」。
⑤ 重發其汗虛故也：《傷寒論・卷第八・辨發汗後病脉證並治》作「以重發其虛故如此」。
⑥ 其：《傷寒論・卷第八・辨發汗後病脉證並治》無。
⑦ 復：《傷寒論・卷第八・辨發汗後病脉證並治》作「更」。
⑧ 其人微煩：《傷寒論・卷第八・辨發汗後病脉證並治》作「尚微煩」。
⑨ 此大便堅也：《傷寒論・卷第八・辨發汗後病脉證並治》作「必大便鞕故也」。
⑩ 以：《千金翼・卷第九・陽明病狀》作「必」。
⑪ 乾：《千金翼・卷第九・陽明病狀》無「乾」字。
⑫ 故令其堅：《傷寒論・卷第八・辨發汗後病脉證並治》作「故令大便鞕」。
⑬ 本日三、四行：《傷寒論・卷第八・辨發汗後病脉證並治》作「本小便日三、四行」。
⑭ 必：《傷寒論・卷第八・辨發汗後病脉證並治》作「故」。
⑮ 津液：《傷寒論・卷第八・辨發汗後病脉證並治》作「以津液」。
⑯ 故知必當大便也：《傷寒論・卷第八・辨發汗後病脉證並治》作「故知不久必大便也」。

發汗多，又復發其汗①，此爲亡陽②，皆③譫語，脉短者死，脉自和者不死。

傷寒發其汗④，身目爲黄，所以然者，寒濕相搏⑤在裏不解故也。

病人⑥有寒，復發其⑦汗，胃中冷，必吐蚘。

太陽病，發其⑧汗，遂漏而⑨不止，其人惡風，小便難，四肢微急，難以屈伸，屬桂枝加附子湯⑩。

服桂枝湯，大汗出，若脉但洪大⑪，與桂枝湯⑫。若其形如瘧⑬，一日再三⑭發，汗出便⑮解，屬⑯桂枝二麻黄一湯。

---

① 又復發其汗：《傷寒論·卷第八·辨發汗後病脈證並治》作「若重發汗者」。
② 此爲亡陽：《傷寒論·卷第八·辨發汗後病脈證並治》作「亡其陽」。
③ 皆：《傷寒論·卷第八·辨發汗後病脈證並治》無，廣勤堂本作「若」。
④ 發其汗：《傷寒論·卷第八·辨發汗後病脈證並治》作「發汗已」。
⑤ 相搏：《傷寒論·卷第八·辨發汗後病脈證並治》無此二字。
⑥ 病人：《千金翼·卷第十·發汗吐下後病狀》作「病者」。
⑦ 其：《傷寒論·卷第八·辨發汗後病脈證並治》無此二字。
⑧ 其：《傷寒論·卷第八·辨發汗後病脈證並治》無。
⑨ 而：《傷寒論·卷第八·辨發汗後病脈證並治》無。
⑩ 屬桂枝加附子湯：《千金翼·卷第九·太陽病用桂枝湯法》作「桂枝加附子湯主之」。
⑪ 若脉但洪大：《傷寒論·卷第八·辨發汗後病脈證並治》作「脉洪大者」，《千金翼·卷第九·太陽病用桂枝湯法》作「若脉洪大」。
⑫ 與桂枝湯：《傷寒論·卷第八·辨發汗後病脈證並治》於此句後有「如前法」三字。
⑬ 若其形如瘧：《傷寒論·卷第八·辨發汗後病脈證並治》作「若形似瘧」。《千金翼·卷第九·太陽病用桂枝湯法》作「其形如瘧」。
⑭ 三：《傷寒論·卷第八·辨發汗後病脈證並治》《千金翼·卷第九·太陽病用桂枝湯法》均無「三」字。
⑮ 便：《傷寒論·卷第八·辨發汗後病脈證並治》作「必」。
⑯ 屬：《千金翼·卷第九·太陽病用桂枝湯法》作「宜」。

服桂枝湯，大汗出①，大煩渴不解，若脉洪大②，屬白虎湯③。

傷寒，脉浮，自汗出，小便數，頗復④仲景頗復字作心煩微惡寒，而⑥脚攣急，反與桂枝欲攻其表，得之便厥⑦，咽乾⑧，煩躁，吐逆，當作甘草乾薑湯⑨，以復其陽。厥愈足溫⑩，更作芍藥甘草湯與之，其脚即伸⑪。而⑫胃氣不和，譫語⑬，可與承氣湯⑭。重發其汗，復加燒針者，屬四逆湯⑮。

傷寒，發汗已解，半日許，復煩，其脉浮數，可復⑯發其汗，屬桂枝湯⑰。

---

① 大汗出：《傷寒論·卷第八·辨發汗後病脈證並治》作「大汗出後」。《千金翼·卷第十·發汗吐下後病狀》作「汗出」。

② 若脉洪大：《傷寒論·卷第八·辨發汗後病脈證並治》作「脉洪大者」。

③ 屬白虎湯：《傷寒論·卷第八·辨發汗後病脈證並治》作「屬白虎加人參湯」。《千金翼·卷第十·發汗吐下後病狀》作「與白虎湯」。

④ 頗復：《傷寒論·卷第八·辨發汗後病脈證並治》作「心煩」。

⑤ 頗復：廣勤堂本作「頗伏」。

⑥ 而：《傷寒論·卷第八·辨發汗後病脈證並治》無。

⑦ 得之便厥：《傷寒論·卷第八·辨發汗後病脈證並治》於此句前有「此誤也」一句。

⑧ 咽乾：《傷寒論·卷第八·辨發汗後病脈證並治》作「咽中乾」。

⑨ 當作甘草乾薑湯：《傷寒論·卷第八·辨發汗後病脈證並治》作「作甘草乾薑湯與之」。

⑩ 厥愈足溫：《傷寒論·卷第八·辨發汗後病脈證並治》作「若厥愈足溫者」。

⑪ 伸：廣勤堂本作「仲」。

⑫ 而：《傷寒論·卷第八·辨發汗後病脈證並治》作「若」。

⑬ 譫語：《千金翼·卷第十·發汗吐下後病狀》無「譫語」二字。

⑭ 可與承氣湯：《傷寒論·卷第八·辨發汗後病脈證並治》作「少與調胃承氣湯」。

⑮ 屬四逆湯：《傷寒論·卷第八·辨發汗後病脈證並治》作「與四逆湯」。《千金翼·卷第十·發汗吐下後病狀》作「四逆湯主之」。

⑯ 復：《傷寒論·卷第八·辨發汗後病脈證並治》作「更」。

⑰ 屬桂枝湯：廣勤堂本作「屬桂枝湯證」。《千金翼·卷第九·太陽病用桂枝湯法》作「宜服桂枝湯」。

發汗後，身體①疼痛，其脉沈遲，屬桂枝加芍藥生薑人參湯②。

發汗後③，不可更④行桂枝湯，汗出而喘，無大熱⑤，可以麻黃杏子甘草石膏湯⑥。

發汗過多以後⑦，其人義⑧手自冒心，心下悸，而⑨欲得按之⑩，屬桂枝甘草湯⑪。

發汗後，其人臍下悸⑫，欲作賁豚，屬茯苓桂枝甘草大棗湯⑬。

發汗後，腹脹滿⑭，屬厚朴生薑半夏甘草人參湯⑮。

發其汗不解⑯，而反惡寒者，虛故也，屬芍藥甘草附子湯⑰。不惡寒，但熱者，實也，當和其胃氣，

---

① 體：《傷寒論・卷第八・辨發汗後病脈證並治》無。

② 屬桂枝加芍藥生薑人參湯：《千金翼・卷第十・發汗吐下後病狀》作「桂枝加芍藥生薑人參湯主之」。

③ 發汗後：《千金翼・卷第十・發汗吐下後病狀》作「發汗以後」。

④ 更：《千金翼・卷第十・發汗吐下後病狀》無「更」字。

⑤ 無大熱：《傷寒論・卷第八・辨發汗後病脈證並治》作「無大熱者」。

⑥ 可以麻黃杏子甘草石膏湯：《傷寒論・卷第八・辨發汗後病脈證並治》作「可與麻黃杏子甘草石膏湯」。《千金翼・卷第十・發汗吐下後病狀》作「與麻黃杏子石膏甘草湯」。

⑦ 以後：《傷寒論・卷第八・辨發汗後病脈證並治》無此二字，廣勤堂本作「已後」。

⑧ 義：《傷寒論・卷第八・辨發汗後病脈證並治》作「叉」。

⑨ 而：《傷寒論・卷第八・辨發汗後病脈證並治》無。

⑩ 之：《傷寒論・卷第八・辨發汗後病脈證並治》作「者」。

⑪ 屬桂枝甘草湯：《千金翼・卷第十・發汗吐下後病狀》作「桂枝甘草湯主之」。

⑫ 其人臍下悸：《傷寒論・卷第八・辨發汗後病脈證並治》於此句後有「者」字。

⑬ 屬茯苓桂枝甘草大棗湯：《千金翼・卷第十・發汗吐下後病狀》作「茯苓桂枝甘草大棗湯主之」。

⑭ 腹脹滿：《傷寒論・卷第八・辨發汗後病脈證並治》於此句後有「者」字。

⑮ 屬厚朴生薑半夏甘草人參湯：《千金翼・卷第十・發汗吐下後病狀》作「厚朴生薑半夏甘草人參湯主之」。

⑯ 發其汗不解：《傷寒論・卷第八・辨發汗後病脈證並治》作「發汗病不解」。

⑰ 屬芍藥甘草附子湯：《千金翼・卷第十・發汗吐下後病狀》作「芍藥甘草附子湯主之」。

宜小承氣湯①。

太陽病，發汗②，若③大汗出，胃中燥煩不得眠④，其人欲飲水⑤，當稍飲之⑥，令胃中⑦和則愈。

發汗已⑧，脉浮而⑨數，復⑩煩渴⑪者，屬五苓散⑫。

傷寒，汗出而渴，屬五苓散證⑬，不渴，屬茯苓甘草湯。

太陽病，發其⑭汗，汗出不解⑮，其人發熱⑯，心下悸，頭眩，身瞤而動，振振欲擗地，屬真武湯⑰。

---

① 宜小承氣湯：《傷寒論·卷第八·辨發汗後病脈證並治》作「屬調胃承氣湯證」。

② 發汗：《傷寒論·辨太陽病脈證並治中》、《傷寒論·卷第八·辨發汗後病脈證並治》《千金翼·卷第十·傷寒宜忌》均作「發汗後」。

③ 若：《傷寒論·辨太陽病脈證並治中》、《傷寒論·卷第八·辨發汗後病脈證並治》均無。

④ 胃中燥煩不得眠：《傷寒論·辨太陽病脈證並治中》、《傷寒論·卷第八·辨發汗後病脈證並治》均作「胃中乾，煩燥不得眠」，《千金翼·卷第十·傷寒宜忌》作「胃中乾，燥煩不得眠」。

⑤ 其人欲飲水：《傷寒論·辨太陽病脈證並治中》、《傷寒論·卷第八·辨發汗後病脈證並治》均作「欲得飲水者」。

⑥ 當稍飲之：《傷寒論·辨太陽病脈證並治中》、《傷寒論·卷第八·辨發汗後病脈證並治》均作「少少與飲之」。

⑦ 胃中：《傷寒論·辨太陽病脈證並治中》、《傷寒論·卷第八·辨發汗後病脈證並治》《千金翼·卷第十·傷寒宜忌》均作「胃氣」。

⑧ 已：《千金翼·卷第十·發汗吐下後病狀》無「已」字。

⑨ 而：《傷寒論·卷第八·辨發汗後病脈證並治》無。

⑩ 復：《傷寒論·卷第八·辨發汗後病脈證並治》無。

⑪ 渴：《千金翼·卷第十·發汗吐下後病狀》無「渴」字。

⑫ 屬五苓散：《千金翼·卷第十·發汗吐下後病狀》作「五苓散主之」。

⑬ 屬五苓散證：《傷寒論·卷第八·辨發汗後病脈證並治》作「宜五苓散」。

⑭ 其：《傷寒論·辨太陽病脈證並治中》、《傷寒論·卷第八·辨發汗後病脈證並治》均無。

⑮ 汗出不解：《千金翼·卷第十·發汗吐下後病狀》作「而不解」。

⑯ 發熱：《傷寒論·辨太陽病脈證並治中》、《傷寒論·卷第八·辨發汗後病脈證並治》均作「仍發熱」。

⑰ 屬真武湯：《傷寒論·卷第八·辨發汗後病脈證並治》同，《傷寒論·辨太陽病脈證並治中》作「真武湯主之」，《千金翼·卷第十·發汗吐下後病狀》作「玄武湯主之」。「真」屬避諱字。

傷寒，汗出，解之後，胃中不和，心下痞堅①，乾噫食臭，脇下有水氣，腹中雷鳴而利②，屬生薑瀉心湯③。

傷寒發熱，汗出不解後④，心中痞堅⑤，嘔而下利⑥，屬大柴胡湯⑦。

太陽病三日，發其汗不解，蒸蒸發熱者，屬於胃也⑧，屬承氣湯⑨。

大汗出，熱不去，內⑩拘急，四肢疼，下利⑪，厥逆⑫而惡寒，屬四逆湯⑬。

發汗多，亡陽譫語⑭者，不可下，與⑮柴胡桂枝湯，和其榮衛，以通津液，後自愈。

---

① 堅：《傷寒論·卷第八·辨發汗後病脈證並治》作「鞕」。

② 而利：《傷寒論·卷第八·辨發汗後病脈證並治》作「下利者」。

③ 屬生薑瀉心湯：《千金翼·卷第九·太陽病用陷胸湯法》作「生薑瀉心湯主之」。

④ 後：《傷寒論·卷第八·辨發汗後病脈證並治》無。

⑤ 堅：《傷寒論·卷第八·辨發汗後病脈證並治》作「鞕」。

⑥ 嘔而下利：《傷寒論·卷第八·辨發汗後病脈證並治》作「嘔吐而下利」，《千金翼·卷第九·太陽病用柴胡湯法》作「嘔吐下利者」。

⑦ 屬大柴胡湯：《千金翼·卷第九·太陽病用柴胡湯法》作「大柴胡湯主之」。

⑧ 屬於胃也：《傷寒論·卷第八·辨發汗後病脈證並治》作「屬胃也」。《千金翼·卷第九·太陽病用承氣湯法》無此句。

⑨ 屬承氣湯：《傷寒論·辨陽明病脈證並治法》作「調胃承氣湯主之」，《千金翼·卷第九·太陽病用承氣湯法》同，《傷寒論·卷第八·辨發汗後病脈證並治》作「屬調胃承氣湯證」。

⑩ 內：《千金翼·卷第十·厥陰病狀》無「內」字。

⑪ 下利：《傷寒論·卷第八·辨發汗後病脈證並治》作「又下利」。《千金翼·卷第十·厥陰病狀》作「若下利」。

⑫ 逆：《千金翼·卷第十·厥陰病狀》無「逆」字。

⑬ 屬四逆湯：《傷寒論·卷第八·辨發汗後病脈證並治》作「屬四逆湯證」。《千金翼·卷第十·厥陰病狀》作「四逆湯主之」。

⑭ 譫語：《千金翼·卷第九·太陽病用柴胡湯法》作「狂語」。

⑮ 與：《千金翼·卷第九·太陽病用柴胡湯法》作「以爲可與」。

病不可吐證第四

太陽病，當①惡寒而②發熱，今自汗出，反不惡寒發熱③，關上脉細而④數，此⑤醫⑥吐之過也。若得病⑦一日⑧、二日吐之，腹中飢，口不能食。三日⑨、四日吐之，不喜糜粥，欲食冷食，朝食暮吐，此⑩醫吐之所致也⑪，此爲小逆。

太陽病，吐之者⑫，但太陽病當惡寒，今反不惡寒，不欲近衣，此爲吐之内煩也。

少陰病，飲食入⑬則吐，心中溫溫欲吐，復不能吐，始得之，手足寒，脉弦遲，此胸中實，不可

① 當：《千金翼·卷第十·傷寒宜忌》無「當」字。
② 而：《傷寒論·卷第三·辨太陽病脈證並治中》、《傷寒論·卷第八·辨不可吐》無。
③ 反不惡寒發熱：《千金翼·卷第十·傷寒宜忌》作「反不惡寒而發熱」。
④ 而：《傷寒論·卷第三·辨太陽病脈證並治中》、《傷寒論·卷第八·辨不可吐》無。
⑤ 此：《傷寒論·卷第三·辨太陽病脈證並治中》、《傷寒論·卷第八·辨不可吐》均作「以」。
⑥ 醫：《千金翼·卷第十·傷寒宜忌》無「醫」字。
⑦ 若得病：《傷寒論·卷第八·辨不可吐》同，《傷寒論·卷第三·辨太陽病脈證並治中》無此三字。
⑧ 日：《傷寒論·卷第八·辨不可吐》無。
⑨ 日：《傷寒論·卷第八·辨不可吐》無。
⑩ 此：《傷寒論·卷第三·辨太陽病脈證並治中》、《傷寒論·卷第八·辨不可吐》均作「以」。
⑪ 所致也：《傷寒論·卷第八·辨不可吐》作「過也」。
⑫ 吐之者：《傷寒論·卷第三·辨太陽病脈證並治中》、《傷寒論·卷第八·辨不可吐》均作「吐之」。
⑬ 入：《傷寒論·卷第六·辨少陰病脈證並治》、《傷寒論·卷第八·辨不可吐》均作「入口」，《千金翼·卷第十·少陰病狀》作「爲」。

下①。若膈上有寒飲，乾嘔者，不可吐，當溫之。

諸四逆厥者，不可吐之，虚家亦然。

病可吐證第五

大法，春宜吐。

凡服湯吐②，中病便止，不必盡劑也。

病如桂枝證，其頭不痛，項不強③，寸口脉微浮④，胸中痞堅⑤，氣⑥上撞咽喉，不得息，此爲胸⑦有寒，當⑧吐之。

病胸上諸實，胸中鬱鬱而痛，不能食，欲使人按之，而反有濁⑨唾，下利日十餘行，其脉反遲，寸

---

① 不可下：《傷寒論·卷第六·辨少陰病脈證並治》於此句後有『當吐之』，《千金翼·卷第十·少陰病狀》作『當遂吐之』。
② 凡服湯吐：《傷寒論·卷第八·辨可吐》作『凡用吐湯』。《千金翼·卷第十·傷寒宜忌》作『凡服吐湯』。
③ 其頭不痛，項不強：《千金翼·卷第十·傷寒宜忌》作『其頭項不強痛』。
④ 寸口脉微浮：廣勤堂本作『寸口脉微細』，《傷寒論·卷第八·辨可吐》作『寸脉微浮』。《千金翼·卷第十·傷寒宜忌》作『寸口脉浮』。
⑤ 堅：《傷寒論·卷第八·辨可吐》作『鞕』。
⑥ 氣：《千金翼·卷第十·傷寒宜忌》無『氣』字。
⑦ 胸：《傷寒論·卷第八·辨可吐》《千金翼·卷第十·傷寒宜忌》無『胸』字。
⑧ 當：《千金翼·卷第十·傷寒宜忌》作『宜』。
⑨ 濁：《傷寒論·卷第八·辨可吐》《千金翼·卷第十·傷寒宜忌》作『涎』。

口①微滑，此可②吐之，吐之利即止③。

少陰病，飲食入則吐④，心中溫溫欲吐，復不能吐，當遂吐之⑤。宿食在上管，當⑥吐之。

病者⑦手足厥⑧冷，脉乍緊⑨，邪結在胸中⑩，心下滿而煩，飢不能食⑪，病在胸中，當⑫吐之。

病不可下證第六

脉濡而弱，弱反在關，濡反在巔，微反在上，澀反在下，微則陽氣不足，澀則無血。陽氣反微，中風汗出，而反躁煩，澀則無血，厥而且寒，陽微不可下，下之則心下痞堅⑬。

動氣在右，不可下，下之則津液內竭，咽燥鼻乾，頭眩心悸。

---

① 寸口：《傷寒論·卷第八·辨可吐》作「寸口脉」。
② 可：《千金翼·卷第十·傷寒宜忌》作「宜」。
③ 吐之利即止：《傷寒論·卷第八·辨可吐》作「吐之利則止」。《千金翼·卷第十·傷寒宜忌》作「利即止」。
④ 飲食入則吐：《千金翼·卷第十·傷寒宜忌》於其前有「其人」二字。
⑤ 當遂吐之：《傷寒論·卷第八·辨可吐》作「宜吐之」，《千金翼·卷第十·傷寒宜忌》同。
⑥ 當：《千金翼·卷第十·傷寒宜忌》作「宜」。
⑦ 者：《傷寒論·卷第八·辨可吐》無。
⑧ 厥：《傷寒論·卷第八·辨可吐》作「逆」，《千金翼·卷第十·傷寒宜忌》同。
⑨ 緊：《傷寒論·卷第八·辨可吐》作「結」。
⑩ 邪結在胸中：《傷寒論·卷第八·辨可吐》作「以客氣在胸中」。
⑪ 飢不能食：《傷寒論·卷第八·辨可吐》作「欲食不能食者」。
⑫ 當：《千金翼·卷第十·傷寒宜忌》作「宜」。
⑬ 堅：《傷寒論·卷第九·辨不可下病脈證》作「鞕」。

動氣在左，不可下，下之則腹裏①拘急，食不下，動氣反②劇，身雖有熱③，卧反④欲踡。

動氣在上，不可下，下之則掌握熱煩，身⑤浮冷，熱汗自泄，欲水自灌⑥。

動氣在下，不可下，下之則腹滿⑦，卒起頭眩，食則下清穀，心下痞堅⑧。

咽中閉塞，不可下⑨。下之則上輕下重，水漿不下，卧則欲踡，身體⑩急痛，復下利日十數行⑪。

諸外實⑫，不可下⑬。下之則⑭發微熱，亡脉則厥⑮，當臍握熱⑯。

諸虚，不可下⑰，下之則渴，引⑱水者易愈，惡水者劇。

---

①裏：《傷寒論·卷第九·辨不可下病脈證》作「内」。
②反：《傷寒論·卷第九·辨不可下病脈證》作「更」。
③身雖有熱：《傷寒論·卷第九·辨不可下病脈證》作「雖有身熱」。
④反：《傷寒論·卷第九·辨不可下病脈證》作「則」。
⑤身：《傷寒論·卷第九·辨不可下病脈證》作「身上」。
⑥欲水自灌：《傷寒論·卷第九·辨不可下病脈證》作「欲得水自灌」。
⑦腹滿：《傷寒論·卷第九·辨不可下病脈證》作「腹脹滿」。
⑧堅：《傷寒論·卷第九·辨不可下病脈證》無。
⑨不可下：《千金翼·卷第十·傷寒宜忌》作「忌下」。
⑩體：《傷寒論·卷第九·辨不可下病脈證》無。
⑪復下利日十數行：《傷寒論·卷第九·辨不可下病脈證》作「下利日數十行」。
⑫諸外實：《傷寒論·卷第九·辨不可下病脈證》作「諸外實者」。
⑬不可下：《千金翼·卷第十·傷寒宜忌》作「忌下」。
⑭則：《千金翼·卷第十·傷寒宜忌》作「皆」。
⑮亡脉則厥：《傷寒論·卷第九·辨不可下病脈證》作「亡脉厥者」。
⑯當臍握熱：《千金翼·卷第十·傷寒宜忌》無此句。
⑰不可下：《千金翼·卷第十·傷寒宜忌》作「忌下」。
⑱引：《傷寒論·卷第九·辨不可下病脈證》作「求」。

脉濡而弱，弱反在關，濡反在巔，弦反在上，微反在下。弦爲陽運，微爲陰寒，上實下虚，意欲得温。微弦爲虚，虚者不可下。微則爲欬，欬則吐涎沫①。下之，欬則止②，而利不休，胸中如蟲齧③，粥入則出，小便不利，兩脇拘急，喘息爲難，頸背相牽④，臂則不仁，極寒反汗出，軀⑤冷若冰，眼睛不慧，語言不休，穀氣多入⑥，則⑦爲除中，口雖欲言，舌不得前。

脉濡而弱，弱反在關，濡反在巔，浮反在上，數反在下，浮則爲陽虚，數則爲無血，浮則爲虚，數則生熱。浮則爲虚，自汗⑧而惡寒。數則爲痛，振而寒慄。微弱在關，胸下爲急，喘汗，不得呼吸⑨。呼吸之中，痛在於脇，振寒相搏，其形如瘧⑩。醫反下之，令脉急數⑪，發熱，狂走見鬼，心下爲痞。小便淋瀝⑫，少腹甚堅⑬，小便血也⑭。

---

① 沫：《傷寒論·卷第九·辨不可下病脈證》無。
② 下之，欬則止：《傷寒論·卷第九·辨不可下病脈證》作「下之則欬止」。
③ 而利不休，胸中如蟲齧：《傷寒論·卷第九·辨不可下病脈證》作「而利因不休，利不休則胸中如蟲齧」。
④ 牽：《傷寒論·卷第九·辨不可下病脈證》作「引」。
⑤ 軀：《傷寒論·卷第九·辨不可下病脈證》作「身」。
⑥ 穀氣多入：《傷寒論·卷第九·辨不可下病脈證》作「而穀氣多入」。
⑦ 則：《傷寒論·卷第九·辨不可下病脈證》作「此」。
⑧ 自汗：《傷寒論·卷第九·辨不可下病脈證》作「自汗出」。
⑨ 喘汗，不得呼吸：《傷寒論·卷第九·辨不可下病脈證》作「喘汗而不得呼吸」。
⑩ 其形如瘧：《傷寒論·卷第九·辨不可下病脈證》作「形如瘧狀」。
⑪ 令脉急數：《傷寒論·卷第九·辨不可下病脈證》作「故令脉數」。
⑫ 瀝：《傷寒論·卷第九·辨不可下病脈證》作「漓」。
⑬ 堅：《傷寒論·卷第九·辨不可下病脈證》作「鞕」。
⑭ 小便血也：《傷寒論·卷第九·辨不可下病脈證》作「小便則尿血也」。

脉濡而緊，濡則陽①氣微，緊則榮中寒。陽微衛中風，發熱而惡寒。榮緊胃氣冷，微嘔心内煩。醫以爲②大熱，解肌而發汗，亡陽虚煩躁，心下苦痞堅，表裏俱虚竭，卒起而頭眩，客熱在皮膚，悵快③不得眠，不知胃氣冷，緊寒在關元，技巧無所施，汲水灌其身，客熱應時罷，慄慄而振寒，重被而覆之，汗出而冒巔，體惕而又振，小便爲微難，寒氣因水發，清穀不容間，嘔變反腸出，顛倒不得安，手足爲微逆，身冷而内煩，遲欲從後救，安可復追還。

脉浮而大，浮爲氣實，大爲血虚，血虚爲無陰，孤陽獨下陰部，小便難④，胞中虚⑤。今反小便利而大汗出，法衛家當微⑥，今反更實，津液四射，榮竭血盡，幹煩不眠，血薄肉消，而成暴液。醫復以毒藥攻其胃，此爲重虚，客陽去有期，必下如污泥而死。

趺陽脉遲而緩，胃氣如經。趺陽脉浮而數，浮則傷胃，數則動脾，此非本病，醫特下之所爲也。榮衛内陷，其數先微，脉反但浮，其人必堅⑦，氣噫而除。何以言之？脾脉本緩⑧，今⑨數脉動脾，其數先微，故知脾氣不治。大便堅⑩，氣噫而除，今脉反浮，其數改微，邪氣獨留，心中則飢，邪熱不殺穀，

---

①陽：《傷寒論·卷第九·辨不可下病脈證》作「衛」。
②以爲：《傷寒論·卷第九·辨不可下病脈證》作「謂有」。
③快：《傷寒論·卷第九·辨不可下病脈證》作「快」。
④小便難：《傷寒論·卷第九·辨不可下病脈證》作「小便當赤而難」。
⑤胞中虚：《傷寒論·卷第九·辨不可下病脈證》作「胞中當虚」。
⑥法衛家當微：《傷寒論·卷第九·辨不可下病脈證》作「法應衛家當微」。
⑦其人必堅：《傷寒論·卷第九·辨不可下病脈證》作「其人必大便鞕」。
⑧脾脉本緩：《傷寒論·卷第九·辨不可下病脈證》無此句。
⑨今：《傷寒論·卷第九·辨不可下病脈證》作「本以」。
⑩堅：《傷寒論·卷第九·辨不可下病脈證》作「鞕」。

潮熱發渴，數脈當遲緩，脈因前後度數如前①仲景前字作法，病者則飢。數脈不時，則生惡瘡。脈數者，久數不止，止則邪結，正氣不能復，正氣却結於藏，故邪氣浮之，與皮毛相得。脈數者，不可下，下之必煩，利不止。

少陰病，脈微，不可發其汗，無②陽故也。陽已虛，尺中弱澀者，復不可下之。

脈浮大，應發其汗③，醫反下之，此爲大逆。

脈浮而大，心下反堅④，有熱屬藏，攻之不全，微汗⑤，屬府，溲數則堅⑥，汗多即愈⑦，汗少便難。脈遲，尚未可攻。

二陽併病⑧，太陽初得病時，發其汗⑨，汗先出，復⑩不徹，因轉屬陽明，欲自汗出⑪，不惡寒⑫。若

---

① 前：《傷寒論·卷第九·辨不可下病脈證》作「法」。
② 無：《千金翼·卷第十·少陰病狀》同，《傷寒論·卷第六·辨少陰病脈證並治》、《傷寒論·卷第九·辨不可下病脈證》作「亡」。
③ 應發其汗：《傷寒論·卷第九·辨不可下病脈證》作「應發汗」。《千金翼·卷第十·傷寒宜忌》無此句。
④ 堅：《傷寒論·卷第九·辨不可下病脈證》作「鞕」。
⑤ 攻之不全，微汗：《傷寒論·卷第九·辨不可下病脈證》作「攻之不令發汗」。
⑥ 屬府，溲數則堅：《傷寒論·卷第九·辨不可下病脈證》作「屬府者，不令溲數，溲數則大便鞕」。
⑦ 即愈：《傷寒論·卷第九·辨不可下病脈證》作「則熱愈」。
⑧ 二陽併病：《千金翼·卷第九·陽明病狀》無此句。
⑨ 發其汗：《傷寒論·卷第九·辨不可下病脈證》作「而發其汗」。
⑩ 復：《傷寒論·卷第三·辨太陽病脈證並治中》、《傷寒論·卷第九·辨不可下病脈證》均無。
⑪ 欲自汗出：《傷寒論·卷第三·辨太陽病脈證並治中》、《傷寒論·卷第九·辨不可下病脈證》均作「續自微汗出」。《千金翼·卷第九·陽明病狀》無此句。
⑫ 不惡寒：《千金翼·卷第九·陽明病狀》無此句。

太陽證①不罷，不可下②，下之爲逆。

結胸證，其脉浮大③，不可下④，下之即死。

太陽與陽明合病，喘而胸滿⑤，不可下之⑥。

太陽與少陽併⑦病，心下痞堅⑧，頸項強而眩，勿下之⑨。

諸⑩四逆厥者，不可下之⑪，虚家亦然。

病欲吐者，不可下之⑫。

太陽⑬病，有⑭外證未解，不可下，下之爲逆。

---

① 太陽證：《傷寒論·卷第三·辨太陽病脈證並治中》作「太陽病證」。
② 不可下：《千金翼·卷第十·傷寒宜忌》作「忌下」。
③ 其脉浮大：《傷寒論·卷第九·辨不可下病脈證》作「其脉浮大者」。
④ 不可下：《千金翼·卷第十·傷寒宜忌》作「忌下」。
⑤ 喘而胸滿：《傷寒論·卷第九·辨不可下病脈證》作「喘而胸滿者」。
⑥ 不可下之：《傷寒論·卷第三·辨太陽病脈證並治中》與此句下有「宜麻黄湯」。《千金翼·卷第十·傷寒宜忌》作「忌下」。
⑦ 併：《傷寒論·卷第九·辨不可下病脈證》作「合」，《千金翼·卷第十·傷寒宜忌》同。
⑧ 痞堅：《傷寒論·卷第九·辨不可下病脈證》作「鞕」。
⑨ 勿下之：《傷寒論·卷第九·辨不可下病脈證》作「不可下」。《千金翼·卷第十·傷寒宜忌》作「忌下」。
⑩ 諸：《千金翼·卷第十·傷寒宜忌》作「凡」。
⑪ 不可下之：《千金翼·卷第十·傷寒宜忌》作「忌下」。
⑫ 不可下之：《千金翼·卷第十·傷寒宜忌》作「忌下」。
⑬ 太陽：《千金翼·卷第十·傷寒宜忌》無「太陽」二字。
⑭ 有：《傷寒論·卷第九·辨不可下病脈證》同，《傷寒論·卷第三·辨太陽病脈證並治中》無。

病發於陽，而反下之，熱入，因作結胸。發於陰①，而反下之，因作痞。痞脉浮堅而下之②，緊反入裏，因③作痞。

夫病陽多者熱，下之則堅④。

本虛⑤，攻其熱必噦⑥。

無陽，陰強而堅⑦，下之，必清穀而腹滿。

太陰之爲病，腹滿而吐，食不下，下之益甚⑧，腹時⑨自痛，胸下結堅⑩。

厥陰之爲病，消渴，氣上撞⑪，心中疼熱，飢而不欲食，甚者則欲吐⑫，下之不肯止⑬。

---

① 發於陰：《傷寒論·卷第九·辨不可下病脈證》作「病發於陰」。

② 痞脉浮堅而下之：《傷寒論·卷第九·辨不可下病脈證》作「病脉浮而緊，而復下之」。《千金翼·卷第九·太陽病用陷胸湯法》作「脈浮緊而下之」。

③ 因：《傷寒論·卷第九·辨不可下病脈證》《千金翼·卷第九·太陽病用陷胸湯法》均作「則」。

④ 堅：《傷寒論·卷第九·辨不可下病脈證》作「鞕」。

⑤ 本虛：《千金翼·卷第九·陽明病狀》作「其人本虛」。

⑥ 噦：廣勤堂本闕。

⑦ 陰強而堅：《傷寒論·卷第九·辨不可下病脈證》作「陰強，大便鞕者」。

⑧ 下之益甚：《傷寒論·卷第六·辨太陰病脈證並治》、《傷寒論·卷第九·辨不可下病脈證》作「自利益甚」。

⑨ 腹時：《傷寒論·卷第六·辨太陰病脈證並治》、《傷寒論·卷第九·辨不可下病脈證》《千金翼·卷第十·太陰病狀第一》均作「時腹」。

⑩ 胸下結堅：《傷寒論·卷第六·辨太陰病脈證並治》、《傷寒論·卷第九·辨不可下病脈證》作「若下之，必胸下結鞕」。

⑪ 氣上撞：《傷寒論·卷第六·辨厥陰病脈證並治》、《傷寒論·卷第九·辨不可下病脈證》作「氣上撞心」。

⑫ 甚者則欲吐：《傷寒論·卷第六·辨厥陰病脈證並治》、《傷寒論·卷第九·辨不可下病脈證》作「食則吐蚘」，《千金翼·卷第十·厥陰病狀》作「甚者則欲吐蚘」。

⑬ 不肯止：《傷寒論·卷第六·辨厥陰病脈證並治》、《傷寒論·卷第九·辨不可下病脈證》作「利不止」。

少陰病，其人①飲食入則吐，心中溫溫欲吐，復不能吐。始得之，手足寒，脉弦遲，此胸中實，不可下也。

傷寒五、六日，不結胸，腹濡，脉虛，復厥者，不可下②，下之，亡血死③。

傷寒，發熱，但④頭痛，微汗出。發其⑤汗則不識人。熏之則喘，不得小便，心腹滿。下之則短氣而腹滿⑥，小便難，頭痛背強。加溫針則必⑦衄。

傷寒，其脉陰陽俱緊，惡寒發熱，則脉欲厥。厥者，脉初來大，漸漸小，更來漸大，是其候也。惡寒甚者⑧，翕翕⑨汗出，喉中痛。熱多者⑩，目赤⑪，睛不慧，醫復發之，咽中則傷。若復下之，則兩目

① 其人：《千金翼·卷第十·少陰病狀》同，《傷寒論·卷第六·辨少陰病脈證並治》、《傷寒論·卷第九·辨不可下病脈證》均無此二字。
② 不可下：《千金翼·卷第十·厥陰病狀》作「不可下之」。
③ 下之，亡血死：《傷寒論·卷第九·辨不可下病脈證》作「此亡血，下之死」。
④ 但：《傷寒論·卷第九·辨不可下病脈證》無「但」字。
⑤ 其：《傷寒論·卷第九·辨不可下病脈證》無「其」字。
⑥ 而腹滿：《傷寒論·卷第九·辨不可下病脈證》無此三字。
⑦ 必：《傷寒論·卷第九·辨不可下病脈證》無。
⑧ 惡寒甚者：《傷寒論·卷第九·辨不可下病脈證》於此句前有「如此者」三字。
⑨ 翕翕：《傷寒論·卷第九·辨不可下病脈證》同，廣勤堂本作「拿拿」。
⑩ 熱多者：《傷寒論·卷第九·辨不可下病脈證》作「若熱多者」。
⑪ 目赤：《傷寒論·卷第九·辨不可下病脈證》作「目赤脉多」。

閉，寒多清穀①，熱多便膿血。熏之則發黄②。熨之③則咽燥。小便利者④可救；難者，必危殆⑤。

傷寒發熱，口中勃勃氣出，頭痛目黄，鼻衄⑥不可制。貪水者必嘔，惡水者厥，下之⑦咽中生瘡。假令手足溫者，下重⑧，便膿血。頭痛目黄者，下之⑨，目閉⑩。貪水者，下之⑪，其脉必厥，其聲嚶，咽喉塞，發其汗⑫則戰慄，陰陽俱虛。惡水者，下之⑬，裏冷⑭，不嗜食，大便完穀出。發其汗⑮，口中傷⑯，舌上胎滑⑰，煩躁。脉數實，不大便六、七日，後必便血。復發其汗⑱，小便即自利⑲。

---

① 清穀：《傷寒論·卷第九·辨不可下病脈證》作「便清穀」。
② 熏之則發黄：《傷寒論·卷第九·辨不可下病脈證》作「若熏之則身發黄」。
③ 熨之：《傷寒論·卷第九·辨不可下病脈證》作「若熨之」。
④ 小便利者：《傷寒論·卷第九·辨不可下病脈證》作「若小便利者」。
⑤ 難者，必危殆：《傷寒論·卷第九·辨不可下病脈證》作「小便難者，爲危殆」。
⑥ 鼻衄：《傷寒論·卷第九·辨不可下病脈證》作「衄」。
⑦ 下之：《傷寒論·卷第九·辨不可下病脈證》作「若下之」。
⑧ 下重：《傷寒論·卷第九·辨不可下病脈證》作「必下重」。
⑨ 下之：《傷寒論·卷第九·辨不可下病脈證》作「若下之」。
⑩ 目閉：《傷寒論·卷第九·辨不可下病脈證》作「則目閉」。
⑪ 下之：《傷寒論·卷第九·辨不可下病脈證》作「若下之」。
⑫ 發其汗：《傷寒論·卷第九·辨不可下病脈證》作「若發汗」。
⑬ 下之：《傷寒論·卷第九·辨不可下病脈證》作「若下之」。
⑭ 裏冷：《傷寒論·卷第九·辨不可下病脈證》作「則裏冷」。
⑮ 發其汗：《傷寒論·卷第九·辨不可下病脈證》作「若發汗」。
⑯ 口中傷：《傷寒論·卷第九·辨不可下病脈證》作「則口中傷」。
⑰ 舌上胎滑：《傷寒論·卷第九·辨不可下病脈證》作「舌上白胎」。
⑱ 復發其汗：《傷寒論·卷第九·辨不可下病脈證》作「若發汗」。
⑲ 小便即自利：《傷寒論·卷第九·辨不可下病脈證》作「則小便自利也」。

得病二、三日①，脉弱，無太陽柴胡證，而煩躁，心下堅②。至四日，雖能食，以承氣湯③，少④與微和之，令小安。至六日，與承氣湯一升。不大便⑤六、七日，小便少者，雖不大便，但頭堅⑥後溏⑦，未定成其堅⑧，攻之必溏，當⑨須小便利，定堅⑩，乃可攻之⑪。

藏結無陽證，寒而不熱⑫《傷寒論》云不往來寒熱，其人反靜，舌上胎滑者，不可攻也。

傷寒嘔多，雖有陽明證，不可攻之⑬。

陽明病，潮熱，微堅⑭，可與承氣湯⑮。不堅⑯，不可與⑰。若不大便六、七日，恐有燥屎，欲知之

---

① 得病二三日：廣勤堂本作「得病二三日者」。
② 而煩躁，心下堅：《傷寒論・卷第九・辨不可下病脈證》作「煩躁，心下痞」。《千金翼・卷第九・陽明病狀》作「而煩心下堅」。
③ 承氣湯：《千金翼・卷第九・陽明病狀》作「小承氣湯」。
④ 少：《傷寒論・卷第九・辨不可下病脈證》作「少少」。
⑤ 不大便：《傷寒論・卷第九・辨不可下病脈證》作「若不大便」。
⑥ 堅：《傷寒論・卷第九・辨不可下病脈證》作「鞕」。
⑦ 後溏：《傷寒論・卷第九・辨不可下病脈證》作「後必溏」。
⑧ 成其堅：《傷寒論・卷第九・辨不可下病脈證》作「成鞕」。
⑨ 當：《傷寒論・卷第九・辨不可下病脈證》無。
⑩ 定堅：《傷寒論・卷第九・辨不可下病脈證》作「屎定鞕」。
⑪ 乃可攻之：《千金翼・卷第九・陽明病狀》於此句後有「宜承氣湯」。
⑫ 寒而不熱：《傷寒論・卷第九・辨不可下病脈證》《千金翼・卷第九・太陽病用陷胸湯法》作「不往來寒熱」。
⑬ 之：《千金翼・卷第九・陽明病狀》作「也」。
⑭ 微堅：《傷寒論・卷第五・辨陽明病脈證並治》、《傷寒論・卷第九・辨不可下病脈證》均作「大便微鞕者」。
⑮ 承氣湯：《傷寒論・卷第五・辨陽明病脈證並治》、《傷寒論・卷第九・辨不可下病脈證》均作「大承氣湯」。
⑯ 堅：《傷寒論・卷第五・辨陽明病脈證並治》、《傷寒論・卷第九・辨不可下病脈證》均作「鞕」。
⑰ 不可與：《千金翼・卷第九・陽明病狀》作「勿與之」。

法，可少與①小承氣湯。腹中②轉失氣者，此爲有燥屎，乃可攻之。若不轉失氣者，此但頭堅後溏③，不可攻之，攻之必腹滿④不能食。欲飲水者即噦⑤，其後發熱者，必復堅⑥，以⑦小承氣湯和之。若不轉失氣者，慎不可攻之。

陽明病，身⑧合色赤者，不可攻也。必發熱色黄者，小便不利也。

陽明病，當心下堅滿⑨，不可攻之。攻之，遂利不止者死⑩，止者愈。

陽明病，自⑪汗出，若發其汗，小便自利，此爲内竭⑫，雖堅⑬不可攻之。當⑭須自欲大便，宜蜜煎

---

①可少與：《傷寒論・卷第五・辨陽明病脈證並治》、《傷寒論・卷第九・辨不可下病脈證》作「少與」。《千金翼・卷第九・陽明病狀》作「可與」。
②腹中：《傷寒論・卷第五・辨陽明病脈證並治》、《傷寒論・卷第九・辨不可下病脈證》於「腹中」前有「湯入」二字。
③此但頭堅後溏：《傷寒論・卷第五・辨陽明病脈證並治》、《傷寒論・卷第九・辨不可下病脈證》作「此但初頭鞕後必溏」。
④腹滿：《傷寒論・卷第五・辨陽明病脈證並治》、《傷寒論・卷第九・辨不可下病脈證》作「脹滿」。《千金翼・卷第九・陽明病狀》作「腹脹滿」。
⑤即噦：《傷寒論・卷第五・辨陽明病脈證並治》、《傷寒論・卷第九・辨不可下病脈證》作「與水則噦」。
⑥必復堅：《傷寒論・卷第五・辨陽明病脈證並治》、《傷寒論・卷第九・辨不可下病脈證》作「必大便復鞕而少也」。
⑦以：《傷寒論・卷第九・辨不可下病脈證》作「宜」。
⑧身：《傷寒論・卷第九・辨不可下病脈證》同，《傷寒論・卷第五・辨陽明病脈證並治》作「面」。《千金翼・卷第九・陽明病狀》無「身」字。
⑨當心下堅滿：《傷寒論・卷第九・辨不可下病脈證》作「心下鞕滿」。
⑩遂利不止者死：《千金翼・卷第九・陽明病狀》無「死」字，《傷寒論・卷第九・辨不可下病脈證》作「利遂不止者死」。
⑪自：《千金翼・卷第九・陽明病狀》無「自」字。
⑫内竭：《傷寒論・卷第五・辨陽明病脈證並治》、《傷寒論・卷第九・辨不可下病脈證》作「津液内竭」。
⑬堅：《傷寒論・卷第五・辨陽明病脈證並治》、《傷寒論・卷第九・辨不可下病脈證》作「鞕」。
⑭當：《傷寒論・卷第九・辨不可下病脈證》無。

導而通之。若土瓜根及①猪膽汁②，皆可以③導。

下利，其脉浮大，此爲虚④，以強下之故也。設脉浮革，因爾腸鳴，屬當歸四逆湯⑤。

病可下證第七

大法，秋宜下。

凡可下者，以⑥湯勝圓⑦散，中病便止，不必盡三服⑧。

陽明病，發熱汗多者，急下之，屬⑨大柴胡湯。

少陰病，得之二、三日，口燥咽乾者，急下之，屬⑩承氣湯⑪。

---

① 及：《千金翼·卷第九·陽明病狀》無「及」字。
② 猪膽汁：《傷寒論·卷第五·辨陽明病脈證並治》作「大猪膽汁」。
③ 以：《傷寒論·卷第五·辨陽明病脈證並治》、《傷寒論·卷第九·辨不可下病脈證》作「爲」。
④ 其脉浮大，此爲虚：《傷寒論·卷第九·辨不可下病脈證》作「脉大者虚也」。
⑤ 屬當歸四逆湯：《千金翼·卷第十·傷寒宜忌》無此句，而作「當溫之，與水必噦」。
⑥ 以：《傷寒論·卷第九·辨可下病脈證并治》作「用」。
⑦ 圓：《傷寒論·卷第九·辨可下病脈證并治》作「丸」。
⑧ 三服：《傷寒論·卷第九·辨可下病脈證并治》作「劑也」。
⑨ 屬：《傷寒論·卷第五·辨陽明病脈證並治》、《傷寒論·卷第九·辨可下病脈證并治》均作「宜」。
⑩ 屬：《傷寒論·卷第六·辨少陰病脈證並治》作「宜」，《傷寒論·卷第九·辨可下病脈證并治》、《千金翼·卷第十·少陰病狀》同。
⑪ 承氣湯：《千金翼·卷第十·少陰病狀》同，《傷寒論·卷第六·辨少陰病脈證並治》、《傷寒論·卷第九·辨可下病脈證并治》作「大承氣湯」。

少陰病六、七日，腹滿不大便者，急下之①，屬承氣湯證②。

少陰病，下③利清水，色青④者，心下必痛，口乾燥者，可下之，屬大柴胡湯、承氣湯證⑤。

下利，三部脉皆平⑥，按其⑦心下堅⑧者，可⑨下之，屬承氣湯證⑩。

陽明與少陽合病而利⑪，脉不負者爲順，負者失也。互相刻賊爲⑫負。滑而數⑬者，有宿食，當下

---

①急下之：《傷寒論·卷第九·辨可下病脈證并治》、《千金翼·卷第十·少陰病狀》同，《傷寒論·卷第六·辨少陰病脈證並治》無此三字。

②屬承氣湯證：《千金翼·卷第十·少陰病狀》作「宜承氣湯」，《傷寒論·卷第六·辨少陰病脈證並治》、《傷寒論·卷第九·辨可下病脈證并治》作「宜大承氣湯」。

③下：《傷寒論·卷第九·辨可下病脈證并治》同，《千金翼·卷第十·少陰病狀》無，《傷寒論·卷第六·辨少陰病脈證並治》作「自」。

④色青：《千金翼·卷第十·少陰病狀》同，《傷寒論·卷第六·辨少陰病脈證並治》、《傷寒論·卷第九·辨可下病脈證并治》作「色純青」。

⑤屬大柴胡湯、承氣湯證：《傷寒論·卷第九·辨可下病脈證并治》同，《千金翼·卷第十·少陰病狀》作「宜承氣湯」，《傷寒論·卷第六·辨少陰病脈證並治》作「宜大承氣湯」。

⑥平：《千金翼·卷第十·傷寒宜忌》作「浮」。

⑦其：《傷寒論·卷第九·辨可下病脈證并治》作「之」。

⑧堅：《傷寒論·卷第九·辨可下病脈證并治》作「鞕」。

⑨可：《傷寒論·卷第九·辨可下病脈證并治》作「急」。《千金翼·卷第十·傷寒宜忌》作「宜」。

⑩屬承氣湯證：《傷寒論·卷第九·辨可下病脈證并治》作「宜大承氣湯」。

⑪陽明與少陽合病而利：《傷寒論·卷第五·辨陽明病脈證並治》、《傷寒論·卷第九·辨可下病脈證并治》作「陽明少陽合病，必下利」。

⑫爲：《傷寒論·卷第五·辨陽明病脈證並治》、《傷寒論·卷第九·辨可下病脈證并治》作「名爲」。

⑬滑而數：《傷寒論·卷第五·辨陽明病脈證並治》、《傷寒論·卷第九·辨可下病脈證并治》作「脉滑而數」。

之，屬大柴胡、承氣湯證①。

傷寒後脉沈，沈爲②内實《玉函》云：脉沈實，沈實者，下之，下之解，屬大柴胡湯證③。

傷寒六、七日，目中不了了，睛不和，無表裏證，大便難，微熱者，此爲實，急下之，屬大柴胡湯、承氣湯證④。

太陽病未解，其脉陰陽俱停⑤，必先振⑥，汗出解。但陽微⑦者，先汗之而解⑧。但陰微者，先下之⑨而解。屬大柴胡湯證。陰微一作尺實。

脉雙弦遲⑩，心下堅⑪，脉大而緊者，陽中有陰，可⑫下之，屬承氣湯證⑬。

結胸者，項亦強⑭，如柔痓狀，下之即和。

① 屬大柴胡、承氣湯證：《傷寒論·卷第五·辨陽明病脈證并治》、《傷寒論·卷第九·辨可下病脈證并治》作「宜大承氣湯」。
② 爲：《傷寒論·卷第九·辨可下病脈證并治》作「者」。
③ 屬大柴胡湯證：《傷寒論·卷第九·辨可下病脈證并治》作「宜大柴胡湯」。
④ 屬大柴胡湯、承氣湯證：《傷寒論·卷第九·辨可下病脈證并治》作「宜大承氣湯、大柴胡湯」。
⑤ 停：《傷寒論·卷第三·辨太陽病脈證并治中》同，廣勤堂本作「沈」。
⑥ 振：《傷寒論·卷第三·辨太陽病脈證并治中》作「振慄」。
⑦ 陽微：《傷寒論·卷第三·辨太陽病脈證并治中》作「陽脉微」。
⑧ 先汗之而解：《千金翼·卷第九·太陽病用桂湯法第一》於此後有「宜桂枝湯」。
⑨ 下之：《傷寒論·卷第三·辨太陽病脈證并治中》作「汗出」。
⑩ 弦遲：《傷寒論·卷第九·辨可下病脈證并治》作「弦而遲者」。
⑪ 心下堅：《傷寒論·卷第九·辨可下病脈證并治》作「必心下鞕」。
⑫ 可：《千金翼·卷第十·傷寒宜忌》作「宜」。
⑬ 屬承氣湯證：《傷寒論·卷第九·辨可下病脈證并治》作「宜大承氣湯」。
⑭ 項亦強：《千金翼·卷第九·太陽病用陷胸湯法》作「其項亦強」。

病者①無表裏證，發熱七、八日，雖脉浮數，可下之，屬大柴胡湯證②。

太陽病六、七日，表證續在③，其脉微沈④，反不結胸，其人發狂，此⑤熱在下膲，少腹當堅而滿⑥，小便自利者，下血乃愈。所以然者，以太陽隨經，瘀熱在裏故也。屬抵當湯⑦。

太陽病，身黄，其脉沈結，少腹堅⑧，小便不利，爲無血。小便自利，其人如狂者，血證諦。屬抵當湯證⑨。

傷寒有熱而少腹滿，應小便不利，今反利者，此爲血⑩，當下之，屬抵當圓證⑪。

---

①病者：《傷寒論·卷第九·辨可下病脈證并治》作「病人」。

②屬大柴胡湯證：《傷寒論·卷第九·辨可下病脈證并治》作「宜大柴胡湯」。

③表證續在：《傷寒論·卷第三·辨太陽病脈證並治中》、《傷寒論·卷第九·辨可下病脈證并治》均作「表證仍在」。《千金翼·卷第九·太陽病雜療法》作「出表證續在」。

④其脉微沈：《傷寒論·卷第三·辨太陽病脈證並治中》、《傷寒論·卷第九·辨可下病脈證并治》《千金翼·卷第九·太陽病雜療法》作「脉微而沈」。

⑤此：《傷寒論·卷第三·辨太陽病脈證並治中》、《傷寒論·卷第九·辨可下病脈證并治》《千金翼·卷第九·太陽病雜療法》均作「以」。

⑥少腹當堅而滿：《傷寒論·卷第三·辨太陽病脈證並治中》、《傷寒論·卷第九·辨可下病脈證并治》均作「少腹當鞕而滿」。《千金翼·卷第九·太陽病雜療法》作「少腹堅滿」。

⑦屬抵當湯：《傷寒論·卷第三·辨太陽病脈證並治中》《千金翼·卷第九·太陽病雜療法》作「抵當湯主之」，《傷寒論·卷第九·辨可下病脈證并治》作「宜下之，以抵當湯」。

⑧堅：《傷寒論·卷第三·辨太陽病脈證並治中》作「鞕滿」。

⑨屬抵當湯證：《傷寒論·卷第三·辨太陽病脈證並治中》作「抵當湯主之」。

⑩此爲血：《傷寒論·卷第九·辨可下病脈證并治》作「爲有血也」。

⑪屬抵當圓證：《傷寒論·卷第九·辨可下病脈證并治》作「宜抵當丸」。

陽明病，發熱而汗出，此爲熱越，不能發黄，但頭汗出，其身無有①，齊頸而還，小便不利，渴引水漿，此爲②瘀熱在裏，身必發黄，屬茵蔯蒿湯③。

陽明證，其人喜忘，必有畜血。所以然者，本有久瘀血，故令喜忘。雖堅④，大便必黑⑤，屬抵當湯證⑥。汗出而譫語者，有燥屎在胃中，此風也⑦，過經乃可下之⑧。下之若早，語言亂⑨，以表虚裏實故也。下之則愈，屬大柴胡湯、承氣湯證⑩。

病者⑪煩熱，汗出即解，復⑫如瘧狀，日晡⑬所發者⑭，屬陽明。脉實者，當⑮下之，屬大柴胡湯、承

---

① 其身無有：《傷寒論·卷第五·辨陽明病脈證並治》、《傷寒論·卷第九·辨可下病脈證并治》作「身無汗」。

② 此爲：《傷寒論·卷第五·辨陽明病脈證並治》同，《傷寒論·卷第九·辨可下病脈證并治》作「以」。

③ 屬茵蔯蒿湯：《傷寒論·卷第五·辨陽明病脈證並治》作「茵蔯蒿湯主之」，《傷寒論·卷第九·辨可下病脈證并治》作「宜下之，以茵蔯蒿湯」。《千金翼·卷第九·陽明病狀》作「茵蔯湯主之」。

④ 雖堅：《傷寒論·卷第五·辨陽明病脈證並治》、《傷寒論·卷第九·辨可下病脈證并治》作「屎雖鞕」。

⑤ 大便必黑：《傷寒論·卷第五·辨陽明病脈證並治》、《傷寒論·卷第九·辨可下病脈證并治》均作「大便反易，其色必黑者」。

⑥ 屬抵當湯證：《傷寒論·卷第五·辨陽明病脈證並治》、《傷寒論·卷第九·辨可下病脈證并治》均作「宜抵當湯下之」。《千金翼·卷第九·陽明病狀》作「抵當湯主之」。

⑦ 此風也：《傷寒論·卷第九·辨可下病脈證并治》作「此爲風也」。

⑧ 過經乃可下之：《傷寒論·卷第九·辨可下病脈證并治》於此句前有「須下者」。

⑨ 語言亂：《傷寒論·卷第九·辨可下病脈證并治》《千金翼·卷第九·陽明病狀》作「語言必亂」。

⑩ 屬大柴胡湯、承氣湯證：《傷寒論·卷第九·辨可下病脈證并治》作「宜大柴胡、大承氣湯」。《千金翼·卷第九·陽明病狀》作「宜承氣湯」。

⑪ 病者：《傷寒論·卷第九·辨可下病脈證并治》作「病人」。

⑫ 復：《傷寒論·卷第九·辨可下病脈證并治》作「又」。

⑬ 日晡：廣勤堂本作「日脯」。

⑭ 所發者：《傷寒論·卷第九·辨可下病脈證并治》作「所發熱者」。

⑮ 當：《傷寒論·卷第九·辨可下病脈證并治》作「可」。

氣湯證①。

陽明病，譫語，有潮熱，而反不能食者，必有燥屎②五、六枚。若能食者，但堅③耳，屬承氣湯證④。

太陽⑤中風，下利⑥嘔逆，表解乃可攻之。其人漐漐汗出，發作有時，頭痛，心下痞堅⑦滿，引脇⑧下痛⑨，嘔則短氣⑩，汗出，不惡寒⑪，此爲表解裏未和，屬十棗湯⑫。

---

① 屬大柴胡湯、承氣湯證：《傷寒論·卷第九·辨可下病脈證并治》作「宜大柴胡、大承氣湯」。《千金翼·卷第九·陽明病狀》作「宜承氣湯」。

② 必有燥屎：《傷寒論·卷第五·辨陽明病脈證並治》作「胃中必有燥屎」。

③ 堅：《傷寒論·卷第五·辨陽明病脈證並治》作「鞕」。

④ 屬承氣湯證：《傷寒論·卷第五·辨陽明病脈證並治》作「宜大承氣湯下之」。《千金翼·卷第九·陽明病狀》作「承氣湯主之」。

⑤ 太陽：《傷寒論·卷第九·辨可下病脈證并治》作「太陽病」。

⑥ 下利：《千金翼·卷第九·太陽病用陷胸湯法》作「吐下」。

⑦ 堅：《傷寒論·卷第三·辨太陽病脈證並治下》、《傷寒論·卷第九·辨可下病脈證并治》作「鞕」。

⑧ 脇：廣勤堂本作「腰」。

⑨ 痛：《千金翼·卷第九·太陽病用陷胸湯法》無「痛」字。

⑩ 嘔則短氣：《傷寒論·卷第三·辨太陽病脈證並治下》、《傷寒論·卷第九·辨可下病脈證并治》均作「乾嘔短氣」。《千金翼·卷第九·太陽病用陷胸湯法》作「嘔即短氣」。

⑪ 汗出，不惡寒：《千金翼·卷第九·太陽病用陷胸湯法》無此句。

⑫ 屬十棗湯：《傷寒論·卷第三·辨太陽病脈證並治下》《千金翼·卷第九·太陽病用陷胸湯法》作「十棗湯主之」。

太陽病不解，熱①結膀胱，其人如狂，血自下，下之即愈②。其外未③解，尚未可攻，當先解外。外解④，小⑤腹急結者，乃可攻之，屬桃人承氣湯⑥。

傷寒七、八日，身黄如橘⑦，小便不利，少⑧腹微滿，屬茵蔯蒿湯證⑨。

傷寒十餘日，熱結⑩在裏，復⑪往來寒熱，屬大柴胡湯證⑫。但結胸，無大熱，此爲⑬水結在胸脇，頭微汗出⑭，與大陷胸湯⑮。

---

① 熱：《傷寒論·卷第三·辨太陽病脈證並治中》、《傷寒論·卷第九·辨可下病脈證并治》同，廣勤堂本作「執」。

② 下之即愈：《傷寒論·卷第三·辨太陽病脈證並治中》、《傷寒論·卷第九·辨可下病脈證并治》均作「下者愈」。《千金翼·卷第九·太陽病用承氣湯法》作「下者即愈」。

③ 未：《傷寒論·卷第三·辨太陽病脈證並治中》《千金翼·卷第九·太陽病用承氣湯法》作「不」。

④ 外解：《傷寒論·卷第三·辨太陽病脈證並治中》、《傷寒論·卷第九·辨可下病脈證并治》均作「外解已」。

⑤ 小：《傷寒論·卷第三·辨太陽病脈證並治中》、《傷寒論·卷第九·辨可下病脈證并治》《千金翼·卷第九·太陽病用承氣湯法》作「少」。

⑥ 屬桃人承氣湯：《傷寒論·卷第三·辨太陽病脈證並治中》、《傷寒論·卷第九·辨可下病脈證并治》《千金翼·卷第九·太陽病用承氣湯法》作「宜桃核承氣湯」。

⑦ 橘：《傷寒論·卷第九·辨可下病脈證并治》作「橘子色」。

⑧ 少：《傷寒論·卷第九·辨可下病脈證并治》無。《千金翼·卷第九·陽明病狀》作「其」。

⑨ 屬茵蔯蒿湯證：《千金翼·卷第九·陽明病狀》作「茵蔯湯主之」。

⑩ 熱結：《千金翼·卷第九·太陽病用柴胡湯法》作「邪氣結」。

⑪ 復：《千金翼·卷第九·太陽病用柴胡湯法》作「欲復」。

⑫ 屬大柴胡湯證：《千金翼·卷第九·太陽病用柴胡湯法》作「當與大柴胡湯」。

⑬ 此爲：《傷寒論·卷第九·辨可下病脈證并治》作「以」。

⑭ 頭微汗出：《傷寒論·卷第九·辨可下病脈證并治》作「但頭微汗出者」。

⑮ 與大陷胸湯：《傷寒論·卷第九·辨可下病脈證并治》作「屬大陷胸湯」。《千金翼·卷第九·太陽病用陷胸湯法》作「大陷胸湯主之」。

傷寒六、七日，結胸熱實，其脉沈緊，心下痛，按之如石堅，與大陷胸湯①。

陽明病，其人汗多②，津液外出，胃中燥，大便必堅③，堅④者則譫語，屬承氣湯證⑤。

陽明病，不吐下⑥而心⑦煩者，可與承氣湯⑧。

陽明病，其脉遲，雖汗出而不惡寒，其體⑨一本作人必重，短氣，腹滿而喘，有潮熱，如此者⑩，其外爲⑪解，可攻其裏。若手足濈然汗出者，此大便已堅⑫，屬承氣湯⑬。其熱不潮，未可⑭與承氣湯。若腹

---

① 與大陷胸湯：《千金翼·卷第九·太陽病用陷胸湯法》作「大陷胸湯主之」。
② 汗多：《傷寒論·卷第五·辨陽明病脈證並治》《傷寒論·卷第九·辨可下病脈證并治》《千金翼·卷第九·陽明病狀》均作「多汗」。
③ 堅：《傷寒論·卷第五·辨陽明病脈證並治》、《傷寒論·卷第九·辨可下病脈證并治》作「鞕」。
④ 堅：《傷寒論·卷第五·辨陽明病脈證並治》、《傷寒論·卷第九·辨可下病脈證并治》作「鞕」。
⑤ 屬承氣湯證：《傷寒論·卷第九·辨可下病脈證并治》作「屬小承氣湯證」，《傷寒論·卷第五·辨陽明病脈證並治》作「小承氣湯主之」。《千金翼·卷第九·陽明病狀》作「承氣湯主之」。
⑥ 不吐下：《傷寒論·卷第九·辨可下病脈證并治》作「不吐不下」。
⑦ 心：《千金翼·卷第九·陽明病狀》無「心」字。
⑧ 承氣湯：《傷寒論·卷第五·辨陽明病脈證並治》、《傷寒論·卷第九·辨可下病脈證并治》作「調胃承氣湯」。
⑨ 體：《傷寒論·卷第五·辨陽明病脈證並治》、《傷寒論·卷第九·辨可下病脈證并治》作「身」。
⑩ 如此者：《傷寒論·卷第五·辨陽明病脈證並治》、《傷寒論·卷第九·辨可下病脈證并治》均無此三字。
⑪ 爲：《傷寒論·卷第五·辨陽明病脈證並治》、《傷寒論·卷第九·辨可下病脈證并治》均作「欲」。
⑫ 堅：《傷寒論·卷第五·辨陽明病脈證並治》、《傷寒論·卷第九·辨可下病脈證并治》作「鞕」。
⑬ 屬承氣湯：《傷寒論·卷第五·辨陽明病脈證並治》、《傷寒論·卷第九·辨可下病脈證并治》作「大承氣湯主之」。《千金翼·卷第九·陽明病狀》作「承氣湯主之」。
⑭ 未可：《千金翼·卷第九·陽明病狀》作「勿」。

滿大而不大便者①，屬②小承氣湯，微和胃氣③，勿令至大下④。

陽明病，譫語⑤，發潮熱，其脉滑疾⑥，如此者⑦，屬承氣湯⑧。因與承氣湯一升，腹中轉失⑨氣者，復與⑩一升。如不轉失⑪氣者，勿更與之。明日又不大便，脉反微澀者，此爲裏虚，爲難治，不可更與承氣湯⑫。

二陽併病，太陽證罷，但發潮熱，手足漐漐汗出⑬，大便難而譫語者，下之愈，屬承氣湯證⑭。

---

① 若腹滿大而不大便者：《傷寒論·卷第五·辨陽明病脈證並治》、《傷寒論·卷第九·辨可下病脈證并治》作「若腹大滿不通者」。《千金翼·卷第九·陽明病狀》作「若腹大滿而不大便者」。
② 屬：《傷寒論·卷第五·辨陽明病脈證並治》《千金翼·卷第九·陽明病狀》作「可與」。
③ 氣：《傷寒論·卷第五·辨陽明病脈證並治》同，廣勤堂本作「湯」。
④ 大下：《傷寒論·卷第五·辨陽明病脈證並治》、《傷寒論·卷第九·辨可下病脈證并治》作「大泄下」。
⑤ 譫語：《千金翼·卷第九·陽明病狀》其後有「妄言」。
⑥ 其脉滑疾：《傷寒論·卷第九·辨可下病脈證并治》作「脉滑而疾者」。
⑦ 如此者：《傷寒論·卷第五·辨陽明病脈證並治》、《傷寒論·卷第九·辨可下病脈證并治》無此三字。
⑧ 屬承氣湯：《傷寒論·卷第五·辨陽明病脈證並治》、《傷寒論·卷第九·辨可下病脈證并治》作「小承氣湯主之」。《千金翼·卷第九·陽明病狀》作「承氣湯主之」。
⑨ 失：《傷寒論·卷第五·辨陽明病脈證並治》《千金翼·卷第九·陽明病狀》無。
⑩ 復與：《傷寒論·卷第五·辨陽明病脈證並治》、《傷寒論·卷第九·辨可下病脈證并治》作「更服」。
⑪ 失：《傷寒論·卷第五·辨陽明病脈證並治》、《傷寒論·卷第九·辨可下病脈證并治》《千金翼·卷第九·陽明病狀》均無。
⑫ 不可更與承氣湯：《千金翼·卷第九·陽明病狀》作「不得復與承氣湯」。
⑬ 手足漐漐汗出：《傷寒論·卷第五·辨陽明病脈證並治》、《傷寒論·卷第九·辨可下病脈證并治》同，廣勤堂本作「手足漐汗出」。
⑭ 屬承氣湯證：《傷寒論·卷第五·辨陽明病脈證並治》、《傷寒論·卷第九·辨可下病脈證并治》作「宜大承氣湯」。《千金翼·卷第九·太陽病用承氣湯法》作「宜承氣湯」。

病人①小便不利，大便乍難乍易，時有微熱，喘冒②不能臥者，有燥屎也，屬承氣湯證。

病發汗吐下以後證第八

師曰：病人脉微而澀者，此爲醫所病也，大發其汗，又數大下之，其人亡血，病當惡寒而發熱③，無休止時。夏月盛熱而與④仲景作欲著複衣，冬月盛寒而與⑤仲景作欲裸其體⑥。所以然者，陽微即⑦惡寒，陰弱即⑧發熱，故⑨仲景作醫發其汗，使陽氣微，又大下之，令陰氣弱。五月之時，陽氣在表，胃中虛冷，以陽氣內微，不能勝冷，故與⑩仲景作欲著複衣。十一月之時，陽氣在裏，胃中煩熱，以陰氣內弱，不能勝熱，故

---

① 病人：《千金翼·卷第九·陽明病狀》作「病者」。
② 喘冒：《千金翼·卷第九·陽明病狀》作「怫鬱」。
③ 而發熱：《傷寒論·卷第十·辨發汗吐下後病脈證並治》作「後乃發熱」。
④ 與：《傷寒論·卷第十·辨發汗吐下後病脈證並治》作「欲」。
⑤ 與：《傷寒論·卷第十·辨發汗吐下後病脈證並治》作「欲」。
⑥ 體：《傷寒論·卷第十·辨發汗吐下後病脈證並治》作「身」。
⑦ 即：《傷寒論·卷第十·辨發汗吐下後病脈證並治》作「則」。
⑧ 即：《傷寒論·卷第十·辨發汗吐下後病脈證並治》作「則」。
⑨ 故：《傷寒論·卷第十·辨發汗吐下後病脈證並治》作「此醫」。
⑩ 與：《傷寒論·卷第十·辨發汗吐下後病脈證並治》作「欲」。

與①（仲景作欲）裸其體②。又陰脉遲澀，故知亡血。

太陽病三日，已發其汗，吐下③溫針而不解④，此爲壞病，桂枝復不中與也⑤。觀其脉證，知犯何逆，隨證而治之。

脉浮數，法當汗出而愈，而⑥下之，則身體重⑦，心悸，不可發其汗，當自汗出而⑧解。所以然者，尺中脉微⑨，此裏虛，須表裏實，津液和⑩，即⑪自汗出愈。

凡病若發汗，若吐，若下，若亡血，無津液而陰陽⑫自和者，必自愈。

---

① 與：《傷寒論·卷第十·辨發汗吐下後病脈證並治》作「欲」。
② 體：《傷寒論·卷第十·辨發汗吐下後病脈證並治》作「身」。
③ 吐下：《傷寒論·卷第三·辨太陽病脈證並治上》、《傷寒論·卷第十·辨發汗吐下後病脈證並治》均作「若吐，若下」。
④ 溫針而不解：《傷寒論·卷第三·辨太陽病脈證並治上》、《傷寒論·卷第十·辨發汗吐下後病脈證並治》作「若溫針仍不解者」。
⑤ 桂枝復不中與也：《傷寒論·卷第三·辨太陽病脈證並治上》、《傷寒論·卷第十·辨發汗吐下後病脈證並治》作「桂枝不中與也」。《千金翼·卷第九·太陽病用桂枝湯法》作「桂枝湯復不中與也」。
⑥ 而：《傷寒論·卷第十·辨發汗吐下後病脈證並治》作「若」。
⑦ 則身體重：《傷寒論·卷第十·辨發汗吐下後病脈證並治》作「身重」。
⑧ 而：《傷寒論·卷第十·辨發汗吐下後病脈證並治》作「乃」。
⑨ 脉微：廣勤堂本作「脉浮」。
⑩ 津液和：《千金翼·卷第十·發汗吐下後病狀》作「津液自和」。
⑪ 即：《千金翼·卷第十·發汗吐下後病狀》無「即」字。《傷寒論·卷第十·辨發汗吐下後病脈證並治》作「便」。
⑫ 陰陽：《傷寒論·卷第十·辨發汗吐下後病脈證並治》作「陰陽脉」。

大下後，發汗①，其人②小便不利，此亡津液③，勿治。其④小便利，必自愈。

下以後，復⑤發其汗，必振寒，又其⑥脉微細。所以然者，内外俱虚故也。

太陽病，先下而不愈，因復發其汗，表裏俱虚⑦，其人因冒⑧。冒家當⑨汗出自愈。所以然者，汗出表和故也。表和⑩，然後下之⑪。

得病六、七日，脉遲浮弱，惡風寒，手足溫。醫再⑫三下之，不能多⑬（多一作食），其人脇下滿⑭，面目及身黄，頸項強，小便難，與柴胡湯，後必下重，本渴，飲水而嘔，柴胡湯復不中與也⑮，食穀者噦。

---

① 發汗：《傷寒論·卷第十·辨發汗吐下後病脈證並治》作「復發汗」。
② 其人：《傷寒論·卷第十·辨發汗吐下後病脈證並治》無此二字。
③ 此亡津液：《傷寒論·卷第十·辨發汗吐下後病脈證並治》作「亡津液故也」。
④ 其：《傷寒論·卷第十·辨發汗吐下後病脈證並治》作「得」。
⑤ 復：《千金翼·卷第十·發汗吐下後病狀》無「復」字。
⑥ 又其：《傷寒論·卷第十·辨發汗吐下後病脈證並治》無此二字。
⑦ 表裏俱虚：《傷寒論·卷第十·辨發汗吐下後病脈證並治》作「以此表裏俱虚」。
⑧ 因冒：《傷寒論·卷第三·辨太陽病脈證並治中》、《傷寒論·卷第十·辨發汗吐下後病脈證並治》均作「因致冒」。
⑨ 當：《傷寒論·卷第三·辨太陽病脈證並治中》、《傷寒論·卷第十·辨發汗吐下後病脈證並治》無。
⑩ 表和：《傷寒論·卷第十·辨發汗吐下後病脈證並治》同，《傷寒論·卷第三·辨太陽病脈證並治中》作「裏未和」。
⑪ 然後下之：《傷寒論·卷第三·辨太陽病脈證並治中》、《傷寒論·卷第十·辨發汗吐下後病脈證並治》作「然後復下之」。《千金翼·卷第十·發汗吐下後病狀》作「故下之」。
⑫ 再：《傷寒論·卷第十·辨發汗吐下後病脈證並治》作「二」。
⑬ 多：《傷寒論·卷第十·辨發汗吐下後病脈證並治》、《千金翼·卷第九·太陽病用柴胡湯法》作「食」。
⑭ 滿：《傷寒論·卷第十·辨發汗吐下後病脈證並治》《千金翼·卷第九·太陽病用柴胡湯法》作「滿痛」。
⑮ 柴胡湯復不中與也：《傷寒論·卷第十·辨發汗吐下後病脈證並治》作「柴胡不中與也」，《千金翼·卷第九·太陽病用柴胡湯法》作「柴胡復不中與也」。

太陽病，二、三日，終①不能臥，但欲起者，心下必結，其脉微弱者，此本寒②也。而反下之，利止者③，必結胸④。未止者，四、五日復重下之⑤。此挾熱利也⑥。

太陽病，下之，其脉促，不結胸者，此爲欲解。其脉浮者，必結胸。其脉緊者，必咽痛。其脉弦者，必兩脇拘急。其脉細而數者，頭痛未止。其脉沈而緊者，必欲嘔。其脉沈而滑者，挾⑦熱利。其脉浮而滑者，必下血。

太陽少陽併病，而反下之，成⑧結胸，心下堅⑨，下利不復⑩止，水漿不肯⑪下，其人必⑫心煩。

脉浮緊而下之⑬，緊反入裏，則作痞，按之自濡，但氣痞耳。

---

① 終：《傷寒論·卷第三·辨太陽病脈證並治下》、《傷寒論·卷第十·辨發汗吐下後病脈證並治》《千金翼·卷第九·太陽病用陷胸湯法》無「終」字。
② 本寒：《傷寒論·卷第三·辨太陽病脈證並治下》、《傷寒論·卷第十·辨發汗吐下後病脈證並治》作「本有寒分」。
③ 利止者：《傷寒論·卷第三·辨太陽病脈證並治下》、《傷寒論·卷第十·辨發汗吐下後病脈證並治》作「若利止」。
④ 必結胸：《傷寒論·卷第三·辨太陽病脈證並治下》、《傷寒論·卷第十·辨發汗吐下後病脈證並治》作「必作結胸」。
⑤ 四、五日復重下之：《傷寒論·卷第三·辨太陽病脈證並治下》、《傷寒論·卷第十·辨發汗吐下後病脈證並治》作「四日復下之」。
⑥ 此挾熱利也：《傷寒論·卷第三·辨太陽病脈證並治下》、《傷寒論·卷第十·辨發汗吐下後病脈證並治》作「此協熱利也」。《千金翼·卷第九·太陽病用陷胸湯法》作「此爲挾熱利也」。
⑦ 挾：《傷寒論·卷第三·辨太陽病脈證並治下》、《傷寒論·卷第十·辨發汗吐下後病脈證並治》作「協」。
⑧ 成：《千金翼·卷第九·太陽病用陷胸湯法》無「成」字。
⑨ 堅：《傷寒論·卷第三·辨太陽病脈證並治下》、《傷寒論·卷第十·辨發汗吐下後病脈證並治》作「鞕」。
⑩ 復：《傷寒論·卷第三·辨太陽病脈證並治下》、《傷寒論·卷第十·辨發汗吐下後病脈證並治》無。
⑪ 肯：《傷寒論·卷第三·辨太陽病脈證並治下》、《傷寒論·卷第十·辨發汗吐下後病脈證並治》無。
⑫ 必：《傷寒論·卷第三·辨太陽病脈證並治下》、《傷寒論·卷第十·辨發汗吐下後病脈證並治》無。
⑬ 脉浮緊而下之：《傷寒論·卷第十·辨發汗吐下後病脈證並治》作「脉浮而緊而復下之」。

傷寒吐下、發汗，虚煩，脉甚微，八、九日心下痞堅①，脇下痛，氣上衝咽喉②，眩冒，經脉動惕者，久而成痿。

陽明病，不能食③，下之不解，其人不能食④。攻其熱必噦，所以然者，胃中虚冷故也⑤。

陽明病，脉遲，食難用飽，飽即發⑥煩頭眩者，必小便難，此欲作穀疸⑦。雖下之，其腹滿⑧如故耳。所以然者，脉遲故也。

太陽病⑨，寸緩，關浮，尺弱⑩，其人發熱而汗出，復惡寒，不嘔，但心下痞者，此爲⑪醫下之也。

傷寒，大吐，大下之⑫，極虚，復極汗者，其人外氣怫鬱，復與之水，以發其汗，因得噦。所以然

---

①堅：《傷寒論·卷第十·辨發汗吐下後病脈證并治》作「鞕」。
②咽喉：《千金翼·卷第九·太陽病用陷胸湯法》作「喉咽」。
③不能食：《傷寒論·卷第十·辨發汗吐下後病脈證并治》作「能食」。
④下之不解，其人不能食：《傷寒論·卷第十·辨發汗吐下後病脈證并治》同，《傷寒論·卷第五·辨陽明病脈證并治》無此句。
⑤胃中虚冷故也：《傷寒論·卷第五·辨陽明病脈證并治》、《傷寒論·卷第十·辨發汗吐下後病脈證并治》與此句後有「以其人本虚，攻其熱必噦」。
⑥發：《傷寒論·卷第十·辨發汗吐下後病脈證并治》同，《傷寒論·卷第五·辨陽明病脈證并治》《千金翼·卷第九·陽明病狀》均作「微」。
⑦疸：《傷寒論·卷第五·辨陽明病脈證并治》作「癉」，《傷寒論·卷第十·辨發汗吐下後病脈證并治》作「疸」。
⑧腹滿：《千金翼·卷第九·陽明病狀》作「腹必滿」。
⑨太陽病：《千金翼·卷第九·陽明病狀》作「陽明病」。
⑩寸緩，關浮，尺弱：《千金翼·卷第九·陽明病狀》作「寸口緩，關上小浮，尺中弱」。
⑪爲：《傷寒論·卷第四·辨陽明病脈證并治》、《傷寒論·卷第十·辨發汗吐下後病脈證并治》均作「以」。
⑫大吐，大下之：《千金翼·卷第十·厥陰病狀》作「大吐下之」。

者，胃中寒冷故也。吐下發汗後①，其人②脉平，而小煩者，以新虚不勝穀氣故也。

太陽病，醫③發其汗，遂發熱而惡寒，復下之④，則心下痞，此⑤表裏俱虚，陰陽氣併竭，無陽則陰獨。復加火針⑥，因而煩⑦，面色青黄，膚瞤，如此者爲難治⑧。今色微黄，手足溫者易愈。

服桂枝湯下之⑨，頭項強痛⑩，翕翕⑪發熱，無汗，心下滿微痛，小便不利，屬桂枝去桂加茯苓术湯⑫。

太陽病，先發其汗，不解，而下之⑬，其脉浮者，不愈⑭。浮爲在外，而反下之，故令不愈。今脉

---

① 吐下發汗後：《傷寒論·卷第十·辨發汗吐下後病脈證并治》作「吐利發汗後」。《千金翼·卷第十·霍亂病狀》作「吐利發汗」。
② 其人：《傷寒論·卷第十·辨發汗吐下後病脈證并治》無此二字。
③ 醫：《千金翼·卷第九·太陽病用陷胸湯法》無「醫」字。
④ 復下之：《傷寒論·卷第三·辨太陽病脈證并治下》、《傷寒論·卷第十·辨發汗吐下後病脈證并治》作「因復下之」。
⑤ 此：《傷寒論·卷第三·辨太陽病脈證并治下》、《傷寒論·卷第十·辨發汗吐下後病脈證并治》無。
⑥ 火針：《傷寒論·卷第三·辨太陽病脈證并治下》、《傷寒論·卷第十·辨發汗吐下後病脈證并治》《千金翼·卷第九·太陽病用陷胸湯法》作「燒針」。
⑦ 因而煩：《傷寒論·卷第三·辨太陽病脈證并治下》、《傷寒論·卷第十·辨發汗吐下後病脈證并治》作「因胸煩」。《千金翼·卷第九·太陽病用陷胸湯法》作「胸煩」。
⑧ 如此者爲難治：《傷寒論·卷第三·辨太陽病脈證并治下》、《傷寒論·卷第十·辨發汗吐下後病脈證并治》作「難治」。《千金翼·卷第九·太陽病用陷胸湯法》作「此爲難治」。
⑨ 下之：《傷寒論·卷第十·辨發汗吐下後病脈證并治》作「或下之」。
⑩ 頭項強痛：《傷寒論·卷第十·辨發汗吐下後病脈證并治》作「仍頭項強痛」。
⑪ 翕翕：《傷寒論·卷第十·辨發汗吐下後病脈證并治》同，廣勤堂本作「拿拿」。
⑫ 屬桂枝去桂加茯苓术湯：《傷寒論·卷第十·辨發汗吐下後病脈證并治》作「屬桂枝去桂加茯苓白术湯」。《千金翼·卷第九·太陽病用桂枝湯法》作「桂枝去桂加茯苓白术湯主之」。
⑬ 而下之：《傷寒論·卷第三·辨太陽病脈證并治下》作「而復下之」。
⑭ 其脉浮者，不愈：《千金翼·卷第九·太陽病用桂枝湯法》作「其脉浮，不愈」。

浮，故在外，當①解其外則愈，屬②桂枝湯。

下以③後，復發其汗者，則晝日煩躁不眠④，夜而安靜，不嘔不渴，而無表證，其脉沈微，身無大熱，屬乾薑附子湯⑤。

傷寒吐下發汗後⑥，心下逆滿，氣上撞⑦胸，起即頭眩，其脉沈緊，發汗即動經，身爲振搖⑧，屬茯苓桂枝术甘草湯⑨。

發汗吐下以後⑩，不解⑪，煩躁，屬茯苓四逆湯⑫。

---

①當：《傷寒論·卷第三·辨太陽病脈證並治下》、《傷寒論·卷第十·辨發汗吐下後病脈證並治》於「當」後有「須」字。
②屬：《傷寒論·卷第三·辨太陽病脈證並治下》、《傷寒論·卷第十·辨發汗吐下後病脈證並治》《千金翼·卷第九·太陽病用桂枝湯法》作「宜」。
③以：《傷寒論·卷第十·辨發汗吐下後病脈證並治》作「之」。
④不眠：《傷寒論·卷第十·辨發汗吐下後病脈證並治》作「不得眠」。
⑤屬乾薑附子湯：《千金翼·卷第十·發汗吐下後》作「屬附子乾薑湯」。
⑥吐下發汗後：《傷寒論·卷第十·辨發汗吐下後病脈證並治》作「若吐若下後」。
⑦撞：《傷寒論·卷第十·辨發汗吐下後病脈證並治》作「衝」。
⑧振搖：《傷寒論·卷第十·辨發汗吐下後病脈證並治》作「振振搖者」。
⑨术：《傷寒論·卷第十·辨發汗吐下後病脈證並治》作「屬茯苓桂枝白术甘草湯」。《千金翼·卷第十·發汗吐下後》作「茯苓桂枝白术甘草湯主之」。
⑩吐下以後：《傷寒論·卷第十·辨發汗吐下後病脈證並治》作「若下之後」。
⑪不解：《傷寒論·卷第十·辨發汗吐下後病脈證並治》作「仍不解」。
⑫屬茯苓四逆湯：《千金翼·卷第十·發汗吐下後》作「茯苓四逆湯主之」。

傷寒①發汗吐下後，虚煩不得眠。劇者，反覆顛倒，心中懊憹，屬梔子湯②。若少氣，梔子甘草湯③。若嘔，梔子生薑湯④。若腹滿者，梔子厚朴湯⑤。

發汗若下之，煩熱⑥，胸中塞⑦者，屬梔子湯證⑧。

太陽病，過經十餘日，心下温温欲吐，而胸中痛，大便反溏，其腹微滿，鬱鬱微煩，先時⑨自極吐下者，與承氣湯⑩。不爾者⑪，不可與。欲嘔⑫，胸中痛，微溏，此非柴胡湯證，以嘔故知極吐下也。

太陽病，重發其汗，而復下之，不大便五、六日，舌上燥而渴，日晡所小有潮熱⑬，從心下至少腹

① 傷寒：《傷寒論·卷第十·辨發汗吐下後病脈證並治》《千金翼·卷第十·發汗吐下後》無「傷寒」字。
② 屬梔子湯：《傷寒論·卷第十·辨發汗吐下後病脈證並治》作「屬梔子豉湯」。《千金翼·卷第十·發汗吐下後》作「梔子湯主之」。
③ 梔子甘草湯：《傷寒論·卷第十·辨發汗吐下後病脈證並治》作「梔子甘草豉湯」。
④ 梔子生薑湯：《傷寒論·卷第十·辨發汗吐下後病脈證並治》作「梔子生薑豉湯」。
⑤ 若腹滿者，梔子厚朴湯：《千金翼·卷第十·發汗吐下後》無此句。
⑥ 煩熱：《傷寒論·卷第十·辨發汗吐下後病脈證並治》作「而煩熱」。
⑦ 塞：《傷寒論·卷第十·辨發汗吐下後病脈證並治》《千金翼·卷第十·發汗吐下後》作「窒」。
⑧ 屬梔子湯證：《傷寒論·卷第十·辨發汗吐下後病脈證並治》作「屬梔子豉湯證」。
⑨ 先時：《傷寒論·卷第三·辨太陽病脈證並治下》、《傷寒論·卷第十·辨發汗吐下後病脈證並治》作「先此時」。
⑩ 與承氣湯：《傷寒論·卷第三·辨太陽病脈證並治下》、《傷寒論·卷第十·辨發汗吐下後病脈證並治》作「與調胃承氣湯」。《千金翼·卷第九·太陽病用承氣湯法》作「宜承氣湯」。
⑪ 不爾者：《傷寒論·卷第十·辨發汗吐下後病脈證並治》作「若不爾者」。
⑫ 欲嘔：《傷寒論·卷第三·辨太陽病脈證並治下》、《傷寒論·卷第十·辨發汗吐下後病脈證並治》均作「但欲嘔」。
⑬ 日晡所小有潮熱：《千金翼·卷第九·太陽病用陷胸湯法》作「日晡如小有潮熱」。

堅①滿而痛不可近，屬大陷胸湯②。

傷寒五、六日，其人③已發汗，而復下之，胸脇滿微結，小便不利，渴而不嘔，但頭汗出，往來寒熱，心煩④，此爲未解，屬柴胡桂枝乾薑湯⑤。

傷寒汗出⑥，若吐下⑦解後，心下痞堅⑧，噫氣不除者，屬旋復代赭湯⑨。

大下以後⑩，不可更行桂枝湯。汗出而喘，無大熱，可以麻黄杏子甘草石膏湯⑪。

傷寒大下後⑫，復發其汗，心下痞，惡寒者，表未解也，不可攻其痞，當先解表，表解，乃攻其痞。

① 堅：《傷寒論·卷第三·辨太陽病脈證並治下》、《傷寒論·卷第十·辨發汗吐下後病脈證並治》作「鞕」。
② 屬大陷胸湯：《傷寒論·卷第十·辨發汗吐下後病脈證並治》同，《傷寒論·卷第三·辨太陽病脈證並治下》《千金翼·卷第九·太陽病用陷胸湯法》作「大陷胸湯主之」。
③ 其人：《傷寒論·卷第十·辨發汗吐下後病脈證並治》無此二字。
④ 心煩：《千金翼·卷第九·太陽病用柴胡湯法》作「而煩」。
⑤ 屬柴胡桂枝乾薑湯：《千金翼·卷第九·太陽病用柴胡湯法》作「柴胡桂枝乾薑湯主之」。
⑥ 汗出：《傷寒論·卷第十·辨發汗吐下後病脈證並治》《千金翼·卷第九·太陽病用陷胸湯法》作「發汗」。
⑦ 若吐下：《傷寒論·卷第十·辨發汗吐下後病脈證並治》作「若吐、若下」。《千金翼·卷第九·太陽病用陷胸湯法》作「吐下」。
⑧ 堅：《傷寒論·卷第十·辨發汗吐下後病脈證並治》作「鞕」。
⑨ 屬旋復代赭湯：《千金翼·卷第九·太陽病用陷胸湯法》作「旋復代赭湯主之」。
⑩ 大下以後：《傷寒論·卷第十·辨發汗吐下後病脈證並治》作「下後」，廣勤堂本作「已後」。《千金翼·卷第十·發汗吐下後》作「發汗以後」。
⑪ 可以麻黄杏子甘草石膏湯：《傷寒論·卷第十·辨發汗吐下後病脈證並治》作「屬麻黄杏子甘草石膏湯」。《千金翼·卷第十·發汗吐下後》作「與麻黄杏子石膏甘草湯」。
⑫ 後：《傷寒論·卷第十·辨發汗吐下後病脈證並治》作「之」。

解表，屬①桂枝湯。攻痞②，屬③大黄黄連瀉心湯。

傷寒吐下後，七、八日不解，熱結在裏，表裏俱熱，時時惡風，大渴，舌上乾燥而煩，欲飲水數升，屬白虎湯④。

傷寒吐下後未解⑤，不大便五、六日至⑥十餘日，其人⑦日晡所發潮熱，不惡寒，獨語如見鬼神之狀。若劇者，發則不識人，循衣妄撮⑧，怵⑨惕不安，微喘直視，脉弦者生，澀者死。微者，但發熱譫語，屬承氣湯⑩。若下者，勿復服。

三陽合病，腹滿身重，難以轉側，口不仁，面垢⑪，譫語，遺溺⑫。發汗則譫語，下之則額上生汗，

---

①屬：《傷寒論·卷第十·辨發汗吐下後病脈證並治》作「宜」。
②攻痞：《傷寒論·卷第十·辨發汗吐下後病脈證並治》於此前有「用前方」三字。
③屬：《傷寒論·卷第十·辨發汗吐下後病脈證並治》作「宜」。
④白虎湯：《傷寒論·卷第十·辨發汗吐下後病脈證並治》作「白虎加人參湯」。《千金翼·卷第十·發汗吐下後》作「白虎湯主之」。
⑤吐下後未解：《傷寒論·卷第十·辨發汗吐下後病脈證並治》作「若吐、若下後不解」。
⑥至：《傷寒論·卷第十·辨發汗吐下後病脈證並治》作「上至」。
⑦其人：《傷寒論·卷第十·辨發汗吐下後病脈證並治》無此二字。
⑧妄撮：《傷寒論·卷第十·辨發汗吐下後病脈證並治》作「摸牀」。《千金翼·卷第十·發汗吐下後》作「妄掇」。
⑨怵：《傷寒論·卷第十·辨發汗吐下後病脈證並治》無。
⑩屬承氣湯：《傷寒論·卷第十·辨發汗吐下後病脈證並治》作「屬大承氣湯」。《千金翼·卷第十·發汗吐下後》作「與承氣湯」。
⑪面垢：《千金翼·卷第九·陽明病狀》作「言語向經」。
⑫溺：《傷寒論·卷第五·辨陽明病脈證并治》、《傷寒論·卷第十·辨發汗吐下後病脈證並治》《千金翼·卷第九·陽明病狀》作「尿」。

手足厥①冷，自汗②，屬白虎湯證③。

陽明病，其脉浮緊④，咽乾⑤口苦，腹滿而喘，發熱汗出，而不惡寒，反偏⑥惡熱，其身體⑦重，發其汗即躁⑧，心憒憒⑨，而反譫語。加溫針⑩，必怵惕，又⑪煩躁，不得眠。下之，即胃中空虛，客氣動膈，心中懊憹，舌上胎者，屬梔子湯證⑫。

陽明病，下之，其外有熱，手足溫，不結胸，心中懊憹，若飢不能食。但頭汗出，屬梔子湯證⑬。

---

① 厥：《傷寒論·卷第五·辨陽明病脈證并治》、《傷寒論·卷第十·辨發汗吐下後病脈證並治》作「逆」。

② 自汗：《傷寒論·卷第五·辨陽明病脈證并治》、《傷寒論·卷第十·辨發汗吐下後病脈證並治》作「若自汗出者」。《千金翼·卷第九·陽明病狀》無「自汗」二字。

③ 屬白虎湯證：《傷寒論·卷第十·辨發汗吐下後病脈證並治》作「屬白虎湯」，《傷寒論·卷第五·辨陽明病脈證并治》作「白虎湯主之」。

④ 其脉浮緊：《傷寒論·卷第十·辨發汗吐下後病脈證並治》作「脉浮而緊」。《千金翼·卷第九·陽明病狀》作「脉浮緊」。

⑤ 乾：《傷寒論·卷第五·辨陽明病脈證并治》、《傷寒論·卷第十·辨發汗吐下後病脈證並治》均作「燥」。

⑥ 偏：《傷寒論·卷第五·辨陽明病脈證并治》、《傷寒論·卷第十·辨發汗吐下後病脈證並治》無。

⑦ 體：《傷寒論·卷第五·辨陽明病脈證并治》、《傷寒論·卷第十·辨發汗吐下後病脈證並治》無。

⑧ 發其汗即躁：《傷寒論·卷第五·辨陽明病脈證并治》作「若發汗則躁」。《千金翼·卷第九·陽明病狀》作「發汗即躁」。

⑨ 心憒憒：《千金翼·卷第九·陽明病狀》作「心中憒憒」。

⑩ 加溫針：《傷寒論·卷第十·辨發汗吐下後病脈證並治》作「若加溫針」。

⑪ 又：《傷寒論·卷第五·辨陽明病脈證并治》、《傷寒論·卷第十·辨發汗吐下後病脈證並治》無。

⑫ 屬梔子湯證：《傷寒論·卷第五·辨陽明病脈證并治》、《傷寒論·卷第十·辨發汗吐下後病脈證並治》作「梔子豉湯主之」。《千金翼·卷第九·陽明病狀》作「梔子湯主之」。

⑬ 屬梔子湯證：《傷寒論·卷第五·辨陽明病脈證并治》作「梔子豉湯主之」。《千金翼·卷第九·陽明病狀》作「梔子湯主之」。

陽明病，下之，心中懊憹而煩，胃中有燥屎者可攻。其人①腹微滿，頭堅後溏者②，不可下③之。有燥屎者，屬承氣湯證④。

太陽病，吐下發汗後⑤，微煩，小便數，大便因堅⑥，可與小承氣湯和之則愈。

大汗若大下，而厥冷者，屬四逆湯證⑦。

太陽病，下之⑧，其脉促胸滿者，屬桂枝去芍藥湯⑨。若微寒，屬桂枝去芍藥加附子湯⑩。

傷寒五、六日，大下之，身熱不去，心中結痛者，未欲解也，屬梔子湯證⑪。

傷寒下後，煩而腹滿⑫，臥起不安，屬梔子厚朴湯⑬。

---

① 其人：《傷寒論·卷第十·辨發汗吐下後病脈證並治》無此二字。
② 頭堅後溏者：《傷寒論·卷第五·辨陽明病脈證并治》、《傷寒論·卷第十·辨發汗吐下後病脈證並治》作「初頭鞕後必溏」。
③ 下：《傷寒論·卷第五·辨陽明病脈證并治》、《傷寒論·卷第十·辨發汗吐下後病脈證並治》作「攻」。
④ 屬承氣湯證：《傷寒論·卷第五·辨陽明病脈證并治》、《傷寒論·卷第十·辨發汗吐下後病脈證並治》作「宜大承氣湯」。《千金翼·卷第九·陽明病狀》作「宜承氣湯」。
⑤ 吐下發汗後：《傷寒論·卷第十·辨發汗吐下後病脈證並治》作「若吐、若下、若發汗後」。
⑥ 堅：《傷寒論·卷第十·辨發汗吐下後病脈證並治》作「鞕」。
⑦ 屬四逆湯證：《傷寒論·卷第十·辨發汗吐下後病脈證並治》作「屬四逆湯」。
⑧ 下之：《傷寒論·卷第二·辨太陽病脈證並治上》、《傷寒論·卷第十·辨發汗吐下後病脈證並治》作「下之後」。
⑨ 屬桂枝去芍藥湯：《傷寒論·卷第二·辨太陽病脈證並治上》《千金翼·卷第九·太陽病用桂枝湯法》作「桂枝去芍藥湯主之」。
⑩ 屬桂枝去芍藥加附子湯：《千金翼·卷第九·太陽病用桂枝湯法》作「桂枝去芍藥加附子湯主之」。
⑪ 屬梔子湯證：《傷寒論·卷第十·辨發汗吐下後病脈證並治》作「屬梔子豉湯證」。
⑫ 煩而腹滿：《傷寒論·卷第十·辨發汗吐下後病脈證並治》作「心煩腹滿」。
⑬ 屬梔子厚朴湯：《千金翼·卷第十·發汗吐下後》作「梔子厚朴湯主之」。

傷寒，醫以圓藥①大下之，身熱不去，微煩，屬梔子乾薑湯②。

傷寒，醫下之，續得下利清穀不止。身體③疼痛，急當救裏。身體疼痛④，清便自調，急當救表。救裏，宜四逆湯。救表，宜桂枝湯。

太陽病，過經十餘日，反再⑤三下之，後四、五日，柴胡證續⑥在，先與小柴胡湯。嘔止小安⑦嘔止小安一云：嘔不止，心下急，其人⑧鬱鬱微煩者，爲未解，與大柴胡湯，下者止⑨。

傷寒，十三日不解，胸脇滿而嘔，日晡所發潮熱，而⑩微利，此本當柴胡湯下之⑪，不得利，今反利

---

① 圓藥：廣勤堂本作『丸藥』，《傷寒論・卷第十・辨發汗吐下後病脈證並治》《千金翼・卷第十・發汗吐下後》同。

② 屬梔子乾薑湯：《千金翼・卷第十・發汗吐下後》作『梔子乾薑湯主之』。

③ 體：《傷寒論・卷第十・辨發汗吐下後病脈證並治》無。

④ 身體疼痛：《傷寒論・卷第十・辨發汗吐下後病脈證並治》作『後身疼痛』。

⑤ 再：《傷寒論・卷第三・辨太陽病脈證並治中》、《傷寒論・卷第十・辨發汗吐下後病脈證並治》作『二』。

⑥ 續：《傷寒論・卷第三・辨太陽病脈證並治中》、《傷寒論・卷第十・辨發汗吐下後病脈證並治》作『仍』。

⑦ 嘔止小安：《傷寒論・卷第三・辨太陽病脈證並治中》、《傷寒論・卷第十・辨發汗吐下後病脈證並治》作『嘔不止，心下急』。

⑧ 其人：《傷寒論・卷第十・辨發汗吐下後病脈證並治》無此二字。

⑨ 下者止：《傷寒論・卷第三・辨太陽病脈證並治中》、《傷寒論・卷第十・辨發汗吐下後病脈證並治》作『下之則愈』。

⑩ 而：《傷寒論・卷第十・辨發汗吐下後病脈證並治》作『已而』。

⑪ 此本當柴胡湯下之：《傷寒論・卷第十・辨發汗吐下後病脈證並治》作『此本柴胡下之』。《千金翼・卷第九・太陽病用柴胡湯法》作『此本當柴胡下之』。

者，故知醫以圓藥①下之，非②其治也。潮熱者，實也，先再③服小柴胡湯，以解其外，後屬柴胡加芒消湯④。

傷寒十三日，過經而譫語，內⑤有熱也，當以湯下之。小便利者，大便當堅⑥，而反利⑦，其脉調和者，知醫以圓藥⑧下之，非其治也。自利者，其脉當微厥，今反和者，此爲內實，屬承氣湯證⑨。

傷寒八、九日，下之，胸滿煩驚，小便不利，譫語，一身不可轉側⑩，屬柴胡加龍骨牡蠣湯⑪。

火逆下之，因燒針煩躁，屬桂枝甘草龍骨⑫牡蠣湯。

太陽病，脉浮而動數，浮則爲風，數則爲熱，動則爲痛，數則爲虛。頭痛發熱，微盜汗出，而反惡

---

① 圓藥：《傷寒論·卷第十·辨發汗吐下後病脈證並治》《千金翼·卷第九·太陽病用柴胡湯法》作「丸藥」。
② 非：《傷寒論·卷第十·辨發汗吐下後病脈證並治》作「此非」。
③ 再：《傷寒論·卷第十·辨發汗吐下後病脈證並治》無。
④ 後屬柴胡加芒消湯：《傷寒論·卷第十·辨發汗吐下後病脈證並治》《千金翼·卷第九·太陽病用柴胡湯法》作「後以柴胡加芒消湯主之」。
⑤ 內：《傷寒論·卷第十·辨發汗吐下後病脈證並治》作「以」。
⑥ 堅：《傷寒論·卷第十·辨發汗吐下後病脈證並治》作「鞕」。
⑦ 利：《傷寒論·卷第十·辨發汗吐下後病脈證並治》作「下利」。
⑧ 圓藥：《傷寒論·卷第十·辨發汗吐下後病脈證並治》《千金翼·卷第九·太陽病用承氣湯法》作「丸藥」。
⑨ 屬承氣湯證：《傷寒論·卷第十·辨發汗吐下後病脈證並治》作「屬調胃承氣湯證」。《千金翼·卷第九·太陽病用承氣湯法》作「宜承氣湯」。
⑩ 一身不可轉側：《傷寒論·卷第十·辨發汗吐下後病脈證並治》作「一身盡重，不可轉側者」。
⑪ 屬柴胡加龍骨牡蠣湯：《千金翼·卷第九·太陽病用柴胡湯法》作「柴胡加龍骨牡蠣湯主之」。
⑫ 骨：廣勤堂本作「車」。

寒，其表未解。醫反下之，動數則①遲，頭痛即眩②（一云膈內拒痛），胃中空虛，客氣動膈，短氣躁煩，心中懊憹，陽氣內陷，心下因堅③，則爲結胸，屬大陷胸湯④。若不結胸，但頭汗出，其餘無有⑤，齊頸而還，小便不利，身必發黄。

傷寒五、六日，嘔而發熱，柴胡湯證具，而以佗藥下之，柴胡證仍在，復與柴胡湯。此雖已⑥下，不爲逆也。必蒸蒸而振，却發熱汗出而解。若心下滿而堅⑦痛者，此爲結胸，屬大陷胸湯⑧。若但滿而不痛者，此爲痞，柴胡復⑨不中與也。屬半夏瀉心湯。

本以下之，故心下痞，與之瀉心⑩。其痞不解，其人渴而口燥⑪，小便不利者，屬五苓散⑫。一方言

---

① 則：《傷寒論·卷第四·辨太陽病脈證并治下》、《傷寒論·卷第十·辨發汗吐下後病脈證并治》作「變」。
② 頭痛即眩：《傷寒論·卷第四·辨太陽病脈證并治下》、《傷寒論·卷第十·辨發汗吐下後病脈證并治》作「膈內拒痛」。
③ 堅：《傷寒論·卷第四·辨太陽病脈證并治下》、《傷寒論·卷第十·辨發汗吐下後病脈證并治》作「鞕」。
④ 屬大陷胸湯：《傷寒論·卷第四·辨太陽病脈證并治下》《千金翼·卷第九·太陽病用陷胸湯法》作「大陷胸湯主之」，《傷寒論·卷第十·辨發汗吐下後病脈證并治》作「屬大陷胸湯證」。
⑤ 其餘無有：《傷寒論·卷第四·辨太陽病脈證并治下》、《傷寒論·卷第十·辨發汗吐下後病脈證并治》作「餘處無汗」。《千金翼·卷第九·太陽病用陷胸湯法》作「其餘無汗」。
⑥ 已：廣勤堂本作「以」。
⑦ 堅：《傷寒論·卷第十·辨發汗吐下後病脈證并治》作「鞕」。
⑧ 屬大陷胸湯：《傷寒論·卷第十·辨發汗吐下後病脈證并治》作「大陷胸湯主之」。
⑨ 復：《傷寒論·卷第十·辨發汗吐下後病脈證并治》無。
⑩ 與之瀉心：《傷寒論·卷第十·辨發汗吐下後病脈證并治》作「與瀉心湯」。
⑪ 口燥：《千金翼·卷第九·太陽病用陷胸湯法》作「口燥煩」。
⑫ 屬五苓散：《千金翼·卷第九·太陽病用陷胸湯法》作「五苓散主之」。

忍之一日乃愈①。

傷寒中風，醫反②下之，其人下利日數十行，穀不化，腹中雷鳴，心下痞堅③而滿，乾嘔而煩④，不能得安。醫見心下痞，爲病不盡，復重下之⑤，其痞益甚，此非結熱，但胃中虛，客氣上逆，故使之堅⑥，屬甘草瀉心湯⑦。

傷寒，服湯藥，而下利不止，心下痞堅⑧，服瀉心湯已⑨。後⑩以佗藥下之，利不止，醫以理中與之，利益甚。理中理⑪中焦，此利在下焦，屬赤石脂禹餘糧湯⑫。若⑬不止者，當利其小便。

---

①一方言忍之一日乃愈：《傷寒論·卷第十·辨發汗吐下後病脈證並治》作小字注文。
②反：《傷寒論·卷第十·辨發汗吐下後病脈證並治》同，廣勤堂本作「及」。
③堅：《傷寒論·卷第十·辨發汗吐下後病脈證並治》作「鞕」。
④而煩：《傷寒論·卷第十·辨發汗吐下後病脈證並治》作「心煩」。
⑤復重下之：《傷寒論·卷第十·辨發汗吐下後病脈證並治》作「復下之」。
⑥堅：《傷寒論·卷第十·辨發汗吐下後病脈證並治》作「鞕」。
⑦屬甘草瀉心湯：《千金翼·卷第九·太陽病用陷胸湯法》作「甘草瀉心湯主之」。
⑧堅：《傷寒論·卷第十·辨發汗吐下後病脈證並治》作「鞕」。
⑨已：《千金翼·卷第九·太陽病用陷胸湯法》無「已」字。
⑩後：《傷寒論·卷第十·辨發汗吐下後病脈證並治》《千金翼·卷第九·太陽病用陷胸湯法》作「復」。
⑪理：《千金翼·卷第九·太陽病用陷胸湯法》作「治」。
⑫屬赤石脂禹餘糧湯：《千金翼·卷第九·太陽病用陷胸湯法》作「赤石脂禹餘糧湯主之」。
⑬若：《傷寒論·卷第十·辨發汗吐下後病脈證並治》作「復」。

太陽病，外證未除，而數下之，遂挾①熱而利不止②，心下痞堅③，表裏不解，屬桂枝人參湯④。

傷寒吐後，腹滿⑤者，與承氣湯⑥。

病者⑦無表裏證，發熱七、八日，脉雖浮數者，可下之。假令下已⑧，脉數不解，今熱則消穀喜飢⑨，至六、七日不大便者，有瘀血，屬抵當湯⑩。若脉數不解而不止⑪，必夾血⑫，便膿血。

太陽病⑬，醫反下之，因⑭腹滿時痛，爲屬太陰⑮，屬桂枝加芍藥湯⑯。

---

① 挾：《傷寒論·卷第十·辨發汗吐下後病脈證並治》作「協」。
② 遂挾熱而利不止：《傷寒論·卷第四·辨太陽病脈證並治下》、《傷寒論·卷第十·辨發汗吐下後病脈證並治》作「遂協熱而利，利下不止」。
③ 堅：《傷寒論·卷第四·辨太陽病脈證並治下》、《傷寒論·卷第十·辨發汗吐下後病脈證並治》作「鞕」。
④ 屬桂枝人參湯：《傷寒論·卷第四·辨太陽病脈證並治下》《千金翼·卷第九·太陽病用陷胸湯法》作「桂枝人參湯主之」。
⑤ 腹滿：《傷寒論·卷第十·辨發汗吐下後病脈證並治》作「腹脹滿」。
⑥ 與承氣湯：《傷寒論·卷第十·辨發汗吐下後病脈證並治》作「屬調胃承氣湯證」。《千金翼·卷第九·太陽病用承氣湯法》作「承氣湯主之」。
⑦ 病者：《傷寒論·卷第十·辨發汗吐下後病脈證並治》作「病人」。
⑧ 下已：《傷寒論·卷第十·辨發汗吐下後病脈證並治》作「已下」。
⑨ 今熱則消穀喜飢：《千金翼·卷第九·陽明病狀》作「而合熱消穀喜飢」。
⑩ 屬抵當湯：《千金翼·卷第九·陽明病狀》作「抵當湯主之」。
⑪ 若脉數不解而不止：《千金翼·卷第九·陽明病狀》作「若數不解而下不止」。
⑫ 必夾血：《千金翼·卷第九·陽明病狀》作「必挾熱」。
⑬ 太陽病：《傷寒論·卷第六·辨太陰病脈證并治》、《傷寒論·卷第十·辨發汗吐下後病脈證並治》《千金翼·卷第十·太陰病狀》均作「本太陽病」。
⑭ 因：《傷寒論·卷第六·辨太陰病脈證并治》、《傷寒論·卷第十·辨發汗吐下後病脈證並治》作「因爾」。
⑮ 爲屬太陰：《傷寒論·卷第十·辨發汗吐下後病脈證並治》作「屬太陰也」。
⑯ 屬桂枝加芍藥湯：《傷寒論·卷第六·辨太陰病脈證并治》《千金翼·卷第十·太陰病狀》作「桂枝加芍藥湯主之」。

大實痛，屬桂枝加大黃湯①。

傷寒六、七日，其人大下後②，脉沈遲③，手足厥逆，下部脉不至，喉咽④不利，唾⑤膿血，泄利不止，爲難治，屬麻黃升麻湯⑥。

傷寒，本自寒下，醫復吐下⑦之，寒格更遂吐⑧一本作更，逆吐下，食入即出⑨，屬乾薑黄芩黄連人參湯⑩。

病可溫證第九

大法，冬宜服溫熱藥及灸⑪。

---

① 大實痛，屬桂枝加大黃湯：《傷寒論·卷第六·辨太陰病脈證并治》作「大實痛，桂枝加大黄湯主之」。《千金翼·卷第十·太陰病狀》「其實痛，加大黃湯主之」。
② 其人大下後：《傷寒論·卷第十·辨發汗吐下後病脈證並治》作「大下」。
③ 脉沈遲：《傷寒論·卷第十·辨發汗吐下後病脈證並治》作「寸脉沈而遲」。
④ 喉咽：《千金翼·卷第十·厥陰病狀》作「咽喉」。
⑤ 唾：原作「垂」，據廣勤堂本、《傷寒論·卷第十·辨發汗吐下後病脈證並治》改。
⑥ 屬麻黄升麻湯：《千金翼·卷第十·厥陰病狀》作「麻黄升麻湯主之」。
⑦ 下：《千金翼·卷第十·厥陰病狀》無「下」字。
⑧ 寒格更遂吐：《傷寒論·卷第十·辨發汗吐下後病脈證並治》作「寒格更逆吐下」。《千金翼·卷第十·厥陰病狀》作「而寒格更逆吐」。
⑨ 食入即出：《傷寒論·卷第十·辨發汗吐下後病脈證並治》作「若食入口即吐」。
⑩ 屬乾薑黄芩黄連人參湯：《千金翼·卷第十·厥陰病狀》作「乾薑黄芩黄連人參湯主之」。
⑪ 及灸：《千金翼·卷第十·傷寒宜忌》無「及灸」二字。

師曰①：病發熱頭痛，脉反沈。若不差，身體更②疼痛，當救其裏，宜溫藥③，四逆湯。

下利，腹滿④，身體疼痛，先溫其裏，宜四逆湯⑤。

自利不渴者，屬太陰，其藏有寒故也。當溫之，宜四逆輩⑥。

少陰病，其人飲⑦食入⑧則吐，心中溫溫欲吐，復不能吐。始得之，手足寒，脉弦遲。若膈上有寒飲，乾嘔者，不可吐，當溫之，宜四逆湯。

少陰病，脉沈者，急⑨當⑩溫之，宜四逆湯。

下利，欲食者，就當溫之⑪。

下利，脉遲緊，爲痛未欲止，當溫之。得冷者滿，而便腸垢。

下利，其脉浮大，此爲虛，以強下之故也。設脉浮革，因爾腸鳴，當溫之，宜當歸四逆湯⑫。

---

① 師曰：《傷寒論·卷第三·辨太陽病脈證并治中》無此二字。
② 更：《傷寒論·卷第三·辨太陽病脈證并治中》無。
③ 宜溫藥：《傷寒論·卷第三·辨太陽病脈證并治中》無此三字。
④ 腹滿：《傷寒論·卷第六·辨厥陰病脈證并治》《千金翼·卷第十·傷寒宜忌》作『腹脹滿』。
⑤ 下利……宜四逆湯：《傷寒論·卷第六·辨厥陰病脈證并治》作『下利……先溫其裏，乃攻其表，溫裏宜四逆湯，攻表宜桂枝湯』。
⑥ 宜四逆輩：《傷寒論·卷第六·辨太陰病脈證并治》作『當溫之，宜服四逆輩』。《千金翼·卷第十·傷寒宜忌》作『宜溫之』。
⑦ 飲：《千金翼·卷第十·少陰病狀》、《傷寒論·卷第六·辨少陰病脈證並治》均同，廣勤堂本作『欲』。
⑧ 入：《傷寒論·卷第六·辨少陰病脈證並治》作『入口』。
⑨ 急：《千金翼·卷第十·少陰病狀》無。
⑩ 當：《傷寒論·卷第六·辨少陰病脈證並治》無。
⑪ 就當溫之：《千金翼·卷第十·傷寒宜忌》作『宜就溫之』。
⑫ 宜當歸四逆湯：《千金翼·卷第十·傷寒宜忌》作『與水必噦』。

少陰病，下利，脉微澀者，即嘔汗出①，必數更衣，反少，當溫之②。傷寒，醫下之，續得下利，清穀不止，身體疼痛③，急當救裏，宜溫之，以四逆湯④。

病不可灸證第十

微數之脉，慎不可灸，因火爲邪，則爲煩逆。追虛逐實，血散脉中，火氣雖微，內攻有力，焦骨傷筋，血難復也。

脉浮，當⑤以汗解，而反⑥灸之，邪無從去⑦，因火而盛。病從腰以下，必當⑧重而痹，此爲⑨火逆。若⑩欲自解，當⑪先煩，煩乃有汗，隨汗而解⑫。何以知之？脉浮，故知汗出當⑬解。

---

① 出：《傷寒論·卷第六·辨少陰病脈證並治》同，《千金翼·卷第十·少陰病狀》無。
② 當溫之：《千金翼·卷第十·少陰病狀》作「當溫其上，灸之」，《傷寒論·卷第六·辨少陰病脈證並治》同。
③ 身體疼痛：《傷寒論·卷第三·辨太陽病脈證并治中》作「身疼痛者」。
④ 宜溫之，以四逆湯：《傷寒論·卷第三·辨太陽病脈證并治中》作「救裏，宜四逆湯」。
⑤ 當：《傷寒論·卷第三·辨太陽病脈證並治中》作「宜」。
⑥ 而反：《傷寒論·卷第三·辨太陽病脈證並治中》作「用火」。
⑦ 去：《傷寒論·卷第三·辨太陽病脈證並治中》作「出」。
⑧ 當：《傷寒論·卷第三·辨太陽病脈證並治中》《千金翼·卷第十·傷寒宜忌》無「當」字。
⑨ 此爲：《傷寒論·卷第三·辨太陽病脈證並治中》作「名」。
⑩ 若：《傷寒論·卷第三·辨太陽病脈證並治中》無。
⑪ 當：《傷寒論·卷第三·辨太陽病脈證並治中》作「必當」。
⑫ 煩乃有汗，隨汗而解：《傷寒論·卷第三·辨太陽病脈證並治中》作「煩乃有汗而解」。
⑬ 當：《傷寒論·卷第三·辨太陽病脈證並治中》無。

脉浮，熱甚，而灸之①，此爲實，實以虚治，因火而動，咽燥必唾血②。

病可灸證第十一

燒針令其汗，針處被寒，核起而赤者，必發賁豚。氣從少腹上撞者③，灸其核上一壯④（一本作各一壯），與桂枝加桂湯⑤。

少陰病，得之一、二日，口中和，其背惡寒者，當灸之⑥。

少陰病，其人吐利，手足不逆⑦，反發熱，不死。脉不至⑧者，灸其少陰七壯。

少陰病，下利，脉微澀者，即嘔汗出⑨，必數更衣，反少，當溫其上，灸之（一云灸厥陰可五十壯）。

諸下利，皆可灸足大都五壯（一云七壯），商丘、陰陵泉皆三壯。

---

① 而灸之：《傷寒論·卷第三·辨太陽病脈證並治中》《千金翼·卷第十·傷寒宜忌》作「而反灸之」。

② 咽燥必唾血：《傷寒論·卷第三·辨太陽病脈證並治中》作「必咽燥唾血」。

③ 上撞者：《傷寒論·卷第三·辨太陽病脈證並治中》作「上衝心者」。《千金翼·卷第九·太陽病雜療法》作「上衝者」。

④ 一壯：《傷寒論·卷第三·辨太陽病脈證並治中》作「各一壯」。

⑤ 與桂枝加桂湯：《傷寒論·卷第三·辨太陽病脈證並治中》於此句後有「更加桂二兩也」一句。

⑥ 當灸之：《傷寒論·卷第六·辨少陰病脈證並治》於此句後有「附子湯主之」。

⑦ 手足不逆：《千金翼·卷第十·少陰病狀》同，《傷寒論·卷第六·辨少陰病脈證並治》作「手足不逆冷」。

⑧ 至：《傷寒論·卷第六·辨少陰病脈證並治》同，《千金翼·卷第十·少陰病狀》作「足」。

⑨ 即嘔汗出：《千金翼·卷第十·少陰病狀》作「即嘔汗者」，《傷寒論·卷第六·辨少陰病脈證並治》作「嘔而汗出」。

下利，手足厥①，無脉，灸之不溫，反微喘者死②。少陰負趺陽者爲順也。

傷寒六、七日，其③脉微，手足厥④，煩躁，灸其⑤厥陰，厥不還者死。

傷寒，脉促，手足厥逆，可灸之，爲可灸少陰、厥陰，主逆⑥。

病不可刺證第十二

大怒無刺大，一作新，已刺無怒⑦已，一作新。新内無刺，已刺無内⑧。大勞無刺大，一作新，已刺無勞⑨。大醉無刺，

---

① 厥：《傷寒論·卷第六·辨厥陰病脈證並治》作「厥冷」。
② 反微喘者死：《傷寒論·卷第六·辨厥陰病脈證並治》於此句前有「若脈不還，反微喘者死」。
③ 其：《傷寒論·卷第六·辨厥陰病脈證並治》無。
④ 厥：《傷寒論·卷第六·辨厥陰病脈證並治》作「厥冷」。
⑤ 其：《傷寒論·卷第六·辨厥陰病脈證並治》無。
⑥ 爲可灸少陰、厥陰，主逆：《傷寒論·卷第六·辨厥陰病脈證並治》《千金翼·卷第十·傷寒宜忌》無此句。
⑦ 大怒無刺大，一作新，已刺無怒：《甲乙經·卷五·針灸禁忌》作「大怒無刺大，已刺勿怒」，《靈樞·終始》作「新怒勿刺，已刺勿怒」。
⑧ 新内無刺，已刺無内：《甲乙經·卷五·針灸禁忌》作「新内無刺，已刺勿内」，《靈樞·終始》作「新内勿刺，新刺勿内」。
⑨ 大勞無刺大，一作新，已刺無勞：《甲乙經·卷五·針灸禁忌》作「大勞無刺大，已刺勿勞」，《靈樞·終始》作「新勞勿刺，已刺勿勞」。

已刺無醉①。大飽無刺，已刺無飽②。大飢無刺，已刺無飢③。大渴無刺，已刺無渴④。無刺大驚⑤，無刺熇熇之熱，無刺漉漉之汗，無刺渾渾之脉。身熱甚，陰陽皆爭者⑥，勿刺也。其可刺者，急取之，不汗⑦則泄。所謂勿刺者，有死徵也。無刺病與脉相逆者。上工刺未生⑧，其次刺未盛⑨，其次刺已衰⑩，粗工逆此，謂之伐形出《九卷》。

病可刺證第十三

太陽病，頭痛，至七日⑪，自當⑫愈，其經音⑬故也。若欲作再經者，當針⑭足陽明，使經不傳則愈。

---

① 大醉無刺，已刺無醉：《甲乙經·卷五·針灸禁忌》作「大醉無刺，已刺勿醉」，《靈樞·終始》作「已醉勿刺，已刺勿醉」。
② 大飽無刺，已刺無飽：《甲乙經·卷五·針灸禁忌》作「大飽無刺，已刺勿飽」，《靈樞·終始》作「已飽勿刺，已刺勿飽」。
③ 大飢無刺，已刺無飢：《甲乙經·卷五·針灸禁忌》作「大飢無刺，已刺勿飢」，《靈樞·終始》作「已飢勿刺，已刺勿飢」。
④ 大渴無刺，已刺無渴：《甲乙經·卷五·針灸禁忌》作「已渴無刺，已刺勿渴」，《靈樞·終始》作「已渴勿刺，已刺勿渴」。
⑤ 無刺大驚：《素問·刺禁論》作「無刺大驚人」。
⑥ 陰陽皆爭者：《靈樞·熱病》作「陰陽皆靜者」。
⑦ 不汗：《靈樞·熱病》作「不汗出」。
⑧ 上工刺未生：《靈樞·逆順》作「上工刺其未生者也」。
⑨ 其次刺未盛：《靈樞·逆順》作「其次刺其未盛者也」。
⑩ 其次刺已衰：《靈樞·逆順》作「其次刺其已衰者也」。
⑪ 七日：《傷寒論·卷第二·辨太陽病脈證並治上》作「七日以上」。
⑫ 當：《傷寒論·卷第二·辨太陽病脈證並治上》無。
⑬ 其經音：廣勤堂本作「其經竟」，《千金翼·卷第十·傷寒宜忌》同，《傷寒論·卷第二·辨太陽病脈證並治上》作「以行其經盡」。
⑭ 當針：《千金翼·卷第十·傷寒宜忌》作「宜刺」。

太陽病，初服桂枝湯，而①反煩不解者，當②先刺風池、風府，乃③却與桂枝湯則愈。

傷寒，腹滿而④譫語，寸口脉浮而緊者⑤，此爲⑥肝乘脾，名縱⑦，當⑧刺期門。

傷寒發熱，嗇嗇惡寒，其人大渴，欲飲酢漿者⑨，其腹必滿，而⑩自汗出，小便利，其病欲解，此爲⑪肝乘肺，名曰横⑫。

陽明病，下血而⑬譫語，此爲熱入血室。但頭汗出者，當⑭刺期門，隨其實而瀉之，濈然汗出者則愈。

婦人中風，發熱惡寒，經水適來，得之七、八日，熱除，脉遲⑮，身涼，胸脇下滿，如結胸狀，其

①　而：《傷寒論·卷第二·辨太陽病脈證并治上》無。
②　當：《傷寒論·卷第二·辨太陽病脈證并治上》無。《千金翼·卷第十·傷寒宜忌》作「宜」。
③　乃：《傷寒論·卷第二·辨太陽病脈證并治上》無。
④　而：《傷寒論·卷第三·辨太陽病脈證并治中》無。
⑤　者：《傷寒論·卷第三·辨太陽病脈證并治中》無。
⑥　爲：《傷寒論·卷第三·辨太陽病脈證并治中》無。
⑦　名縱：《傷寒論·卷第三·辨太陽病脈證并治中》《千金翼·卷第十·傷寒宜忌》作「名曰縱」。
⑧　當：《傷寒論·卷第三·辨太陽病脈證并治中》無。《千金翼·卷第十·傷寒宜忌》作「宜」。
⑨　其人大渴，欲飲酢漿者：《傷寒論·卷第三·辨太陽病脈證并治中》作「大渴，欲飲水」。
⑩　而：《傷寒論·卷第三·辨太陽病脈證并治中》無。
⑪　爲：《傷寒論·卷第三·辨太陽病脈證并治中》無。
⑫　名曰横：廣勤堂本作此句後有「當刺期門」句，《傷寒論·卷第三·辨太陽病脈證并治中》作「刺期門」。《千金翼·卷第十·傷寒宜忌》作「宜刺期門」。
⑬　而：《傷寒論·卷第五·辨陽明病脈證并治》無。
⑭　當：《傷寒論·卷第五·辨陽明病脈證并治》無。
⑮　熱除，脉遲：《傷寒論·卷第四·辨太陽病脈證并治下》作「熱除而脉遲」。

人譫語①，此爲熱入血室，當刺期門，隨其虛實而取之②。《平病》云：熱入血室，無犯胃氣及上三膲③。與此相反，豈謂藥不謂針耶。

太陽與少陽併病，頭痛，頸項強而眩④，時如結胸⑤，心下痞堅⑥，當刺大杼第一間、肺輸、肝輸⑦，慎不可發汗，發汗則譫語，譫語則⑧脉弦。譫語五日不止⑨，當刺期門。

少陰病，下利，便膿血者可刺。

婦人傷寒⑩，懷身，腹滿⑪，不得小便，加⑫從腰以下重，如有水氣狀，懷身七月，太陰當養不養，此心氣實，當⑬刺寫勞宮及關元，小便利則愈⑭。

---

① 其人譫語：《傷寒論·卷第四·辨太陽病脈證並治下》作「譫語者」。《千金翼·卷第九·太陽病雜療法》作「譫語」。
② 隨其虛實而取之：《傷寒論·卷第四·辨太陽病脈證並治下》作「隨其實而取之」。
③ 膲：廣勤堂本作「焦」。
④ 頭痛，頸項強而眩：《傷寒論·卷第四·辨太陽病脈證並治下》作「頭項強痛或眩冒」。《千金翼·卷第九·太陽病用陷胸湯法》作「頭痛或眩冒」。
⑤ 時如結胸：《千金翼·卷第九·太陽病用陷胸湯法》作「如結胸」。
⑥ 堅：《傷寒論·卷第四·辨太陽病脈證並治下》作「鞕」。
⑦ 當刺大杼第一間、肺輸、肝輸：廣勤堂本作「當刺大杼第一間、肺俞、肝俞」，《傷寒論·卷第四·辨太陽病脈證並治下》作「當刺大椎第一間、肺俞、肝俞」。《千金翼·卷第九·太陽病用陷胸湯法》作「當刺肺俞、肝俞、大椎第一間」。
⑧ 譫語則：《傷寒論·卷第四·辨太陽病脈證並治下》無此三字。
⑨ 譫語五日不止：《傷寒論·卷第四·辨太陽病脈證並治下》《千金翼·卷第九·太陽病用陷胸湯法》作「五日譫語不止」。
⑩ 婦人傷寒：《金匱·卷下·婦人妊娠病脈證並治》作「婦人傷胎」。
⑪ 腹滿：《金匱·卷下·婦人妊娠病脈證並治》作「腹痛」。
⑫ 加：《金匱·卷下·婦人妊娠病脈證並治》無。
⑬ 當：《千金翼·卷第九·傷寒宜忌》作「宜」。
⑭ 小便利則愈：《金匱·卷下·婦人妊娠病脈證並治》作「小便微利則愈」。

傷寒，喉痹，刺手少陰①。少陰在腕當小指後動脉是也。針入三分，補之。

問曰：病有汗出而身熱煩滿，煩滿不爲汗解者何？對曰：汗出而身熱者風也，汗出而煩滿不解者厥也，病名曰風厥也。太陽主氣，故先受邪，少陰與爲表裏也。得熱則上從之，從之則厥，治之，表裏刺之，飲之湯。

熱病三日，氣口靜，人迎躁者，取之諸陽五十九刺，以寫其熱，而出其汗，實其陰，以補其不足。所謂五十九刺者，兩手外内側各三，凡十二痏，五指間各一，凡八痏。足亦如是，頭入髪一寸傍三分，各三，凡六痏，更入髪三寸，邊各②五，凡十痏。耳前後、口下、項中各一③，凡六痏，巓上一。

熱病先膚痛，窒鼻充面，取之皮，以第一針五十九。苛菌爲軫一云苛軫鼻④，索皮於肺，不得索之火。火⑤，心也。

熱病，嗌乾多飲，善驚，臥不能安⑥，取之膚肉，以第六針五十九。目眥赤⑦，索肉於脾，不得索之木。木⑧，肝也。

---

① 刺手少陰：《千金翼·卷第九·傷寒宜忌》作「刺手少陰穴」。
② 各：《靈樞·熱病》無。
③ 耳前後、口下、項中各一：《靈樞·熱病》作「耳前後、口下者各一，項中一」。
④ 苛菌爲軫一云苛軫鼻：《靈樞·熱病》作「苛軫鼻」。
⑤ 火：《靈樞·熱病》作「火者」。
⑥ 安：《靈樞·熱病》作「起」。
⑦ 赤：《靈樞·熱病》作「青」。
⑧ 木：《靈樞·熱病》作「木者」。

熱病而胸脇痛①，手足躁，取之筋間，以第四針針②於四達③（一作逆），筋辟④目浸，索筋於肝，不得索之金。金⑤，肺也。

熱病數驚，瘈瘲而狂，取之脉，以第四針急寫有餘者，癲疾，毛髮去，索血（一作脉）於心，不得索之水。水⑥，腎也。

熱病，而身重骨痛，耳聾而好瞑，取之骨，以第四針五十九⑦。骨病食齧牙齒⑧，耳清⑨，索骨於腎無⑩（一本作不）得索之土。土⑪，脾也。

---

①熱病而胸脇痛：《靈樞·熱病》作「熱病面青腦痛」。
②針：《靈樞·熱病》無。
③四達：《靈樞·熱病》作「四逆」。
④筋辟：《靈樞·熱病》作「筋躄」。
⑤金：《靈樞·熱病》作「金者」。
⑥水：《靈樞·熱病》作「水者」。
⑦五十九：《靈樞·熱病》作「五十九刺」。
⑧骨病食齧牙齒：《靈樞·熱病》作「骨肉不食齧齒」。
⑨清：《靈樞·熱病》作「青」。
⑩無：《靈樞·熱病》作「不」。
⑪土：《靈樞·熱病》作「土者」。

熱病，先身濇傍教①（傍教《太素》作倚）煩悶，乾脣嗌②，取之③以第一針五十九。膚脹，口乾，寒汗④。

熱病，頭痛，攝（攝一作顳顬）目⑤，脉緊⑥，善衄，厥熱⑦也，取之以第三針，視有餘不足，寒熱病⑧。

熱病，體重，腸中熱，取之以第四針，於其輸及下諸指間，索氣於胃絡⑨得氣也。

熱病，俠臍痛急⑩，胸脇支⑪滿，取之湧泉與太陰、陽明⑫（三蔭陵泉⑬），以⑭第四針，針嗌裏。

熱病而汗且出，反⑮脉順可汗者，取之魚際、太淵、大都、太白瀉之，則熱去，補之則汗出。汗出

---

① 傍教：《靈樞・熱病》作「倚而熱」。
② 乾脣嗌：《靈樞・熱病》作「乾脣口嗌」。
③ 取之：《靈樞・熱病》作「取之皮」。
④ 寒汗：《靈樞・熱病》作「寒汗出」，於此句後有「索脉于心，不得索之水，水者，腎也」。
⑤ 攝（攝一作顳顬）目：《靈樞・熱病》作「顳顬目瘈」。
⑥ 脉緊：《靈樞・熱病》作「脉痛」。
⑦ 厥熱：《靈樞・熱病》作「厥熱病」。
⑧ 病：《靈樞・熱病》作「痔」。
⑨ 絡：《靈樞・熱病》作「胳」。
⑩ 俠臍痛急：《靈樞・熱病》作「挾臍急痛」。
⑪ 支：《靈樞・熱病》無。
⑫ 太陰、陽明：《靈樞・熱病》作「陰陵泉」。
⑬ 三蔭陵泉：廣勤堂本作「一云陰陵泉」。
⑭ 以：《靈樞・熱病》作「取以」。
⑮ 反：《靈樞・熱病》作「及」。

太甚者，取踝上①橫文②以止之。

熱病七日、八日，脉口動，喘而眩③者，急刺之。汗且自出，淺刺手大指間。

熱病，先胸脇痛，手足躁，刺足少陽，補手④太陰，病甚⑤，爲五十九刺。

熱病，先⑥手臂痛，刺手陽明、太陰，而汗出止。

熱病，始於頭首者，刺項太陽而汗出止。

熱病，先身重骨痛，耳聾目⑦瞑，刺足少陰，病甚，爲五十九刺一云刺少陽。

熱病先眩冒而熱，胸脇滿，刺足少陰、少陽。

熱病，始⑧足脛者，先取足陽明而汗出⑨。

---

① 踝上：《靈樞·熱病》作「內踝上」。
② 橫文：《靈樞·熱病》作「橫脉」。
③ 眩：《靈樞·熱病》作「短」。
④ 手：《素問·刺熱》作「足」。
⑤ 病甚：《素問·刺熱》作「病甚者」。
⑥ 先：《素問·刺熱》作「始」。
⑦ 目：《素問·刺熱》作「好」。
⑧ 始：《素問·刺熱》作「始于」。
⑨ 先取足陽明而汗出：《素問·刺熱》作「刺足陽明而汗出止」。

病不可水證第十四

發汗後，飲水多者①，必喘。以水灌之，亦喘。

傷寒，大吐、大下之，極虚，復極汗者，其人外氣怫鬱，復與之水，以發其汗，因得噦。所以然者，胃中寒冷故也。

陽明病，潮熱，微堅②，可與③承氣湯④。不堅⑤，勿⑥與之。若不大便六、七日，恐有燥屎。欲知之法，可⑦與小承氣湯。若腹中不轉失氣者，此爲但頭堅後溏⑧，不可攻之，攻之必腹滿⑨，不能食，欲飲水者，即噦⑩。

① 者：《傷寒論·卷第三·辨太陽病脈證并治中》無。
② 微堅：《傷寒論·卷第五·辨陽明病脈證并治》作「大便微鞕者」。
③ 與：《傷寒論·卷第五·辨陽明病脈證并治》同，廣勤堂本作「以」。
④ 承氣湯：《傷寒論·卷第五·辨陽明病脈證并治》作「大承氣湯」。
⑤ 堅：《傷寒論·卷第五·辨陽明病脈證并治》作「鞕」。
⑥ 勿：《傷寒論·卷第五·辨陽明病脈證并治》作「不可」。
⑦ 可：《傷寒論·卷第五·辨陽明病脈證并治》作「少」。
⑧ 此爲但頭堅後溏：《傷寒論·卷第五·辨陽明病脈證并治》作「此但初頭鞕後必溏」。
⑨ 腹滿：《傷寒論·卷第五·辨陽明病脈證并治》作「脹滿」。《千金翼·卷第九·陽明病狀》作「腹脹滿」。
⑩ 即噦：《傷寒論·卷第五·辨陽明病脈證并治》作「與水則噦」。

陽明病①，若②胃中虛冷，其人不能食，飲水即③噦。

下利，其脉浮大④，此爲虛⑤，以強下之故也。設脉浮革，因爾腸鳴，當溫之，與水即噦⑥。

病在陽，當⑦以汗解，而反以水噀之⑧。若灌之，其熱却⑨不得去，益煩⑩，皮上粟起⑪，意欲飲水，反不渴，宜文蛤散⑫。若不差，與五苓散。若⑬寒實結胸，無熱證者，與三物小陷胸湯⑭，白散亦可⑮。身熱皮粟不解，欲引衣自覆，若以水之噀⑯之洗之，益令熱却不得出。當汗而不汗，即煩。假令汗出已，腹中痛，與芍藥三兩，如上法。

---

① 陽明病：《傷寒論・卷第五・辨陽明病脈證并治》《千金翼・卷第九・陽明病狀》無此三字。
② 若：《千金翼・卷第九・陽明病狀》無「若」字。
③ 即：《傷寒論・卷第五・辨陽明病脈證并治》作「則」。
④ 其脉浮大：《傷寒論・卷第九・辨不可下病脈證並治》作「脉大者」。《千金翼・卷第九・傷寒宜忌》作「脉浮大者」。
⑤ 此爲虛：《傷寒論・卷第九・辨不可下病脈證並治》作「虛也」。
⑥ 當溫之，與水即噦：《傷寒論・卷第九・辨不可下病脈證並治》無此句，作「屬當歸四逆湯」。
⑦ 當：《傷寒論・卷第四・辨太陽病脈證并治下》作「應」。
⑧ 而反以水噀之：《傷寒論・卷第四・辨太陽病脈證并治下》作「反以冷水潠之」。
⑨ 其熱却：《傷寒論・卷第四・辨太陽病脈證并治下》作「其熱被劫」。
⑩ 益煩：《傷寒論・卷第四・辨太陽病脈證并治下》作「彌更益煩」。
⑪ 皮上粟起：《傷寒論・卷第四・辨太陽病脈證并治下》作「肉上粟起」。《千金翼・卷第九・太陽病用陷胸湯法》作「皮粟起」。
⑫ 宜文蛤散：《傷寒論・卷第四・辨太陽病脈證并治下》作「服文蛤散」。《千金翼・卷第九・太陽病用陷胸湯法》作「宜服文蛤散」。
⑬ 若：《傷寒論・卷第四・辨太陽病脈證并治下》無。
⑭ 三物小陷胸湯：《千金翼・卷第九・太陽病用陷胸湯法》作「三物小白散」。
⑮ 亦可：《傷寒論・卷第四・辨太陽病脈證并治下》作「亦可服」。
⑯ 噀：《傷寒論・卷第四・辨太陽病脈證并治下》作「潠」。

寸口脉浮大，醫反下之①，此爲大逆。浮即無血，大即爲寒，寒氣相搏，即爲腸鳴，醫乃不知，而反飲水②，令汗大出，水得寒氣，冷必相搏，其人即䭇。

寸口脉濡而弱，濡即惡寒，弱即發熱，濡弱相搏，藏氣衰微，胸中苦煩，此非結熱，而反薄居，水漬布冷，銚貼之，陽氣遂微，諸府無所依，陰脉凝聚，結在心下，而不肯移，胃中虚冷，水穀不化，小便縱通，復不能多，微則可救，聚寒心下，當奈何也。

病可水證第十五

太陽病，發汗後，若大汗出，胃中乾，燥煩③不得眠，其人欲飲水④，當稍⑤飲之，令胃中⑥和則愈。

厥陰病，渴欲飲水者，與水飲之即愈⑦。

太陽病⑧，寸口緩，關上小浮，尺中弱，其人發熱而汗出，復惡寒，不嘔，但心下痞者，此爲醫下也。若不下，其人復不惡寒而渴者，爲轉屬陽明。小便數者，大便即堅，不更衣十日，無所苦也。欲飲

①　醫反下之：《傷寒論·卷第一·辨脈法》於此前有「而」。
②　水：《傷寒論·卷第一·辨脈法》作「冷水」。
③　燥煩：《傷寒論·卷第三·辨太陽病脈證並治中》作「煩燥」。
④　欲飲水：《傷寒論·卷第三·辨太陽病脈證並治中》作「欲得飲水」。
⑤　當稍：《傷寒論·卷第三·辨太陽病脈證並治中》作「少少與」。
⑥　胃中：《傷寒論·卷第三·辨太陽病脈證並治中》《千金翼·卷第九·傷寒宜忌》作「胃氣」。
⑦　與水飲之即愈：《傷寒論·卷第六·辨厥陰病脈證並治》作「少少與之愈」。
⑧　太陽病：《千金翼·卷第九·陽明病狀》作「陽明病」。

水者，但與之，當以法救渴，宜五苓散。

寸口脉洪而大，數而滑，洪大則榮氣長，滑數則胃氣實，榮長則陽盛，怫鬱不得出身，胃實則堅難，大便則乾燥，三焦閉塞，津液不通，醫發其汗，陽盛不周，復重下之，胃燥熱畜，大便遂擯，小便不利，榮衛相搏，心煩發熱，兩眼如火，鼻乾面赤，舌燥齒黄焦，故大渴。過經成壞病，針藥所不能制，與水灌枯槁，陽氣微散，身寒溫衣覆，汗出表裏通，然其病即除。形脉多不同，此愈非法治，但醫所當慎，妄犯傷榮衛。

霍亂而①頭痛發熱，身體②疼痛，熱多欲飲水，屬五苓散③。嘔吐而病在膈上，後必思水者④，急與豬苓散⑤。飲之水，亦得也⑥。

①而：《傷寒論·卷第七·辨霍亂病脈證並治》無。
②體：《傷寒論·卷第七·辨霍亂病脈證並治》無。
③屬五苓散：《傷寒論·卷第七·辨霍亂病脈證並治》《千金翼·卷第十·霍亂病狀》作『五苓散主之』。
④後必思水者：《金匱·卷中·嘔吐噦下利病脈證治》作『後思水者解』。
⑤急與豬苓散：《金匱·卷中·嘔吐噦下利病脈證治》作『急與之，思水者，豬苓散主之』。《千金翼·卷第十·傷寒宜忌》作『與五苓散』。
⑥飲之水，亦得也：《金匱·卷中·嘔吐噦下利病脈證治》無此句。

病不可火證第十六

太陽中風①，以火劫發其汗，邪風被火熱，血氣流泆②，失其常度，兩陽相熏灼，其身發黄。陽盛則欲衄，陰虚小便難，陰陽俱虚竭，身體則枯燥，但頭汗出，齊頸而還，腹③滿而微喘，口乾咽爛，或不大便，久則譫語，甚者至噦，手足躁擾，循④衣摸床，小便利者，其人可治。

太陽病，醫發其汗，遂發熱而惡寒，復下之⑤，則心下痞，此表裏俱虚。陰陽氣併竭，無陽則陰獨，復加火⑥針，因而煩⑦，面色青黄，膚瞤，如此者爲難治。今色微黄，手足溫者愈⑧。

傷寒⑨，加溫針⑩必驚。

陽脉浮，陰脉弱，則血虚，血虚則筋傷⑪。其脉沈者，榮氣微也。其脉浮，而汗出如流珠者，衛氣

---

① 太陽中風：《傷寒論·卷第三·辨太陽病脈證並治中》作「太陽病中風」。
② 泆：《傷寒論·卷第三·辨太陽病脈證並治中》作「溢」。
③ 腹：《傷寒論·卷第三·辨太陽病脈證並治中》同，廣勤堂本作「復」。
④ 循：《傷寒論·卷第三·辨太陽病脈證並治中》作「捻」。
⑤ 復下之：《傷寒論·卷第四·辨太陽病脈證並治上》作「因復下之」。
⑥ 火：《傷寒論·卷第四·辨太陽病脈證並治上》作「燒」。
⑦ 因而煩：《傷寒論·卷第四·辨太陽病脈證並治上》作「因胸煩」。
⑧ 愈：《傷寒論·卷第四·辨太陽病脈證並治上》作「易愈」。
⑨ 傷寒：《傷寒論·卷第三·辨太陽病脈證並治中》作「太陽傷寒者」。
⑩ 溫針：《千金翼·卷第十·傷寒宜忌》作「火針」。
⑪ 筋傷：《傷寒論·卷第一·辨脈法》作「筋急」。

衰也。榮氣微，加燒針，血留不行，更發熱而躁煩也。

傷寒，脉浮，而①醫以火迫劫之，亡陽，驚狂②，臥起不安，屬桂枝去芍藥加蜀漆牡蠣龍骨救逆湯③。

問曰：得病十五、十六日，身體黃，下利，狂欲走。師脉之，言當下清血如豚肝乃愈，後如師言，何以知之？師曰：寸口脉陽浮，陰濡弱，陽浮則爲風，陰濡弱爲少血，浮虛受風，少血發熱，惡寒灑淅，項強頭眩。醫加火熏，鬱令汗出，惡寒遂甚，客熱因火而發，怫鬱蒸肌膚，身目爲黃，小便微難，短氣，從鼻出血，而復下之，胃無津液，泄利遂不止，熱瘀在膀胱，畜結成積聚，狀如豚肝，當下未下，心亂迷憒，狂走赴水，不能自製。畜血若去，目明心了。此皆醫所爲，無他禍患，微輕得愈，極者不治。

傷寒④，其脉不弦緊而弱者⑤，必渴，被火必譫言⑥。弱者發熱，脉浮，解之，當汗出愈。

太陽病，以火熏之，不得汗，其人必躁，到經不解，必有清血⑦。

---

① 而：《傷寒論·卷第三·辨太陽病脈證並治中》無。
② 驚狂：《傷寒論·卷第三·辨太陽病脈證並治中》作「必驚狂」。
③ 屬桂枝去芍藥加蜀漆牡蠣龍骨救逆湯：《傷寒論·卷第三·辨太陽病脈證並治中》《千金翼·卷第九·太陽病雜療法》作「桂枝去芍藥加蜀漆牡蠣龍骨救逆湯主之」。
④ 傷寒：《傷寒論·卷第三·辨太陽病脈證並治中》作「形作傷寒」。
⑤ 其脉不弦緊而弱者：《傷寒論·卷第三·辨太陽病脈證並治中》作「其脉不弦緊而弱，弱者」。
⑥ 譫言：《傷寒論·卷第三·辨太陽病脈證並治中》作「譫語」。
⑦ 必有清血：《傷寒論·卷第三·辨太陽病脈證並治中》作「必清血」，與此句後有「名爲火邪」一句。《千金翼·卷第十·傷寒宜忌》作「必清血」。

陽明病，被火，額上微汗出，而小便不利，必發黃。

陽明病，其脉浮緊，咽乾①口苦②，腹滿而喘，發熱汗出而不惡寒，反偏③惡熱，其身體④重，發其汗則躁，心憒憒⑤而反譫語。加⑥溫針必怵惕，又⑦煩躁不得眠。

少陰病，欬而下利，譫語，是爲⑧被火氣劫故也，少便必難，爲⑨強責少陰汗出。

太陽病，二日⑩，而燒瓦熨其背⑪，大汗出，火氣⑫入胃，胃中竭燥⑬，必發譫語，十餘日振而反汗出者⑭，此爲欲解。其⑮汗從腰以下不得汗，其人欲小便反⑯不得，嘔⑰欲失溲，足下惡風，大便堅⑱者，

---

① 乾：《傷寒論・卷第五・辨陽明病脈證并治》作「燥」。
② 苦：《傷寒論・卷第五・辨陽明病脈證并治》同，廣勤堂本無。
③ 偏：《傷寒論・卷第五・辨陽明病脈證并治》無。
④ 體：《傷寒論・卷第五・辨陽明病脈證并治》無。
⑤ 心憒憒：《千金翼・卷第九・陽明病狀》作「心中憒憒」。
⑥ 加：《傷寒論・卷第五・辨陽明病脈證并治》作「若加」。
⑦ 又：《傷寒論・卷第五・辨陽明病脈證并治》無。
⑧ 是爲：《千金翼・卷第十・少陰病狀》同，《傷寒論・卷第六・辨少陰病脈證並治》無此二字。
⑨ 爲：《千金翼・卷第十・少陰病狀》同，《傷寒論・卷第六・辨少陰病脈證並治》作「以」。
⑩ 二日：《傷寒論・卷第三・辨太陽病脈證並治中》作「二日反躁」。
⑪ 而燒瓦熨其背：《傷寒論・卷第三・辨太陽病脈證並治中》作「凡熨其背」。
⑫ 火氣：《傷寒論・卷第三・辨太陽病脈證並治中》作「大熱」。
⑬ 胃中竭燥：《傷寒論・卷第三・辨太陽病脈證並治中》作「胃中水竭躁煩」。
⑭ 振而反汗出者：《傷寒論・卷第三・辨太陽病脈證並治中》作「振慄自下利者」。
⑮ 其：《傷寒論・卷第三・辨太陽病脈證並治中》在「其」前有「故」字。
⑯ 反：《傷寒論・卷第三・辨太陽病脈證並治中》無。
⑰ 嘔：《傷寒論・卷第三・辨太陽病脈證並治中》作「反嘔」。
⑱ 堅：《傷寒論・卷第三・辨太陽病脈證並治中》作「鞕」。

小便當數，而反不數及多①，便已②，其頭卓然而痛，其人足心必熱，穀氣下流故也。

病可火證第十七

下利，穀道中痛，當溫之，以爲宜熬木鹽熨之。一方，炙枳實熨之③。

熱病陰陽交并少陰厥逆陰陽竭盡生死證第十八

問曰：溫病④汗出輒復熱，而脉躁疾，不爲汗衰，狂言，不能食，病名爲何？對曰：名曰⑤陰陽交，交者死。人所以汗出者，生於穀⑥，穀生於精。今邪氣交爭於骨肉而得汗者，是邪却⑦而精勝。精勝則當能食而不復熱。熱者⑧，邪氣也。汗者精氣也。今汗出而輒復熱者，邪勝也⑨。不能食者，精無俾也⑩。

---

① 及多：《傷寒論·卷第三·辨太陽病脉證并治中》作「及不多」。
② 便已：《傷寒論·卷第三·辨太陽病脉證并治中》作「大便已」。
③ 下利，穀道中痛……炙枳實熨之：《千金翼·卷第十·傷寒宜忌》作「凡下利，穀道中痛，宜炙枳實若熬鹽等熨之」。
④ 溫病：《甲乙經·卷七·六經受病發傷寒熱病》同，《素問·評熱病論》作「有病溫者」。
⑤ 名曰：《甲乙經·卷七·六經受病發傷寒熱病》同，《素問·評熱病論》作「病名」。
⑥ 生於穀：《素問·評熱病論》、《甲乙經·卷七·六經受病發傷寒熱病》作「皆生於穀」。
⑦ 却：《甲乙經·卷七·六經受病發傷寒熱病》作「退」。
⑧ 熱者：《素問·評熱病論》、《甲乙經·卷七·六經受病發傷寒熱病》均作「復熱者」。
⑨ 邪勝也：《素問·評熱病論》作「是邪勝也」，《甲乙經·卷七·六經受病發傷寒熱病》同。
⑩ 精無俾也：《素問·評熱病論》、《甲乙經·卷七·六經受病發傷寒熱病》作「精無裨也」。

汗而熱留者①，壽可立而傾也②。

夫汗出而脉尚躁盛者死③。此④今脉不與汗相應，此不勝其病也⑤。狂言者，是失志，失志者死。有⑥三死不見一生，雖愈必死。

熱病，已得汗，而脉尚⑦躁盛，此陽⑧脉之極也，死。其得汗而脉靜者，生也。

熱病⑨，脉尚⑩躁盛⑪，而不得汗者，此陽脉之極也，死。脉躁盛得汗者⑫，生也。

熱病，已得汗⑬，而脉尚躁，喘且復熱，勿膚刺⑭，喘甚者死⑮。

熱病，陰陽交者死。

熱病，煩已而汗，脉當靜。

---

① 汗而熱留者：《素問·評熱病論》作「病而留者」，《甲乙經·卷七·六經受病發傷寒熱病》作「熱而留者」。

② 壽可立而傾也：《甲乙經·卷七·六經受病發傷寒熱病》同，《素問·評熱病論》作「其壽可立而傾也」。

③ 夫汗出而脉尚躁盛者死：《素問·評熱病論》有「熱論曰」三字。

④ 此：《素問·評熱病論》、《甲乙經·卷七·六經受病發傷寒熱病》無。

⑤ 此不勝其病也：《素問·評熱病論》、《甲乙經·卷七·六經受病發傷寒熱病》於此句後有「其死明矣」。

⑥ 有：《素問·評熱病論》作「今見」，《甲乙經·卷七·六經受病發傷寒熱病》作「此有」。

⑦ 尚：《靈樞·熱病》、《甲乙經·卷七·六經受病發傷寒熱病》同作「常」。

⑧ 陽：《靈樞·熱病》、《甲乙經·卷七·六經受病發傷寒熱病》作「陰」。

⑨ 熱病：《甲乙經·卷七·六經受病發傷寒熱病》同，《靈樞·熱病》作「熱病者」。

⑩ 尚：《靈樞·熱病》同，《甲乙經·卷七·六經受病發傷寒熱病》作「常」。

⑪ 躁盛：《甲乙經·卷七·六經受病發傷寒熱病》同，《靈樞·熱病》作「盛躁」。

⑫ 脉躁盛得汗者：《靈樞·熱病》作「脉盛躁得汗靜者」，《甲乙經·卷七·六經受病發傷寒熱病》作「其脉躁盛得汗靜者」。

⑬ 已得汗：《甲乙經·卷七·六經受病發傷寒熱病》同，《靈樞·熱病》作「已得汗出」。

⑭ 勿膚刺：《靈樞·熱病》作「勿刺膚」，《甲乙經·卷七·六經受病發傷寒熱病》作「勿庸刺」。

⑮ 喘甚者死：《靈樞·熱病》同，《甲乙經·卷七·六經受病發傷寒熱病》作「喘盛者必死」。

太陽病，脉反躁盛者，是陰陽交，死。復得汗，脉静者生。

熱病，陰陽交者，熱煩身躁，太陰寸口脉兩衝尚躁盛，是陰陽交，死。得汗脉静者生。

熱病，陽進陰退，頭獨汗出，死。陰進陽退，腰以下至足汗出，亦死。陰陽俱進，汗出已，熱如故，亦死。陰陽俱退，汗出已，寒慄不止，鼻口氣冷，亦死。右熱病，陰陽交部。

熱病所謂并陰者，熱病已得汗，因得泄，是謂并陰，故治治一作活。

熱病所謂并陽者，熱病已得汗，脉尚躁盛，大熱，汗之①，雖不汗出，若衄，是謂并陽，故治。右熱病并陰陽部。

少陰病，惡寒，踡而利②，手足逆③者，不治。

少陰病，下利止而眩④，時時自冒者死。

少陰病，其人吐利，躁逆者死⑤。

少陰病，四逆，惡寒而踡⑥，其脉不至，其人不煩而躁者死。

少陰病六、七日⑦，其人息高者死。

---

① 汗之：廣勤堂本作「汗出」。
② 踡而利：《千金翼·卷第十·少陰病狀》同，《傷寒論·卷第六·辨少陰病脉證并治》作「身踡而利」。
③ 手足逆：《千金翼·卷第十·少陰病狀》同，《傷寒論·卷第六·辨少陰病脉證并治》作「手足逆冷」。
④ 眩：《傷寒論·卷第六·辨少陰病脉證并治》作「頭眩」。
⑤ 躁逆者死：《千金翼·卷第十·少陰病狀》同，《傷寒論·卷第六·辨少陰病脉證并治》作「躁煩四逆者死」。
⑥ 惡寒而踡：《千金翼·卷第十·少陰病狀》同，《傷寒論·卷第六·辨少陰病脉證并治》作「惡寒而身踡」。
⑦ 日：《傷寒論·卷第六·辨少陰病脉證并治》、《千金翼·卷第十·少陰病狀》均同，廣勤堂本作「目」。

少陰病，脉微細沈，但欲臥，汗出不煩，自欲吐，五、六日①自利，復煩躁，不得臥寐者死。

少陰病，下利，若利止②，惡寒而踡，手足溫者可治。

少陰病，惡寒而踡，時時自煩③，欲去其衣被者可治。

少陰病，下利止，厥逆無脉，幹煩一本作乾嘔。服湯藥，其脉暴出者死，微細者生。右少陰部。

傷寒六、七日，其④脉微，手足厥⑤，煩躁，灸其⑥厥陰，厥不還者死。

傷寒⑦，下利，厥逆，躁不能⑧臥者死。

傷寒⑨，發熱，下利至⑩，厥不止者死。

傷寒，厥逆⑪，六、七日不利，便發熱而利者生⑫。其人汗出，利⑬不止者死。但⑭有陰無陽故也。

---

① 五、六日：《傷寒論・卷第六・辨少陰病脈證並治》作「至五、六日」，《千金翼・卷第十・少陰病狀》同。
② 若利止：《千金翼・卷第十・少陰病狀》同，《傷寒論・卷第六・辨少陰病脈證並治》作「若利自止」。
③ 時時自煩：《傷寒論・卷第六・辨少陰病脈證並治》作「時自煩」，《千金翼・卷第十・少陰病狀》同。
④ 其：《傷寒論・卷第六・辨厥陰病脈證並治》無。
⑤ 厥：《傷寒論・卷第六・辨厥陰病脈證並治》作「厥冷」。
⑥ 其：《傷寒論・卷第六・辨厥陰病脈證並治》無。
⑦ 傷寒：《傷寒論・卷第六・辨厥陰病脈證並治》於「傷寒」後有「發熱」二字。
⑧ 能：《傷寒論・卷第六・辨厥陰病脈證並治》作「得」。
⑨ 傷寒：《傷寒論・卷第六・辨厥陰病脈證並治》於「傷寒」後有「發熱」二字。
⑩ 下利至：《傷寒論・卷第六・辨厥陰病脈證並治》作「下利至甚」。
⑪ 厥逆：《傷寒論・卷第六・辨厥陰病脈證並治》無。
⑫ 便發熱而利者生：《傷寒論・卷第六・辨厥陰病脈證並治》作「便發熱而利」。
⑬ 利：《傷寒論・卷第六・辨厥陰病脈證並治》無。
⑭ 但：《傷寒論・卷第六・辨厥陰病脈證並治》無。

傷寒五、六日，不結胸，腹濡，脉虚復厥者，不可下，下之，亡血死①。

傷寒②，發熱而厥，七日，下利者，爲難治。右厥逆部。

熱病，不知所痛③，不能自收，口乾，陽熱甚，陰頗有寒者，熱在髓，死不④治。

熱病在腎，令人渴，口乾，舌焦黄赤，晝夜欲飲不止，腹大而脹，尚不厭飲，目無精光，死不治。

脾傷，即中風，陰陽氣別離，陰不從陽，故以三分，候其死生。

傷寒，欬逆上氣，其脉散者死。謂其人⑤形損故也。

傷寒，下利，日十餘行，其人⑥脉反實者死。

病者⑦脇下素有痞，而下在臍傍⑧，痛引少腹，入陰俠陰筋，此爲藏結，死。

夫實則譫語，虚則鄭聲。鄭聲者，重語是也。直視譫語喘滿者死。若⑨下利者，亦死。

結胸證悉具，而躁者死⑩。

---

① 不可下，下之，亡血死：《傷寒論·卷第六·辨厥陰病脈證並治》作『不可下，此亡血，下之死』。
② 傷寒：《傷寒論·卷第六·辨厥陰病脈證並治》無此二字。
③ 不知所痛：《靈樞·熱病》於此句後有『耳聾』二字，《甲乙經·卷七·六經受病發傷寒熱病》同。
④ 不：《甲乙經·卷七·六經受病發傷寒熱病》同，《靈樞·熱病》作『不可』。
⑤ 人：《傷寒論·卷第一·辨脉法》無。
⑥ 其人：《傷寒論·卷第六·辨厥陰病脈證並治》無此二字。
⑦ 者：《傷寒論·卷第四·辨太陽病脈證並治下》無。
⑧ 而下在臍傍：《傷寒論·卷第四·辨太陽病脈證並治下》作『連在臍傍』。
⑨ 若：《傷寒論·卷第五·辨陽明病脈證並治》無。
⑩ 而躁者死：《傷寒論·卷第四·辨太陽病脈證並治下》作『煩躁者，亦死』。

吐舌下卷者死。唾如膠者難解。舌頭四邊，徐有津液，此爲欲解。病者至經，上脣有色，脉自和，爲欲解。色急者未解。右陰陽竭盡部。

重實重虚陰陽相附生死證第十九

問曰：何謂虚實？對曰：邪氣盛則實，精氣奪則虚。重實者，肉①大熱，病氣熱，脉滿，是謂重實。

問曰：經絡俱實，何如？對曰：經絡皆實，是寸脉急而尺緩②也，皆當俱治③。故曰滑則順④，濇則逆⑤。夫虚實者，皆從其物類始，五藏⑥骨肉滑利，可以長久⑦。寒氣暴上，脉滿實⑧。實而滑順⑨則生，實而

①肉：《素問·通評虚實論》作「言」。
②緩：《素問·通評虚實論》同，廣勤堂本作「爲」。
③俱治：《素問·通評虚實論》作「治之」。
④順：《素問·通評虚實論》作「從」。
⑤逆：《素問·通評虚實論》於「逆」後有「也」字。
⑥五藏：《素問·通評虚實論》於「五藏」前有「故」字。
⑦久：《素問·通評虚實論》於「久」後有「也」字。
⑧脉滿實：《素問·通評虚實論》作「脉滿而實」。
⑨順：《素問·通評虚實論》無。

濇①逆則死。形盡滿②，脉急大堅，尺滿③而不應，順④則生，逆則死。所謂順⑤者，手足溫。所謂逆者，手足寒也。

問曰：何謂重虛？對曰：脉虛、氣虛⑥、尺虛，是謂重虛也。所謂氣虛者言無常也，尺虛者行步匡⑦然也，脉虛者不象陰也。如此者，滑則生，濇則死。氣虛者肺虛也。氣逆者足寒也。非其時則生，當其時則死，餘藏皆如此也。

脉實滿，手足寒，頭熱者⑧，春秋則生，冬夏則死。脉浮而濇，濇而身有熱者死。絡氣不足，經氣有餘，脉熱⑨而尺寒，秋冬爲逆，春夏爲順⑩。經虛絡滿者，尺熱滿而寒濇⑪，春夏死⑫，秋冬生。絡滿經虛，灸陰刺陽。經滿絡虛，刺陰灸陽。問曰：秋冬無極陰，春夏無極陽，何謂也？對曰：無極陽者，春夏無數虛陽明，陽明虛則狂。無極陰者，秋冬無數虛太陰，太陰虛則死。右重實重虛部。

---

① 濇：《素問·通評虛實論》無。
② 形盡滿：《素問·通評虛實論》作「其形盡滿者」。
③ 滿：《素問·通評虛實論》作「濇」。
④ 順：《素問·通評虛實論》作「從」。
⑤ 順：《素問·通評虛實論》作「從」。
⑥ 脉虛、氣虛：《素問·通評虛實論》作「脉氣上虛」。
⑦ 匡：《素問·通評虛實論》作「恇」。
⑧ 脉實滿，手足寒，頭熱者：《素問·通評虛實論》作「脉實滿，手足寒，頭熱，何如」。
⑨ 脉熱：《素問·通評虛實論》作「脉口熱」。
⑩ 順：《素問·通評虛實論》作「從」。
⑪ 尺熱滿而寒濇：《素問·通評虛實論》作「尺熱滿，脉口寒濇也」。
⑫ 春夏死：《素問·通評虛實論》於此句前有「此」字。

熱病，所謂陽附陰者，腰以下至足熱，腰以上寒，陰氣下爭，還心腹滿者死。所謂陰附陽者，腰以上至頭熱，腰以下寒，陽氣上爭，還得汗者生。右陰陽相附部。

熱病生死期日證第二十

太陽之脉，色榮顴骨，熱病也。榮未夭①，曰今且得汗，待時自已②。與厥陰脉爭見者，死期不過三日，其熱病氣③內連腎④。少陽之脉，色榮頰前，熱病也。榮未夭⑤，曰今且得汗，待時自已⑥。與少陰脉爭見者，死期不過三日。

熱病七、八日，脉微小，病者溲血，口中乾，一日半而死。脉代者，一日死。

熱病七⑦、八日，脉不躁喘，不數⑧，後三日中有汗。三日不汗，四日死。未曾汗，勿膚刺⑨膚，一作庸。

熱病三、四日，脉不喘，其動均者，身雖煩熱，今自得汗生。傳曰：始府入藏，終陰復還陽，故

---

①夭：《素問·刺熱》作「交」。
②自已：《素問·刺熱》作「而已」。
③氣：《素問·刺熱》無。
④內連腎：《素問·刺熱》與此後有「少陽之脈色也」一句。
⑤夭：《素問·刺熱》作「交」。
⑥自已：《素問九·刺熱》作「而已」。
⑦七：《靈樞·熱病》作「七日」。
⑧脉不躁喘，不數：《靈樞·熱病》作「脉不躁，躁不散數」。
⑨未曾汗，勿膚刺：《靈樞·熱病》作「未曾汗者，勿腠刺之」。

得汗。

熱病七、八日，脉不喘，其動均者生。微熱在陽不入陰，今自汗也。

熱病七、八日，脉不喘，動數均者，病當瘖。期三日不得汗，四日死。

熱病，身面盡黄而腫，心熱，口乾，舌卷，焦黄黑，身麻臭，伏毒傷肺。中脾者死。

熱病，瘈瘲，狂言，不得汗，瘈瘲不止，伏毒傷肝，中膽者死。

熱病，汗不出，出不至足，嘔膽，吐血，善驚不得臥，伏毒在肝，腑足少陽者死。

熱病十逆死證第二十一

熱病，腹滿䐜脹，身熱者，不得大小便，脉濇小疾，一逆見死。

熱病，腸鳴腹滿，四肢清，泄注，脉浮大而洪不已，二逆見死。

熱病，大衄不止，腹中痛，脉浮大絕，喘而短氣，三逆見死。

熱病，嘔且便血，奪形肉，身熱甚，脉絕動疾，四逆見死。

熱病，欬喘，悸眩，身熱，脉小疾，奪形肉，五逆見死。

熱病，腹大而脹，四肢清，奪形肉，短氣，六逆見，一旬内死。

熱病，腹脹便血，脉大，時時小絕，汗出而喘，口乾舌焦，視不見人，七逆見，一旬死。

熱病，身熱甚，脉轉小，欬而便血，目眶陷，妄言，手循衣縫，口乾，躁擾不得臥，八逆見，一時死。

熱病，瘈瘲，狂走，不能食，腹滿，胸痛，引腰臍背，嘔血，九逆見，一時死。

熱病，嘔血，喘欬，煩滿，身黄，其腹鼓脹，泄不止，脉絶，十逆見，一時死。

熱病五藏氣絶死日證第二十二

熱病，肺氣絶，喘逆，欬唾血，手足腹腫，面黄，振慄不能言語，死。魄與皮毛俱去，故肺先死，丙日篤，丁日死。

熱病，脾氣絶，頭痛，嘔宿汁，不得食，嘔逆吐血，水漿不得入，狂言譫語，腹大滿，四肢不收，意不樂，死。脉與肉氣俱去，故脾先死，甲日篤，乙日死。

熱病，心主氣絶，煩滿，骨痛（一作瘈），嗌腫，不可咽，欲欬不能欬，歌哭而笑，死。神與榮脉俱去，故心先死。壬日篤，癸日死。

熱病，肝氣絶，僵仆，足不安地，嘔血，恐懼，灑淅惡寒，血妄出，遺屎溺，死。魂與筋血俱去，故肝先死。庚日篤，辛日死。

熱病，腎氣絶，喘悸，吐逆，腫疸，尻癰，目視不明，骨痛，短氣，喘滿，汗出如珠，死。精與骨髓俱去，故腎先死。戊日篤，己日死。

故外見瞳子青小，爪甲枯，髪墮，身澀，齒挺而垢，人皮面厚塵黑，欬而唾血，渴欲數飲，大滿，此五藏絶，表病也。

熱病至脉死日證第二十三

熱病，脉四至，三日死。脉四至者，平人一至，病人脉四至也。

熱病，脉五至，一日死。時一大至，半日死，忽忽悶亂者死。

熱病，脉六至，半日死。忽急疾大至，有頃死。

熱病脉損日死證第二十四

熱病①，脉四損，三日死。所謂四損者②，平人四至③，病人脉一至，名曰四損。

熱病④，脉五損，一日死。所謂五損者⑤，平人五至⑥，病人脉一至，名曰五損。

① 熱病：《傷寒論·卷第二·傷寒例》無此二字。
② 所謂四損者：《傷寒論·卷第二·傷寒例》無此句。
③ 至：《傷寒論·卷第二·傷寒例》作「息」。
④ 熱病：《傷寒論·卷第二·傷寒例》無此二字。
⑤ 所謂五損者：《傷寒論·卷第二·傷寒例》無此句。
⑥ 至：《傷寒論·卷第二·傷寒例》作「息」。

熱病①，脉六損，一時死。所謂六損者②，平人六至③，病人脉一至，名曰六損。若絕不至，或久乃至立死④。

治傷寒形證所宜進退。

晉⑤王叔和集仲景評脉要論

脉經卷第七

① 熱病：《傷寒論·卷第二·傷寒例》無此二字。
② 所謂六損者：《傷寒論·卷第二·傷寒例》無此句。
③ 至：《傷寒論·卷第二·傷寒例》作「息」。
④ 若絕不至，或久乃至立死：《傷寒論·卷第二·傷寒例》無此句。
⑤ 晉：廣勤堂本無。

脉經卷第八

朝散大夫守光祿卿直秘閣判登聞檢院上護軍臣林億等類次

平卒尸厥脉證第一

寸口①沈大而滑，沈則爲實，滑則爲氣，實氣相搏，血氣入於②藏即死，入於③腑即愈，此爲卒厥。不知人，脣青身冷，爲入藏，即死④。如身溫和，汗自出，爲入腑，而復自愈⑤。

平痓濕暍脉證第二一作痙

太陽病，發熱無汗，而⑥反惡寒者，名⑦剛痓。

太陽病，發熱汗出，而不惡寒者，名⑧柔痓一云惡寒。

---

① 寸口：《金匱·卷上·藏府經絡先後病脉證》作「寸脉」。
② 於：《金匱·卷上·藏府經絡先後病脉證》無。
③ 於：《金匱·卷上·藏府經絡先後病脉證》無。
④ 不知人，脣青身冷，爲入藏，即死：《金匱·卷上·藏府經絡先後病脉證》作「脣口青身冷，爲入藏，即死」。
⑤ 如身溫和，汗自出，爲入腑，而復自愈：《金匱·卷上·藏府經絡先後病脉證》作「知身和，汗自出，爲入腑，即愈」。
⑥ 而：《傷寒論·卷第二·辨痓濕暍脉證》、《金匱·卷上·藏府經絡先後病脉證》均無。
⑦ 名：《傷寒論·卷第二·辨痓濕暍脉證》、《金匱·卷上·藏府經絡先後病脉證》均作「名曰」，《千金翼·卷九·太陽病用桂枝湯法》作「是爲」。
⑧ 名：《傷寒論·卷第二·辨痓濕暍脉證》、《金匱·卷上·藏府經絡先後病脉證》均作「名曰」，《千金翼·卷九·太陽病用桂枝湯法》作「是爲」。

太陽病，發熱，其①脉沈而細者爲痓②。

太陽病，發其汗③，因致痓論云：發其汗太多，因致痓。

病者④身熱足寒，頸項強急⑤，惡寒，時頭熱，面赤，目脉赤⑥，獨頭動搖者爲痓⑦論云：獨頭面搖，卒口噤，背反張者痓病也。

太陽病，無汗，而小便反少，氣上衝胸，口噤不得語，欲作剛痓，葛根湯主之。

剛痓爲病，胸滿口噤，臥不著席，脚攣急，其人⑧必齘齒，可與大承氣湯。

痓病，發其汗已，其脉浛浛如蛇，暴腹脹大者，爲欲解，脉如故，反伏弦者必⑨痓一云：痓脉出欲已。

痓脉來，按之築築而弦⑩，直上下行。

---

① 其：《傷寒論・卷第二・辨痓濕暍脉證》、《金匱・卷上・藏府經絡先後病脉證》均無。

② 爲痓：《傷寒論・卷第二・辨痓濕暍脉證》、《金匱・卷上・藏府經絡先後病脉證》均作「名曰痓」，《金匱・卷上・藏府經絡先後病脉證》於此後有「爲難治」一句。《千金翼・卷九・太陽病用桂枝湯法》作「是爲痓」。

③ 發其汗：《傷寒論・卷第二・辨痓濕暍脉證》、《金匱・卷上・藏府經絡先後病脉證》均作「發汗太多」。

④ 病者：《金匱・卷上・藏府經絡先後病脉證》同，《傷寒論・卷第二・辨痓濕暍脉證》作「病」。

⑤ 急：《千金翼・卷九・太陽病用桂枝湯法》無。

⑥ 目脉赤：《傷寒論・卷第二・辨痓濕暍脉證》同，《金匱・卷上・藏府經絡先後病脉證》作「目赤」。

⑦ 獨頭動搖者爲痓：《千金翼・卷九・太陽病用桂枝湯法》作「獨頭動搖是爲痓」。《傷寒論・卷第二・辨痓濕暍脉證》作「獨頭面搖，卒口噤，背反張者痓病也」。《金匱・卷上・藏府經絡先後病脉證》作「頭動搖，卒口噤，背反張者痓病也」。

⑧ 其人：《金匱・卷上・藏府經絡先後病脉證》無此二字。

⑨ 必：《金匱・卷上・痓濕暍病脉證》無。

⑩ 痓脉來，按之築築而弦：《金匱・卷上・痓濕暍病脉證》作「夫痓脉按之緊如弦」。

痓家，其脉伏堅，直上下。

夫風病，下之則痓。復發其①汗，必拘急。

太陽病，其證備，身體強几几然，脉沈遲②，此爲痓，栝樓桂枝湯主之。

痓病，有灸瘡，難療③。

瘡家，雖身疼痛，不可發其④汗，汗出則痓。

太陽病，關節疼煩⑤，脉沈而緩⑥者，爲中濕⑦（論云：中濕爲濕痹之候，其人小便不利，大便反快，但當利其小便。）

病者一身盡疼⑧（一云疼煩），發熱⑨，日晡即劇，此爲風濕，汗出所致也（論云：此病傷於汗出當風，或久傷取冷所致。）

濕家之爲病，一身盡疼，發熱，而身色熏黃也⑩。

---

① 其：《金匱·卷上·痓濕暍病脉證》無。

② 脉沈遲：《金匱·卷上·痓濕暍病脉證》作「脉反沈遲」。

③ 療：《金匱·卷上·痓濕暍病脉證》作「治」。

④ 其：《金匱·卷上·痓濕暍病脉證》無。

⑤ 疼煩：《千金翼·卷九·太陽病用桂枝湯法》同，《傷寒論·卷第二·辨痓濕暍脉證》、《金匱·卷上·痓濕暍病脉證》均作「疼痛而煩」。

⑥ 緩：《傷寒論·卷第二·辨痓濕暍脉證》、《金匱·卷上·痓濕暍病脉證》均作「細」。

⑦ 爲中濕：《千金翼·卷九·太陽病用桂枝湯法》同，《傷寒論·卷第二·辨痓濕暍脉證》、《金匱·卷上·痓濕暍病脉證》均作「此名濕痹」。

⑧ 疼：《千金翼·卷九·太陽病用桂枝湯法》作「疼煩」。

⑨ 發熱：《千金翼·卷九·太陽病用桂枝湯法》無此二字。

⑩ 而身色熏黃也：《傷寒論·卷第二·辨痓濕暍脉證》作「身色如似熏黃」，《金匱·卷上·痓濕暍病脉證》作「身色如熏黃也」。

濕家之爲病①，其人但頭汗出，而②背強，欲得被覆向火③。若下之早則噦，或④胸滿，小便利⑤一云不利，舌上如胎，此爲⑥丹田有熱，胸上⑦有寒，渴欲飲而不能飲⑧，則口燥也⑨。

濕家下之，額上汗出，微喘，小便利一云不利者死。若⑩下利不止者，亦死。

問曰⑪：風濕相搏⑫，身體疼痛⑬，法當汗出而解，值天陰雨不止⑭，師⑮云此可發汗，而其病不愈者⑯，

---

① 之爲病：《傷寒論・卷第二・辨痓濕暍脉證》、《金匱・卷上・痓濕暍病脉證》無此三字。
② 而：《傷寒論・卷第二・辨痓濕暍脉證》、《金匱・卷上・痓濕暍病脉證》無。
③ 向火：《千金翼・卷九・太陽病用桂枝湯法》無此二字。
④ 或：《傷寒論・卷第二・辨痓濕暍脉證》無。
⑤ 小便利：《傷寒論・卷第二・辨痓濕暍脉證》、《金匱・卷上・痓濕暍病脉證》均作「小便不利」。
⑥ 此爲：《傷寒論・卷第二・辨痓濕暍脉證》、《金匱・卷上・痓濕暍病脉證》均作「以」。
⑦ 上：《傷寒論・卷第二・辨痓濕暍脉證》作「中」。
⑧ 渴欲飲而不能飲：《傷寒論・卷第二・辨痓濕暍脉證》作「渴欲得水而不能飲」，《金匱・卷上・痓濕暍病脉證》作「渴欲得飲而不能飲」。
⑨ 則口燥也：《傷寒論・卷第二・辨痓濕暍脈證》作「口燥煩也」，《金匱・卷上・痓濕暍病脈證》作「則口燥煩也」。
⑩ 若：《千金翼・卷九・太陽病用桂枝湯法》無。
⑪ 問曰：《金匱・卷上・痓濕暍病脉證》無此二字。
⑫ 風濕相搏：《千金翼・卷九・太陽病用桂枝湯法》作「病風濕相搏」。
⑬ 身體疼痛：《傷寒論・卷第二・辨痓濕暍脈證》、《金匱・卷上・痓濕暍病脉證》均作「一身盡疼痛」。
⑭ 值天陰雨不止：《千金翼・卷九・太陽病用桂枝湯法》作「值天陰雨，溜下不止」。
⑮ 師：《傷寒論・卷第二・辨痓濕暍脈證》、《金匱・卷上・痓濕暍病脉證》均作「醫」。
⑯ 而其病不愈者：《傷寒論・卷第二・辨痓濕暍脈證》、《金匱・卷上・痓濕暍病脉證》均作「汗之，病不愈者」。

何也？答曰①：發其汗，汗大出者，但風氣去，濕氣續②在，是故不愈。若治風濕者，發其汗，微微似欲出汗者③，則風濕俱去也。

濕家身煩疼，可與麻黃湯加术四兩④，發其汗爲宜，慎不可以火攻之。

風濕，脉浮，身重，汗出惡風者，防己湯⑤主之。

病人喘⑥，頭痛，鼻塞⑦而煩，其脉大，自能飲食，腹中和⑧，無病。病在頭，中寒濕，故鼻塞⑨，內藥鼻中即愈 論云：濕家病，身疼痛，發熱，面黃而喘，頭痛鼻窒而煩。

傷寒八、九日，風濕相搏，身體疼痛⑩，不能自轉側，不嘔不渴⑪，脉浮虛而澀者⑫，桂枝附子湯主

---

① 答曰：《金匱·卷上·痓濕暍病脉證》無此二字。
② 續：《傷寒論·卷第二·辨痓濕暍脈證》、《金匱·卷上·痓濕暍病脉證》均無。
③ 者：廣勤堂本作「首」。
④ 麻黃湯加术四兩：《金匱·卷上·痓濕暍病脉證》作「麻黃加术湯」。
⑤ 防己湯：《金匱·卷上·痓濕暍病脉證》作「防己黃耆湯」。
⑥ 病人喘：《傷寒論·卷第二·辨痓濕暍脉證》、《金匱·卷上·痓濕暍病脉證》均作「濕家病，身上疼痛，發熱，面黃而喘」。
⑦ 塞：《千金翼·卷九·太陽病用桂枝湯法》作「窒」。
⑧ 腹中和：《千金翼·卷九·太陽病用桂枝湯法》作「腹中獨和」。
⑨ 塞：《千金翼·卷九·太陽病用桂枝湯法》作「窒」。
⑩ 疼痛：《金匱·卷上·痓濕暍病脉證》作「疼煩」，《千金翼·卷九·太陽病雜療法》同。
⑪ 不嘔不渴：《千金翼·卷九·太陽病雜療法》於此句下有「下已」二字。
⑫ 脉浮虛而澀者：《千金翼·卷九·太陽病雜療法》作「脉浮而緊」。

之。若其人①大便鞕②，小便自利者，朮附子湯③主之。

風濕相搏，骨節疼煩，掣痛不得屈伸，近之則痛劇，汗出短氣，小便不利，惡風不欲去衣。或身微腫者，甘草附子湯主之。

太陽中熱，暍是也。其人④汗出惡寒，身熱而渴也，白虎湯主之⑤。

太陽中暍，身熱疼重，而脈微弱，此以夏月傷冷水，水行皮膚⑥中所致⑦也，瓜蒂湯主之⑧。

太陽中暍，發熱惡寒，身重而疼痛，其脈弦細芤遲，小便已，洒洒然毛聳⑨，手足逆冷，小有勞，

---

① 其人：《金匱・卷上・痓濕暍病脉證》無此二字。
② 鞕：《金匱・卷上・痓濕暍病脉證》作「堅」，《千金翼・卷九・太陽病雜療法》同。
③ 朮附子湯：《金匱・卷上・痓濕暍病脉證》作「去桂加白朮湯」。
④ 其人：《金匱・卷上・痓濕暍病脉證》無此二字。
⑤ 白虎湯主之：《傷寒論・卷第二・辨痓濕暍脉證》無此句，《千金翼・卷九・太陽病用桂枝湯法》同，《金匱・卷上・痓濕暍病脉證》作「白虎加人參湯主之」。
⑥ 膚：《傷寒論・卷第二・辨痓濕暍脉證》、《金匱・卷上・痓濕暍病脉證》均無。
⑦ 所致：《千金翼・卷九・太陽病用桂枝湯法》無此二字。
⑧ 瓜蒂湯主之：《傷寒論・卷第二・辨痓濕暍脉證》無此句，《千金翼・卷九・太陽病用桂枝湯法》同，《金匱・卷上・痓濕暍病脉證》作「一物瓜蒂湯主之」。
⑨ 洒洒然毛聳：《千金翼・卷九・太陽病用桂枝湯法》作「洗然」。

身熱①，口前開，板齒燥②。若發其汗，惡寒則甚③，加溫針，則發熱益④甚，數下之，淋復甚⑤。

平陽毒陰毒百合狐惑脉證第三

陽毒爲病，身重腰背痛，煩悶不安，狂言，或走，或見鬼，或吐血下痢，其脉浮大數⑥，面赤班⑦如錦文，喉咽⑧痛，唾膿血，五日可治，至⑨七日不可治也。有傷寒一、二日便成陽毒，或服藥吐下後變成陽毒⑩，升麻湯⑪主之。

陰毒爲病，身重背強，腹中絞痛，咽喉不利，毒氣攻心，心下堅強，短氣不得息，嘔逆，脣青面黑，四肢厥冷，其脉沈細緊數，身如被打⑫，五、六日可治，至七日不可治也。或傷寒初病一、二日，

---

① 小有勞，身熱：《傷寒論·卷第二·辨痓濕暍脉證》、《金匱·卷上·痓濕暍病脉證》作「小有勞，身即熱」，《千金翼·卷九·太陽病用桂枝湯法》作「小有勞熱」。
② 口前開，板齒燥：《金匱·卷上·痓濕暍病脉證》同，《傷寒論·卷第二·辨痓濕暍脉證》作「口開，前板齒燥」。
③ 惡寒則甚：《傷寒論·卷第二·辨痓濕暍脉證》作「則惡寒甚」，《金匱·卷上·痓濕暍病脉證》作「則其惡寒甚」。
④ 益：《傷寒論·卷第二·辨痓濕暍脉證》、《金匱·卷上·痓濕暍病脉證》無。
⑤ 淋復甚：《傷寒論·卷第二·辨痓濕暍脉證》、《金匱·卷上·痓濕暍病脉證》均作「則淋甚」。
⑥ 身重腰背痛……其脉浮大數：二十六字，《金匱·卷上·百合狐惑陰陽毒病證治》無此二十六字。
⑦ 班班：廣勤堂本作「斑斑」，《金匱·卷上·百合狐惑陰陽毒病證治》同。
⑧ 喉咽：《金匱·卷上·百合狐惑陰陽毒病證治》作「咽喉」，《千金方·卷九·發汗湯》同。
⑨ 至：《金匱·卷上·百合狐惑陰陽毒病證治》無。
⑩ 有傷寒一、二日……變成陽毒：二十字，《金匱·卷上·百合狐惑陰陽毒病證治》無此二十字。
⑪ 升麻湯：《金匱·卷上·百合狐惑陰陽毒病證治》作「升麻鱉甲湯」。
⑫ 身如被打：《千金方·卷九·發汗湯》於此句前有「仲景云此陰毒之候」一句。

便結成陰毒。或服藥六、七日以上至十日，變成陰毒，甘草湯主之。

百合之爲病①，其狀②常默默欲臥，復③不能臥，或如強健人④，欲得出行，而復不能行⑤，意欲得食⑥，復不能食，或有美時⑦，或有不用聞飲⑧食臭時，如寒無寒，如熱無熱，朝至⑨口苦，小便赤黄⑩，身形如和，其脉微數，百脉一宗悉病⑪，各隨證治之。百合病見於陰者，以陽法救之，見於陽者，以陰法救之。見陽攻陰，復發其汗，此爲逆，其病難治⑫。見陰攻陽，乃復下之，此亦爲逆，其病難治⑬《千金方》云：見在於陰而攻其陽，則陰不得解也，復發其汗爲逆也。見在於陽而攻其陰，則陽不得解也，復下之，其病不愈。

---

① 百合之爲病：《金匱·卷上·百合狐惑陰陽毒病證治》作「百合病」。此段論述可參見《千金方·卷十·百合第三》。
② 其狀：《金匱·卷上·百合狐惑陰陽毒病證治》無此二字。
③ 復：《金匱·卷上·百合狐惑陰陽毒病證治》無。
④ 或如強健人：《金匱·卷上·百合狐惑陰陽毒病證治》無此句。
⑤ 欲得出行，而復不能行：《金匱·卷上·百合狐惑陰陽毒病證治》作「欲行不能行」。
⑥ 得食：《金匱·卷上·百合狐惑陰陽毒病證治》作「飲食」。
⑦ 或有美時：《金匱·卷上·百合狐惑陰陽毒病證治》於此句前有「飲食」二字。
⑧ 飲：《金匱·卷上·百合狐惑陰陽毒病證治》無。
⑨ 朝至：《金匱·卷上·百合狐惑陰陽毒病證治》無此二字。
⑩ 黄：《金匱·卷上·百合狐惑陰陽毒病證治》無。
⑪ 悉病：《金匱·卷上·百合狐惑陰陽毒病證治》作「悉致其病也」。
⑫ 其病難治：《金匱·卷上·百合狐惑陰陽毒病證治》無此句。
⑬ 其病難治：《金匱·卷上·百合狐惑陰陽毒病證治》無此句。

狐惑爲病①，其氣②如傷寒，默默③欲眠，目不得閉，卧起不安，蝕於喉爲惑，蝕於陰爲狐④。狐惑之病⑤，並⑥不欲飲食，聞食臭⑦，其面目乍赤、乍白、乍黑⑧。其毒蝕於上者，則聲喝。其毒蝕下部者，咽乾⑨。蝕於上部，瀉心湯主之。蝕於下部，苦參湯淹洗之⑩。蝕於肛者，雄黄熏之。

其人⑪脉數，無熱，微煩，默默欲卧⑫，汗出，初得⑬三、四日，目赤如鳩眼，得之⑭七、八日，目四眥黄黑，若能食者，膿已成也，赤小豆⑮當歸散主之。

病人或從呼吸，上蝕其咽，或從下焦，蝕其肛陰，蝕上爲惑，蝕下爲狐。狐惑病者，豬苓散主之。

---

①狐惑爲病：《千金方·卷十·傷寒不發汗變成狐惑病》於此句前有「論曰」。
②其氣：《金匱·卷上·百合狐惑陰陽毒病證治》作「病狀」。
③默默：《千金方·卷十·傷寒不發汗變成狐惑病》作「嘿嘿」。
④蝕於喉爲惑，蝕於陰爲狐：《千金方·卷十·傷寒不發汗變成狐惑病》作「咽爲惑病，在陰肛者爲狐病」。
⑤狐惑之病：《金匱·卷上·百合狐惑陰陽毒病證治》無此句。《千金方·卷十·傷寒不發汗變成狐惑病》於此句後有「並惡食飲」。
⑥並：《金匱·卷上·百合狐惑陰陽毒病證治》無。
⑦聞食臭：《金匱·卷上·百合狐惑陰陽毒病證治》作「惡聞食臭」。
⑧乍白、乍黑：《金匱·卷上·百合狐惑陰陽毒病證治》作「乍黑、乍白」。《千金方·卷十·傷寒不發汗變成狐惑病》作「翕赤、翕白、翕黑」。
⑨咽乾：《千金方·卷十·傷寒不發汗變成狐惑病》作「乾咽也」。
⑩其毒蝕於上者……苦參湯淹洗之：三十七字，《金匱·卷上·百合狐惑陰陽毒病證治》作「蝕於上部則聲喝，甘草瀉心湯主之。蝕於下部則咽乾，苦參湯洗之。」
⑪其人：《金匱·卷上·百合狐惑陰陽毒病證治》作「病者」。
⑫默默欲卧：《金匱·卷上·百合狐惑陰陽毒病證治》作「默默但欲卧」，《千金方·卷十·傷寒不發汗變成狐惑病》作「嘿嘿但欲卧」。
⑬初得：《金匱·卷上·百合狐惑陰陽毒病證治》作「初得之」。
⑭得之：《金匱·卷上·百合狐惑陰陽毒病證治》無此二字。
⑮赤小豆：《金匱·卷上·百合狐惑陰陽毒病證治》作「赤豆」。

平霍亂轉筋脉證第四

問曰：病有霍亂者何？師曰：嘔吐而利，此爲①霍亂。

問曰：病者②發熱，頭痛，身體疼③，惡寒，而復吐利④，當⑤屬何病？師曰：當爲⑥霍亂。霍亂吐利止⑦，而復發熱也⑧。傷寒，其脉微濇，本是霍亂，今是傷寒，却四、五日至陰經上，轉入陰必吐利⑨。

轉筋爲病⑩，其人臂脚直，脉上下行，微弦，轉筋入腹，雞屎白散主之。

---

① 爲：《傷寒論·卷第七·辨霍亂病脈證並治第十三》作「名」。
② 者：《傷寒論·卷第七·辨霍亂病脈證並治第十三》無。
③ 身體疼：《傷寒論·卷第七·辨霍亂病脈證並治第十三》作「身疼」，《千金翼·卷十·霍亂病狀》作「身體疼痛」。
④ 而復吐利：《傷寒論·卷第七·辨霍亂病脈證並治第十三》作「吐利」。
⑤ 當：《傷寒論·卷第七·辨霍亂病脈證並治第十三》作「此」。
⑥ 當爲：《傷寒論·卷第七·辨霍亂病脈證並治第十三》作「此名」。
⑦ 霍亂吐利止：《傷寒論·卷第七·辨霍亂病脈證並治第十三》作「霍亂自吐下，又利止」，《千金翼·卷十·霍亂病狀》作「霍亂吐下利止」。
⑧ 而復發熱也：《傷寒論·卷第七·辨霍亂病脈證並治第十三》作「復更發熱也」，《千金翼·卷十·霍亂病狀》同。
⑨ 必吐利：《傷寒論·卷第七·辨霍亂病脈證並治第十三》作「必利」，《千金翼·卷十·霍亂病狀》作「當利」。
⑩ 轉筋爲病：《金匱·卷中·趺蹶手指臂腫轉筋陰狐疝蛔蟲病脉證治》作「轉筋之爲病」。

平中風曆節脉證第五

夫風之爲病，當半身不遂，或但臂不遂者，此爲痹。脉微而數，中風使然。頭痛脉滑者中風，風脉虚弱也。

寸口脉浮而緊，緊則爲寒，浮則爲虚，虚寒①相搏，邪在皮膚。浮者血虚，絡脉空虚，賊邪不瀉，或左或右。邪氣反緩，正氣則急，正氣引邪，喎僻不遂。邪在於絡，肌膚不仁。邪在於經，則重不勝。邪入於腑，則不識人。邪入於藏，舌即難言，口吐於②涎。

寸口脉遲而緩，遲則爲寒，緩則爲虚。榮緩則爲亡血，衛遲③則爲中風。邪氣中經，則身癢而癮疹。心氣不足，邪氣入中，則胸滿而短氣。

趺陽脉浮而滑，滑則穀氣實，浮則汗自出。

少陰脉浮而弱，弱則血不足，浮則爲風，風血相搏，則疼痛如掣。

盛人脉濇小，短氣，自汗出，歷節疼，不可屈伸，此皆飲酒汗出當風所致也。

寸口脉沈而弱，沈則主骨，弱則主筋。沈則爲腎，弱則爲肝。汗出入水中，如水傷心，歷節黄汗出，故曰歷節也。

---

① 虚寒：《金匱·卷上·中風曆節病脈證並治》作「寒虚」。
② 於：《金匱·卷上·中風曆節病脈證並治》無。
③ 遲：《金匱·卷上·中風曆節病脈證並治》作「緩」。

味酸則傷筋，筋傷則緩，名曰泄。鹹則傷骨，骨傷則痿，名曰枯。枯泄相搏，名曰斷泄。榮氣不通，衛不獨行，榮衛俱微，三膲無所御，四屬斷絕，身體羸瘦，獨足腫大，黄汗出，脛冷。假令發熱，便爲歷節也。病歷節，疼痛①不可屈伸，烏頭湯主之。

諸肢節疼痛，身體魁瘰②，脚腫如脱，頭眩短氣，温温欲吐，桂枝芍藥知母湯主之。

平血痹虚勞脉證第六

問曰：血痹③從何得之？師曰：夫尊榮人，骨弱肌膚盛，重④因疲勞汗出，卧不時動摇，加被微風，遂得之。形如風狀⑤巢原云：其狀如被微風所吹，但以脉自微濇，在寸口、關上小緊⑥，宜針引陽氣，令脉和，緊去則愈。

血痹⑦，陰陽俱微，寸口、關上微，尺中小緊，外證身體不仁，如風狀⑧，黄耆桂五物湯⑨主之。

夫欲治病，當先知其證何趣，乃當攻之耳。

---

① 疼痛：《金匱・卷上・中風曆節病脈證並治》無此二字。
② 瘰：《金匱・卷上・中風曆節病脈證並治》同，廣勤堂本作「漯」。
③ 血痹：《金匱・卷上・血痹虚勞病脈證並治》作「血痹病」，《千金方・卷第八・風痹》同。
④ 重：《千金方・卷第八・風痹》無。
⑤ 形如風狀：《金匱・卷上・血痹虚勞病脈證並治》無此句。
⑥ 在寸口、關上小緊：《千金方・卷第八・風痹》作「濇在寸口、關上緊」。
⑦ 血痹：《千金方・卷第八・風痹》作「治血痹」。
⑧ 如風狀：《金匱・卷上・血痹虚勞病脈證並治》作「如風痹狀」。
⑨ 黄耆桂五物湯：《金匱・卷上・血痹虚勞病脈證並治》作「黄耆桂枝五物湯」。

男子平人①，脉大爲勞。極虚亦爲勞。

男子②勞之爲病，其脉浮大，手足煖③，春夏劇，秋冬差，陰寒精自出，酸削不能行，少陰虚滿④。

人年五十、六十⑤，其病脉大者⑥，痹俠背行，苦腸鳴，馬刀俠癭者，皆爲勞得之。

男子平人，脉虚弱細微者，喜盗汗出也⑦。

男子面色薄者，主渴及亡血。卒喘悸，其⑧脉浮者，裏虚也。

男子脉虚沈弦，無寒熱，短氣，裏急，小便不利，面⑨色白，時時⑩目瞑，此人喜衄⑪，少腹滿，此爲勞使之然。

男子脉微⑫弱而澀，爲無子，精氣清冷。

---

①男子平人：《金匱・卷上・血痹虚勞病脈證並治》於句前有「夫」字。
②男子：《金匱・卷上・血痹虚勞病脈證並治》無此二字。
③煖：《金匱・卷上・血痹虚勞病脈證並治》作「煩」。
④少陰虚滿：《金匱・卷上・血痹虚勞病脈證並治》無此句。
⑤人年五十、六十：《金匱・卷上・血痹虚勞病脈證並治》作「人年五、六十」。
⑥其病脉大者：《金匱・卷上・血痹虚勞病脈證並治》同，廣勤堂本作「其脉浮大者」。
⑦喜盗汗出也：《金匱・卷上・血痹虚勞病脈證並治》作「善盗汗也」。
⑧其：《金匱・卷上・血痹虚勞病脈證並治》無。
⑨面：《金匱・卷上・血痹虚勞病脈證並治》同，廣勤堂本作「而」。
⑩時時：《金匱・卷上・血痹虚勞病脈證並治》作「時」。
⑪此人喜衄：《金匱・卷上・血痹虚勞病脈證並治》作「兼衄」。
⑫微：《金匱・卷上・血痹虚勞病脈證並治》作「浮」。

夫失精家，少腹弦急，陰頭寒，目眶①痛一云目眩，髮落，脉極虚，芤遲，爲清穀，亡血，失精。脉得諸芤動微緊，男子失精，女子夢交通②，桂枝加龍骨牡蠣湯③主之。

脉沈小遲，名脱氣。其人疾行則喘喝，手足逆寒，腹滿，甚則溏泄，食不消化也。

脉弦而大，弦則爲減，大則爲芤，減則爲寒，芤則爲虚，寒虚④相搏，此名爲革。婦人則半産漏下，男子則亡血失精。

平消渴小便利淋脉證第七

師曰：厥陰之爲病，消渴，氣上衝心⑤，心中疼熱，飢而不欲食，食即吐下之，不肯止⑥。

寸口脉浮而遲，浮則爲虚，遲則爲勞。虚則衛氣不足，遲⑦則榮氣竭。趺陽脉浮而數，浮則爲氣，

---

① 眶：廣勤堂本作『睢』。
② 通：《金匱·卷上·血痹虚勞病脈證並治》無。
③ 桂枝加龍骨牡蠣湯：《金匱·卷上·血痹虚勞病脈證並治》作『桂枝龍骨牡蠣湯』。
④ 寒虚：《金匱·卷上·血痹虚勞病脈證並治》作『虚寒』。
⑤ 氣上衝心：《傷寒論·卷第六·辨厥陰病脈證並治》作『氣上撞心』，《千金翼·卷第十·厥陰病狀》作『氣上撞』。
⑥ 食即吐下之，不肯止：《金匱·卷中·消渴小便利淋病脈證並治》同，《傷寒論·卷第六·辨厥陰病脈證並治》作『食則吐蚘，下之，利不止』，《千金翼·卷第十·厥陰病狀》作『甚者則欲吐蚘，下之，不肯止』。
⑦ 遲：《金匱·卷中·消渴小便利淋病脈證並治》作『勞』。

數則消穀而緊①《要略》作大堅緊，氣盛則溲數，溲數則緊②《要略》作堅。緊③數相搏，則爲消渴。

男子消渴，小便反多，以飲一斗，小便一斗，腎氣圓主之。

師曰：熱在一作結下焦則溺④血，亦令人淋閉⑤不通。淋之爲病，小便如粟狀，少腹⑥弦急，痛引臍中。

寸口脉細而數，數則爲熱，細則爲寒，數爲強吐。趺陽脉數，胃中有熱，則消穀引食，大便必堅，小便則數。少陰脉數，婦人則陰中生瘡，男子則氣淋。

淋家不可發汗，發汗則必便血。

平水氣黄汗氣分脉證第八

師曰：病有風水，有皮水，有正水，有石水，有黄汗。風水其脉自浮，外證骨節疼痛，其人⑦惡風。

---

① 緊：《金匱·卷中·消渴小便利淋病脈證並治》作「大堅」。
② 則緊：《金匱·卷中·消渴小便利淋病脈證並治》作「即堅」。
③ 緊：《金匱·卷中·消渴小便利淋病脈證並治》作「堅」。
④ 溺：《金匱·卷中·五藏風寒積聚病脈證並治》作「尿」。
⑤ 閉：《金匱·卷中·五藏風寒積聚病脈證並治》作「秘」。
⑥ 少腹：《金匱·卷中·消渴小便利淋病脈證並治》作「小腹」。
⑦ 其人：《金匱·卷中·水氣病脈證並治》無「其人」二字。

皮水，其脉亦浮，外證胕腫①，按之没指，不惡風，其腹如鼓如皷，一作如故，不滿不渴②，當發其汗。正水，其脉沈遲，外證自喘。石水，其脉自沈，外證腹滿，不喘。黃汗，其脉沈遲，身體③發熱，胸滿，四肢頭面腫④，久不愈，必致癰膿。

脉浮而洪。浮則爲風，洪則爲氣，風氣相搏，風強則爲癮疹，身體爲癢，癢爲泄風，久爲痂癩。氣強則爲水，難以俛仰。風氣相擊，身體洪腫，汗出乃愈。惡風則虚，此爲風水。不惡風者，小便通利，上焦有寒，其口多涎，此爲黃汗。

寸口脉沈滑者，中有水氣，面目腫大，有熱，名曰風水。視人之目裹上微擁如新卧起狀⑤，其頸脉動，時時欬，按其手足上，陷而不起者，風水。太陽病，脉浮而緊，法當骨節疼痛，而反不疼，身體反重而酸。其人不渴，汗出即愈，此爲風水。惡寒者，此爲極虚，發汗得之。渴而不惡寒者，此爲皮水。身腫而冷，狀如周痹，胸中窒，不能食，反聚痛，暮躁不眠⑥，此爲黃汗。痛在骨節，欬而喘，不渴者，此爲脾脹。其形⑦如腫，發汗即愈。然諸病此者，渴而下利，小便數者，皆不可發汗。

風水，其脉浮，浮爲在表，其人能食，頭痛汗出，表無佗病，病者言但下重，故從腰以上爲和，腰

① 胕腫：《千金方·卷第二十一·水腫》作「浮腫」。
② 不渴：《千金方·卷第二十一·水腫》作「不滿不渴」。
③ 體：《金匱·卷中·水氣病脈證並治》無「體」字。
④ 腫：《千金方·卷第二十一·水腫》作「並腫」。
⑤ 微擁如新卧起狀：《金匱·卷中·水氣病脈證並治》作「微擁如蠶新卧起狀」。
⑥ 不眠：《金匱·卷中·水氣病脈證並治》作「不得眠」。
⑦ 形：《金匱·卷中·水氣病脈證並治》作「狀」。

以下當腫及陰，難以屈伸，防己黄耆湯主之（一云：風水，脉浮身重，汗出惡風者，防己黄湯主之①）。風水，惡風，一身悉腫，脉浮不渴，續自汗出，而無大熱者②，越婢湯主之。

師曰③：裏水者，一身面目洪④腫，其脉沈。小便不利，故令病水。假如小便自利，亡津液，故令渴也，越婢加术湯主之（一云：皮水，其脉沈，頭面浮腫，小便不利，故令病水。假令小便自利，亡津液，故令渴也）。

皮水之⑤爲病，四肢腫，水氣在皮膚中，四肢聶聶動者，防己茯苓湯主之。

趺陽脉當伏，今反緊，本自有寒，疝瘕，腹中痛。醫反下之，下之則胸滿短氣。

趺陽脉當伏，今反數，本自有熱，消穀（一作消渴），小便數，今反不利，此欲作水。

寸口脉浮而遲，浮脉熱，遲脉潛⑥，熱潛相搏，名曰沈。趺陽脉浮而數，浮脉熱，數脉止⑦，熱止相搏，名曰伏。沈伏相搏，名曰水。沈則絡脉虚，伏則小便難，虚難相搏，水走皮膚，則⑧爲水矣。

寸口脉弦而緊，弦則衛氣不行，衛氣不行則惡寒⑨，水不沾流，走在⑩腸間。

---

①防己黄湯主之：《金匱·卷中·水氣病脈證並治》於此句後有「腹痛加芍藥」五字。
②而無大熱者：《金匱·卷中·水氣病脈證並治》作「無大熱」。
③師曰：《金匱·卷中·水氣病脈證並治》無「師曰」二字。
④洪：《金匱·卷中·水氣病脈證並治》作「黄」。
⑤之：《金匱·卷中·水氣病脈證並治》無「之」字。
⑥浮脉熱，遲脉潛：《金匱·卷中·水氣病脈證並治》作「浮脉則熱，遲脉則潛」。
⑦浮脉熱，數脉止：《金匱·卷中·水氣病脈證並治》作「浮脉即熱，數脉即止」。
⑧則：《金匱·卷中·水氣病脈證並治》作「即」。
⑨衛氣不行則惡寒：《金匱·卷中·水氣病脈證並治》作「即惡寒」。
⑩在：《金匱·卷中·水氣病脈證並治》作「於」。

少陰脉緊而沈，緊則爲痛，沈則爲水，小便即難。師曰①：脉得諸沈者，當責有水，身體腫重，水病脉出者死。

夫水病人，目下有臥蠶，面目鮮澤，脉伏，其人消渴，病水腹大，小便不利，其脉沈絶者，有水可下之。

問曰：病下利後，渴飲水，小便不利，腹滿因腫者，何也②？答曰：此法當病水，若小便自利及汗出者，自當愈。

水之爲病，其脉沈小屬少陰。浮者爲風，無水虚脹者爲氣。水，發其汗即已。沈者③與附子麻黄湯④，浮者與⑤杏子湯。

心水者，其身重而少氣⑥，不得臥，煩而躁，其陰大腫⑦。

肝水者，其腹大，不能自轉側，脇下腹中⑧痛，時時津液微生，小便續通。

肺水者，其身腫，小便難⑨，時時鴨溏⑩。

---

①師曰：《金匱·卷中·水氣病脈證並治》無「師曰」二字。
②何也：《千金方·卷第二十一·水腫》作「何故」。
③沈者：《金匱·卷中·水氣病脈證並治》作「脉沉者」。
④與附子麻黄湯：《金匱·卷中·水氣病脈證並治》作「宜附子麻黄湯」。
⑤與：《金匱·卷中·水氣病脈證並治》作「宜」。
⑥其身重而少氣：《千金方·卷第十三·心藏脉論》作「其人身體腫而少氣」。
⑦其陰大腫：《金匱·卷中·水氣病脈證並治》作「其人陰腫」。
⑧中：《金匱·卷中·水氣病脈證並治》無「中」字。
⑨其身腫，小便難：《千金方·卷第十七·肺藏脉論》作「其人身體腫而小便難」。
⑩鴨溏：《千金方·卷第十七·肺藏脉論》作「大便鴨溏」。

脾水者，其腹大，四肢苦重，津液不生，但苦少氣，小便難。

腎水者，其腹大臍腫，腰痛不得溺，陰下濕，如牛鼻上①汗，其足逆冷②，面反瘦③一云大便反堅。

師曰：諸④有水者，腰以下腫，當利小便，腰以上腫，當發汗乃⑤愈。

師曰：寸口脉沈而遲，沈則爲水，遲則爲寒，寒水相搏，趺陽脉伏，水穀不化，脾氣衰則鶩溏，胃氣衰則身腫。少陽脉卑，少陰脉細，男子則小便不利，婦人則經水不通。經爲血，血不利則爲水，名曰血分一云水分。

問曰：病者若⑥水，面目身體四肢皆腫，小便不利，師⑦脉之不言水，反言胸中痛，氣上衝咽，狀如炙肉⑧，當微欬喘，審如師言，其脉何類？

師曰：寸口脉沈而緊，沈爲水，緊爲寒，沈緊相搏，結在關元，始時當微，年盛不覺，陽衰之後，榮衛相干，陽損陰盛，結寒微動，緊氣上衝，喉咽塞噎，脇下急痛。醫以爲留飲而大下之，氣擊不去，其病不除。後重吐之，胃家虛煩，咽燥欲飲水，小便不利，水穀不化，面目手足浮腫，又與葶藶圓⑨下

---

①上：《千金方·卷第十九·腎藏脉論》作「頭」。
②冷：《千金方·卷第十九·腎藏脉論》作「寒」。
③面反瘦：《金匱·卷中·水氣病脈證並治》同，廣勤堂本「反」作「又」，《千金方·卷第十九·腎藏脉論》作「大便反堅」。
④諸：《千金方·卷第二十一·水腫》作「治」。
⑤乃：《千金方·卷第二十一·水腫》作「即」。
⑥若：《金匱·卷中·水氣病脈證並治》作「苦」。
⑦師：《金匱·卷中·水氣病脈證並治》無「師」字。
⑧肉：原闕，今據廣勤堂本、《金匱·卷中·水氣病脈證並治》加。
⑨圓：廣勤堂本作「丸」。

水，當時如小差，食飲過度，腫復如前，胸脇苦痛，象若奔豚，其水揚溢，則浮欬喘逆。當先攻擊衝氣令止，乃治欬，欬止其喘自差。先治新病，病當在後。

黄汗之病①，身體洪②腫（一作重），發熱，汗出而渴③（而渴，一作不渴），狀如風水，汗沾④衣，色正黄如蘗汁，其⑤脉自沉。

問曰：黄汗之病⑥，從何⑦得之？師曰：以汗出入水中浴，水從汗孔入得之。黄耆芍藥桂枝苦酒湯主之⑧。

黄汗之病，兩脛自冷，假令發熱，此屬歷節。食已汗出，又身常暮臥⑨盜汗出者，此勞氣也。若汗出已，反發熱者，久久其身必甲錯。發熱不止者，必生惡瘡。若身重，汗出已輒輕者，久久必身瞤，瞤則⑩胸中痛，又從腰以上必汗出，下無汗，腰寬弛痛，如有物在皮中狀，劇者不能食，身疼重，煩躁，小便不利，此爲黄汗，桂枝加黄耆湯主之。

---

①黄汗之病：《金匱・卷中・水氣病脈證並治》於此句前有「問曰」二字。
②洪：《金匱・卷中・水氣病脈證並治》無「洪」字。
③而渴：《千金方・卷第十・傷寒發黄》作「不渴」。
④沾：《千金方・卷第十・傷寒發黄》作「染」。
⑤其：《金匱・卷中・水氣病脈證並治》無「其」。
⑥問曰黄汗之病：《金匱・卷中・水氣病脈證並治》無此六字。
⑦從何：《金匱・卷中・水氣病脈證並治》作「何從」。
⑧黄耆芍藥桂枝苦酒湯主之：《金匱・卷中・水氣病脈證並治》作「宜耆芍桂酒湯主之」。
⑨臥：《金匱・卷中・水氣病脈證並治》無「臥」字。
⑩則：《金匱・卷中・水氣病脈證並治》作「即」。

寸口脉遲而濇①，遲則爲寒，濇爲血不足。趺陽脉微而遲，微則爲氣，遲則爲寒。寒氣不足，則手足逆冷，手足逆冷，則榮衛不利，榮衛不利，則腹滿脇鳴相逐，氣轉膀胱，榮衛俱勞，陽氣不通則②身冷，陰氣不通則③骨疼。陽前通則惡寒，陰前通則痹不仁。陰陽相得，其氣乃行，大氣一轉，其氣乃散。實則失氣，虚則遺溺④，名曰氣分。氣分，心下堅，大如盤，邊如旋杯，水飲所作，桂枝去芍藥加麻黄細辛附子湯⑤主之。

心下堅大如盤，邊如旋盤，水飲所作，枳實术湯⑥主之。

平黄膽寒熱瘧脉證第九

凡黄候，其寸口脉近掌無脉，口鼻冷，並不可治。脉沈，渴欲飲水，小便不利者，皆發黄。腹滿，舌痿黄，躁不得睡，屬黄家。

師曰：病黄疸，發熱煩喘，胸滿口燥者，以發病⑦時，火劫其汗，兩熱所得。然黄家所得，從濕得

①寸口脉遲而濇：《金匱·卷中·水氣病脈證並治》於此句前有「師曰」二字。
②則：《金匱·卷中·水氣病脈證並治》作「即」。
③則：《金匱·卷中·水氣病脈證並治》作「即」。
④溺：《金匱·卷中·水氣病脈證並治》作「尿」。
⑤桂枝去芍藥加麻黄細辛附子湯：《金匱·卷中·水氣病脈證並治》作「桂枝去芍加麻辛附子湯」。
⑥枳實术湯：《金匱·卷中·水氣病脈證並治》作「枳术湯」。
⑦發病：《金匱·卷中·黄疸病脈證並治》作「病發」。

之。一身盡發熱而黄，肚熱，熱在裏，當下之。

師曰①：黄疸之病，當以十八日爲期，治之十日以上爲②差，反劇③爲難治。又曰④：疸而渴者，其疸難治。疸而不渴者，其疸可治。發於陰部，其人必嘔。發於⑤陽部，其人振寒而發熱⑥也。

師曰⑦：諸病黄家⑧，但⑨利其小便。假令脉浮，當以汗解之，宜桂枝加黄耆湯。又⑩男子黄，小便自利，當與小建中湯⑪。

黄疸⑫腹滿，小便不利而赤，自汗出，此爲表和裏實。當下之，宜大黄黄蘗梔子芒消湯⑬。

黄疸病，小便色不變，欲自利，腹滿而喘，不可除熱，熱除必噦。噦者，小半夏湯主之。

---

① 師曰：《金匱·卷中·黄疸病脉證並治》無「師曰」二字。
② 爲：《金匱·卷中·黄疸病脉證並治》無「爲」字。
③ 劇：《金匱·卷中·黄疸病脉證並治》作「極」。
④ 又曰：《金匱·卷中·黄疸病脉證並治》無「又曰」二字。
⑤ 發於：《金匱·卷中·黄疸病脉證並治》無「發於」二字。
⑥ 發熱：《千金方·卷第十·傷寒發黄》作「微熱」。
⑦ 師曰：《金匱·卷中·黄疸病脉證並治》無「師曰」二字。
⑧ 黄家：《千金方·卷第十·傷寒發黄》作「黄疸」。
⑨ 但：《千金方·卷第十·傷寒發黄》作「宜」。
⑩ 又：《金匱·卷中·黄疸病脉證並治》無「又」字。
⑪ 當與小建中湯：《金匱·卷中·黄疸病脉證並治》作「當與虚勞小建中湯」。
⑫ 疸：《千金方·卷第十·傷寒發黄》作「家」。
⑬ 大黄黄蘗梔子芒消湯：《金匱·卷中·黄疸病脉證並治》作「大黄消石湯」。

夫病酒黄疸①，必小便不利，其候②，心中熱③，足下熱，是其證也。

心中懊憹而熱，不能食，時欲吐，名曰酒疸。

酒黄疸者，或無熱，靖言了了④，腹滿欲吐⑤，鼻燥⑥。其脉浮者先吐之，沈弦者先下之。

酒疸，心中熱，欲嘔者，吐之即⑦愈。

酒疸，黄色，心下結熱而煩。

酒疸下之，久久爲黑疸，目青面黑，心中如噉蒜虀狀，大便正黑，皮膚爪之不仁。其脉浮弱，雖黑微黄，故知之。

寸口脉微而弱，微則惡寒，弱則發熱。當發不發，骨節疼痛⑧。當煩不煩，而⑨極汗出。趺陽脉緩而遲，胃氣反強。

少陰脉微，微則傷精，陰氣寒冷，少陰不足，谷氣反強，飽則煩滿，滿則發熱，客熱消穀，發已復飢，熱則腹滿，微則傷精，穀強則瘦，名曰穀寒熱。

---

① 夫病酒黄疸：《千金方·卷第十·傷寒發黄》作「酒疸」。
② 候：《金匱·卷中·黄疸病脈證並治》同，廣勤堂本作「喉」。
③ 心中熱：《千金方·卷第十·傷寒發黄》作「當心中熱」。
④ 靖言了了：《金匱·卷中·黄疸病脈證並治》作「請言了」。
⑤ 欲吐：《千金方·卷第十·傷寒發黄》作「欲吐嘔」。
⑥ 鼻燥：《千金方·卷第十·傷寒發黄》無此二字。
⑦ 即：《金匱·卷中·黄疸病脈證並治》無「即」字。
⑧ 疼痛：《千金方·卷第二十八·三關主對法》作「疼煩」。
⑨ 而：《千金方·卷第二十八·三關主對法》作「與」。

陽明病，脉遲者，食難用飽，飽則發①煩。頭眩者，必小便難②，此欲作穀疸③。雖下之，腹滿如故④，所以然者，脉遲故也。

師曰⑤：寸口脉浮而緩，浮則爲風，緩則爲痹。痹非中風，四肢苦煩，脾色必黄，瘀熱以行。趺陽脉緊而數，數則爲熱，熱則消穀。緊則爲寒，食即滿也⑥。尺脉浮爲傷腎，趺陽脉緊爲傷脾。風寒相搏⑦，食穀則眩，穀氣不消，胃中苦濁，濁氣下流，小便不通。陰被其寒，熱流膀胱，身體盡黄，名曰穀疸。

額上黑，微汗出，手足中熱，薄暮則發，膀胱急，小便自利，名曰女勞疸。腹如水狀，不治。黄家，日晡⑧所發熱，而反惡寒，此爲女勞，得之膀胱急，少腹⑨滿，身⑩盡黄，額上黑，足下熱，因作黑疸。其腹脹如水狀⑪，大便必黑，時溏⑫，此女勞之病⑬，非水也。腹滿者難治。消石礬石散

---

①發：《金匱·卷中·黄疸病脈證並治》同，《傷寒論·卷第五·辨陽明病脈證并治》作『微』。
②必小便難：《金匱·卷中·黄疸病脈證並治》作『小便必難』。
③疸：《傷寒論·卷第五·辨陽明病脈證并治》作『癉』。
④腹滿如故：《千金翼·卷第九·陽明病狀》作『其腹必滿如故耳』。
⑤師曰：《金匱·卷中·黄疸病脈證並治》無『師曰』二字，《千金方·卷第十·傷寒發黄》同。
⑥食即滿也：《金匱·卷中·黄疸病脈證並治》作『食即爲滿』。
⑦搏：《千金方·卷第十·傷寒發黄》作『薄』。
⑧日晡：《千金方·卷第十·傷寒發黄》作『至日晡』。
⑨少腹：《千金方·卷第十·傷寒發黄》作『小腹』。
⑩身：《千金方·卷第十·傷寒發黄》作『體』。
⑪其腹脹如水狀：《千金方·卷第十·傷寒發黄》作『其腹臚脹而滿，如欲作水狀』。
⑫時溏：《千金方·卷第十·傷寒發黄》作『時溏泄』。
⑬此女勞之病：《千金方·卷第十·傷寒發黄》作『此女勞疸』。

主之。

夫瘧脉自弦也①，弦數者多熱，弦遲者多寒。弦小緊者可下之②，弦遲者可溫藥③，若脉緊數者④，可發汗，針灸之⑤。浮大者，吐之⑥。脉⑦弦數者，風發也，以飲食消息止之。

瘧病⑧結爲癥瘕，名曰瘧母，鼈甲煎圓主之⑨。

瘧但見熱者，溫瘧也⑩。其脉平⑪，身無寒但熱，骨節疼煩，時嘔，朝發暮解，暮發朝解，名曰溫瘧⑫，白虎加桂枝湯主之。

瘧⑬多寒者，牡瘧也⑭，蜀漆散主之。

---

① 夫瘧脉自弦也：《金匱·卷上·瘧病脈證並治》作「師曰：瘧脉自弦」。
② 弦小緊者可下之：《金匱·卷上·瘧病脈證並治》作「弦小緊者下之差」。
③ 藥：《金匱·卷上·瘧病脈證並治》作「之」，《千金方·卷第十·溫瘧》同。
④ 若脉緊數者：《金匱·卷上·瘧病脈證並治》作「弦緊者」。
⑤ 之：《金匱·卷上·瘧病脈證並治》作「也」。
⑥ 吐之：《金匱·卷上·瘧病脈證並治》作「可吐之」。
⑦ 脉：《金匱·卷上·瘧病脈證並治》無「脉」字。
⑧ 瘧病：《金匱·卷上·瘧病脈證並治》無「瘧病」二字，作「師曰此」，《千金方·卷第十·溫瘧》作「師曰此病」。
⑨ 鼈甲煎圓主之：《金匱·卷上·瘧病脈證並治》作「急治之，宜鼈甲煎丸」，《千金方·卷第十·溫瘧》作「急當治之，鼈甲煎丸方」。
⑩ 瘧但見熱者，溫瘧也：《金匱·卷上·瘧病脈證並治》作「溫瘧者」。
⑪ 其脉平：《金匱·卷上·瘧病脈證並治》作「其脉如平」。
⑫ 朝發暮解，暮發朝解，名曰溫瘧：《金匱·卷上·瘧病脈證並治》無此句。
⑬ 瘧：《千金方·卷第十·溫瘧》無。
⑭ 牡瘧也：《金匱·卷上·瘧病脈證並治》作「名曰牡瘧」。

平胸痹心痛短氣賁豚脉證第十

師曰：夫脉當取太過與①不及，陽微陰弦，則胸痹而痛。所以然者，責其極虚也②。今陽虚知在上膲，所以胸痹心痛者，以其脉③陰弦故也。

胸痹之病，喘息欬唾，胸背痛，短氣，寸口脉④沈而遲，關上小緊數者，栝樓薤白白酒湯⑤主之。

平人無寒熱，短氣不足以息者，實也。

賁豚病者，從少腹起，上衝咽喉，發作時欲死復止⑥，皆從驚得⑦。其氣⑧上衝胸腹痛，及⑨往來寒熱，賁豚湯主之。

師曰：病有賁豚，有吐膿，有驚怖，有火邪，此四部病皆從驚發得之。

---

① 與：《金匱·卷上·胸痹心痛短氣病脈證治》無『與』字。
② 責其極虚也：《千金方·卷第十三·胸痹》作『責其極虚故也』。
③ 其脉：《金匱·卷上·胸痹心痛短氣病脈證治》無『脉』字，《千金方·卷第十三·胸痹》作『其人脉』。
④ 寸口脉：《千金方·卷第十三·胸痹》作『寸脉』。
⑤ 栝樓薤白白酒湯：《千金方·卷第十三·胸痹》作『栝樓湯』。
⑥ 發作時欲死復止：《金匱·卷上·奔豚氣病脈證治》作『發作欲死復還止』。
⑦ 皆從驚得：《金匱·卷上·奔豚氣病脈證治》作『皆從驚恐得之』。
⑧ 其氣：《金匱·卷上·奔豚氣病脈證治》作『奔豚氣』。
⑨ 及：《金匱·卷上·奔豚氣病脈證治》無『及』字。

平腹滿寒疝宿食脉證第十一

趺陽脉微弦，法當腹滿，不滿者，必下部閉塞，大便難①，兩肱一云脚疼痛②，此虛寒從下上也③，當以溫藥服之。

病者腹滿，按之不痛爲虛，痛④者爲實，可下之⑤。舌黄，未下者，下之，黄自去。腹滿時減，減⑥復如故，此爲寒，當與⑦溫藥。

趺陽脉緊而浮，緊則爲痛，浮則爲虛，虛則腸鳴，緊則堅滿。

脉雙⑧弦而遲者，必⑨心下堅⑩。脉大而緊者，陽中有陰也，可下之。

---

① 必下部閉塞，大便難：《金匱·卷上·腹滿寒疝宿食病脈證治》作「必便難」。
② 兩肱疼痛：《千金方·卷第十六·脹滿》作「兩胠下疼痛」。
③ 此虛寒從下上也：《千金方·卷第十六·脹滿》作「此虛寒，氣從下上也」。
④ 痛：《金匱·卷上·腹滿寒疝宿食病脈證治》作「實」，《千金方·卷第十六·脹滿》於「痛」前有「按之」二字。
⑤ 可下之：《千金方·卷第十六·脹滿》作「夫腹中滿不減，減不驚人，此當下之」。
⑥ 減：《金匱·卷上·腹滿寒疝宿食病脈證治》無「減」字，《千金方·卷第十六·脹滿》同。
⑦ 與：《千金方·卷第十六·脹滿》作「得」。
⑧ 脉雙：《傷寒論·卷第九·辨可下病脈證並治》同，廣勤堂本作「雙脉」。
⑨ 必：《千金方·卷第十六·痼冷積熱》無。
⑩ 堅：《傷寒論·卷第九·辨可下病脈證並治》作「鞕」。

病腹中滿痛爲實①，當下之②。

腹滿不減，減不足言，當下之③。

病腹滿，發熱數④十日，脉浮而數，飲食如故，厚朴三物湯⑤主之。

腹滿痛，厚朴七物湯主之⑥。

寸口脉遲而緩，遲則爲寒，緩即爲氣，氣寒⑦相搏，轉⑧絞而痛。

寸口脉遲而澀，遲爲寒，澀爲無血⑨。

夫中寒家喜欠⑩，其人清涕出，發熱色和者，善嚏。

---

① 病腹中滿痛爲實：《傷寒論·卷第九·辨可下病脈證並治》作「病腹中滿痛者，此爲實也」，《千金翼·卷第十·傷寒宜忌》作「凡病腹中滿痛者爲寒」。

② 當下之：《千金翼·卷第十·傷寒宜忌》中「當」作「宜」。《傷寒論·卷第九·辨可下病脈證並治》於此句後有「宜大承氣湯、大柴胡湯」一句。

③ 當下之：《千金翼·卷第十·傷寒宜忌》中「當」作「宜」。《傷寒論·卷第九·辨可下病脈證並治》同，并於此句後有「宜大柴胡湯、大承氣湯」，《金匱·卷上·腹滿寒疝宿食病脈證治》作「當須下之，宜大承氣湯」。

④ 數：《千金方·卷第十六·脹滿》同，《金匱·卷上·腹滿寒疝宿食病脈證治》無「數」字。

⑤ 厚朴三物湯：《金匱·卷上·腹滿寒疝宿食病脈證治》作「厚朴七物湯」。

⑥ 腹滿痛，厚朴七物湯主之：廣勤堂本無此句。

⑦ 氣寒：《千金方·卷第二十八·三關主對法》作「寒氣」。

⑧ 轉：《千金方·卷第二十八·三關主對法》作「則」。

⑨ 遲爲寒，澀爲無血：《金匱·卷中·水氣病脈證並治》作「遲則爲寒，澀爲血不足」，《千金方·卷第二十八·三關主對法》作「遲即爲寒，澀爲少血」。

⑩ 夫中寒家喜欠：《千金方·卷第十六·痼冷積熱》作「凡人中寒者喜欠」。

中寒，其人下利，以裏虛也①，欲嚏不能，此人肚中寒②一作痛。

夫瘦人③繞臍痛，必有風冷，穀氣不行，而反下之，其氣必衝。不衝者，心下則痞。

寸口脉弦者④，則脇下拘急而痛，其人嗇嗇惡寒也。

寸口脉浮而滑，頭中痛。趺陽⑤脉緩而遲，緩則爲寒，遲則爲虛⑥，虛寒相搏，則欲食溫⑦，假令食冷，則咽痛⑧。

寸口脉微，尺中緊而澀，緊則爲寒，微則爲虛，澀則血不足，故知發汗而復下之也。緊在中央，知寒尚在，此本寒氣，何爲發汗復下之耶？

夫脉浮而緊，乃弦狀如弓弦⑨，按之不移。脉數弦者，當下其寒。脇下偏痛⑩，其脉緊弦，此寒也，以溫藥下之，宜大黃附子湯。

---

① 以裏虛也：《千金方·卷第十六·痼冷積熱》作「以裏虛故也」。
② 肚中寒：《千金方·卷第十六·痼冷積熱》作「腹中痛」。
③ 夫瘦人：《金匱·卷上·腹滿寒疝宿食病脈證治》同，《千金方·卷第十六·痼冷積熱》作「凡瘦人」。廣勤堂本「瘦」作「廋」。
④ 寸口脉弦者：《千金方·卷第十六·痼冷積熱》作「右手寸口脉弦者」。
⑤ 趺陽：《千金方·卷第二十八·三關主對法》作「寸口」。
⑥ 緩則爲寒，遲則爲虛：《千金方·卷第二十八·三關主對法》作「緩即爲虛，遲即爲寒」。
⑦ 食溫：《千金方·卷第二十八·三關主對法》作「溫食」。
⑧ 假令食冷，則咽痛：《千金方·卷第二十八·三關主對法》作「食冷即咽痛」。
⑨ 夫脉浮而緊，乃弦狀如弓弦：《金匱·卷上·腹滿寒疝宿食病脈證治》中「夫」作「其」，餘同。《傷寒論·卷第一·辨脉法》作「脉浮而緊者，名曰弦也，弦者狀如弓弦」。
⑩ 脇下偏痛：《金匱·卷上·腹滿寒疝宿食病脈證治》於此句後有「發熱」二字。

寸口脉弦而緊①，弦則衛氣不行，衛氣不行則惡寒②，緊則不欲食③，弦緊相搏④，此⑤爲寒疝。

趺陽脉浮而遲，浮則爲風虚，遲則爲寒疝。寒疝繞臍痛⑥，若⑦發則白汗出，手足厥寒⑧，其脉沈弦者，大烏頭湯⑨主之。

問曰：人病有宿食，何以別之？師曰⑩：寸口脉浮大⑪，按之反澀，尺中亦微而澀，故知有宿食⑫。

寸口⑬脉緊如轉索，左右無常者，有宿食⑭。

寸口⑮脉緊，即⑯頭痛風寒，或⑰腹中有宿食不化。

---

① 寸口脉弦而緊：《金匱·卷上·腹滿寒疝宿食病脈證治》作「腹痛，脉弦而緊」。
② 衛氣不行則惡寒：《金匱·卷上·腹滿寒疝宿食病脈證治》作「即惡寒」。
③ 不欲食：《千金方·卷第十六·痼冷積熱》作「不欲飲食」。
④ 弦緊相搏：《金匱·卷上·腹滿寒疝宿食病脈證治》作「邪正相搏」。
⑤ 此：《金匱·卷上·腹滿寒疝宿食病脈證治》作「即」，《千金方·卷第十六·痼冷積熱》同。
⑥ 痛：《千金方·卷第十六·痼冷積熱》作「苦痛」。
⑦ 若：《千金方·卷第十六·痼冷積熱》無。
⑧ 寒：《金匱·卷上·腹滿寒疝宿食病脈證治》作「冷」。
⑨ 大烏頭湯：《金匱·卷上·腹滿寒疝宿食病脈證治》作「大烏頭煎」。
⑩ 師曰：《千金翼·卷第十·傷寒宜忌》作「答曰」。
⑪ 浮大：《金匱·卷上·腹滿寒疝宿食病脈證治》作「浮而大」。
⑫ 故知有宿食：《金匱·卷上·腹滿寒疝宿食病脈證治》於此句後有「大承氣湯主之」一句。
⑬ 寸口：《金匱·卷上·腹滿寒疝宿食病脈證治》無「寸口」二字。
⑭ 有宿食：《千金方·卷第十五·脾虛實》作「脾胃中有宿食不消」。
⑮ 寸口：《金匱·卷上·腹滿寒疝宿食病脈證治》無「寸口」二字。
⑯ 即：《金匱·卷上·腹滿寒疝宿食病脈證治》無「即」字。
⑰ 或：《金匱·卷上·腹滿寒疝宿食病脈證治》無「或」字。

脉滑而數者①實也，有宿食，當下之②。

下利，不欲③食者，有宿食，當下之④。

大下後六、七日不大便，煩不解，腹滿痛，此有燥屎也。所以然者，本有宿食故也⑤。

宿食在上管，當⑥吐之。

平五藏積聚脉證第十二

問曰：病有積、有聚、有繫⑦氣（繫一作穀，下同），何謂也？師曰：積者，藏病也，終不移。聚者，腑病也，發作有時，展轉痛移，爲可治。繫氣者，脇下痛⑧，按之則愈，愈⑨復發爲繫氣。夫病已愈，不得復發，今病復發，即爲繫氣也。

---

① 脉滑而數者：《金匱・卷上・腹滿寒疝宿食病脈證治》作「脉數而滑者」，《千金方・卷第十五・脾虚實》同。

② 有宿食，當下之：《金匱・卷上・腹滿寒疝宿食病脈證治》作「此有宿食，下之愈，宜大承氣湯」。《千金方・卷第十五・脾虚實》作「有宿食不消，下之愈」。

③ 欲：《金匱・卷上・腹滿寒疝宿食病脈證治》作「飲」。

④ 當下之：《金匱・卷上・腹滿寒疝宿食病脈證治》於此句後有「宜大承氣湯」。《千金翼・卷第十・傷寒宜忌》中「當」作「宜」。

⑤ 本有宿食故也：《傷寒論・卷第五・辨陽明病脈證並治》於此句後有「宜大承氣湯」，《千金翼・卷第九・陽明病狀》於此句後作「宜承氣湯」。

⑥ 當：《千金翼・卷第十・傷寒宜忌》作「宜」。

⑦ 繫：《千金方・卷第二十八・五藏積聚》作「穀」，《金匱・卷中・五藏風寒積聚病脈證並治》作「槃」，下同。

⑧ 脇下痛：《千金方・卷第二十八・五藏積聚》作「脇下牽痛」。

⑨ 愈：《金匱・卷中・五藏風寒積聚病脈證並治》無「愈」字。

諸積大法，脉來細而附骨者①，乃②積也細，一作結。寸口③，積在胸中。微出寸口，積在喉中。關上④，積在臍傍。上關上，積在心下。微下關，積在少腹。尺⑤，積在氣衝⑥。脉出在⑦左，積在左，脉出在⑧右，積在右。脉兩出，積在中央。各以其部處之。

診得肺積，脉浮而毛，按之辟易，脇下氣逆，背相引痛⑨，少氣，善忘，目瞑⑩，皮膚寒，秋差⑪夏劇，主皮中時痛，如蝨緣之狀，甚者如針刺⑫，時癢，其色白⑬。

診得心積，脉⑭沈而芤，上下⑮無常處，病胸滿悸，腹中熱，面赤嗌⑯乾，心煩，掌中熱，甚即唾

---

① 脉來細而附骨者：《千金方·卷第二十八·五藏積聚》作「脉來而細輭附骨者」。
② 乃：《千金方·卷第二十八·五藏積聚》作「爲」。
③ 寸口：《千金方·卷第二十八·五藏積聚》作「寸口結」。
④ 關上：《千金方·卷第二十八·五藏積聚》作「關上結」。
⑤ 尺：《金匱·卷中·五藏風寒積聚病脈證並治》作「尺中」，《千金方·卷第二十八·五藏積聚》作「尺中結」。
⑥ 氣衝：《金匱·卷中·五藏風寒積聚病脈證並治》作「氣衝」，《千金方·卷第二十八·五藏積聚》同。
⑦ 在：《金匱·卷中·五藏風寒積聚病脈證並治》無「在」字。
⑧ 在：《金匱·卷中·五藏風寒積聚病脈證並治》無「在」字。
⑨ 脇下氣逆，背相引痛：《千金方·卷第十七·肺藏脉論》作「脇時時痛，逆背相引痛」。
⑩ 目瞑：《千金方·卷第十七·肺藏脉論》與「目瞑」後有「結癰」二字。
⑪ 差：《千金方·卷第十七·肺藏脉論》作「愈」。
⑫ 如針刺：《千金方·卷第十七·肺藏脉論》作「如針刺之狀」。
⑬ 其色白：《千金方·卷第十七·肺藏脉論》作「色白也」。
⑭ 脉：《千金方·卷第十三·心藏脉論》無。
⑮ 上下：《千金方·卷第十三·心藏脉論》前有「時」字。
⑯ 嗌：《千金方·卷第十三·心藏脉論》作「咽」。

血，主①身瘈瘲，主血厥，夏差冬劇，其色赤②。

診得脾積，脉浮大而長，飢則減，飽則見䐜，起與穀爭減，心下累累如桃李，起見於外，腹滿嘔泄，腸鳴，四肢重，足脛腫，厥不能臥，是主肌肉損，其色黄③。

診得肝積，脉弦而細，兩脇下痛，邪④走心下，足腫寒⑤，脇痛引少腹，男子積疝，女子瘕淋，身無膏澤，喜⑥轉筋，爪甲枯黑，春差秋劇，其色青⑦。

診得腎積，脉沈而急，苦脊與腰相引痛，飢則見，飽則減，少腹裹急，口乾咽腫傷爛，目䀮䀮，骨中寒，主髓厥，善忘，其色黑⑧。

寸口脉⑨沈而横者，脇下及腹中有横積痛，其脉弦，腹急痛⑩，腰背痛相引，腹中有寒疝瘕。脉弦緊而微細者，癥也。夫寒痹、癥瘕、積聚之脉，皆弦緊。若在心下即寸弦緊，在胃管即關弦緊，在臍下即

①主：《千金方·卷第十三·心藏脉論》無。
②其色赤：《千金方·卷第十三·心藏脉論》作「色赤也」。
③其色黄：《千金方·卷第十五·脾藏脉論》作「色黄也」。
④邪：《千金方·卷第十一·肝藏脉論》作「邪氣」。
⑤足腫寒：《千金方·卷第十一·肝藏脉論》作「足脛寒」。
⑥喜：《千金方·卷第十一·肝藏脉論》作「善」。
⑦其色青：《千金方·卷第十一·肝藏脉論》作「色青也」。
⑧其色黑：《千金方·卷第十九·腎藏脉論》作「色黑也」。
⑨脉：《千金方·卷第二十八·五藏積聚》無。
⑩腹急痛：廣勤堂本作「腹中急痛」，《千金方·卷第二十八·五藏積聚》同。

尺弦緊一曰：關脉弦長①，積在臍左右上下也有。又脉癥②法，左手脉横，癥在左，右手脉横，癥在右。脉頭大者在上，頭小者在下。

又法③：横脉見左，積在右，見右積在左。偏得洪實而滑，亦爲積。弦緊亦爲積，爲寒痹，爲疝痛。內有積不見脉，難治，見一脉一作脇相應，爲易治，諸不相應，爲不治④。

左手脉大，右手脉小，上病在左脇，下病在左足。右手脉大，左手脉小，上病在右脇，下病在右足。

脉弦而伏者，腹中有癥，不可轉也，必死不治。

脉來細而沈，時直者，身有癰腫，若腹中有伏梁。

脉來小沈而實者，胃中有積聚，不下食⑤，食即吐。

---

① 弦長：《千金方·卷第二十八·五藏積聚》作「長弦」。
② 癥：原作「癥」，據廣勤堂本改。
③ 又法：《千金方·卷第二十八·五藏積聚》作「又一法」。
④ 爲不治：《千金方·卷第二十八·五藏積聚》作「爲不合治也」。
⑤ 不下食：《千金方·卷第二十八·五藏積聚》作「不可下」。

平驚悸衄吐下血胸滿瘀血脉證第十三

寸口脉動而弱，動則①爲驚，弱則爲悸。

趺陽脉微而浮，浮則胃氣虚，微則不能食，此恐懼之脉，憂迫所作也。驚生病者，其脉止而復來，其人目睛不轉，不能呼氣。

寸口脉緊，趺陽脉浮，胃氣則虚。

寸口脉緊，寒之實也。寒在上膲，胸中必滿而噫。胃氣虚者，趺陽脉浮，少陽脉緊，心下必悸。何以言之？寒水相摶，二氣相爭，是以悸。脉得諸濇濡弱爲亡血。

寸口脉弦而大，弦則爲減，大則爲芤。減則爲寒，芤則爲虚。寒虚相摶②，此名爲③革。婦人則半産漏下，男子則亡血。

亡血家④，不可攻⑤其表，汗出則⑥寒慄而振。

---

① 則：《金匱·卷中·驚悸吐衄下血胸滿瘀血病脈證治》作「即」，《千金方·卷第二十八·三關主對法》同。
② 摶：《金匱·卷中·驚悸吐衄下血胸滿瘀血病脈證治》作「擊」。
③ 爲：《金匱·卷中·驚悸吐衄下血胸滿瘀血病脈證治》作「曰」。
④ 家：《金匱·卷中·驚悸吐衄下血胸滿瘀血病脈證治》無「家」字。
⑤ 不可攻：《金匱·卷中·驚悸吐衄下血胸滿瘀血病脈證治》作「不可發」，《千金翼·卷第十·傷寒宜忌》作「忌攻」。
⑥ 則：《金匱·卷中·驚悸吐衄下血胸滿瘀血病脈證治》作「即」。

問曰：病衄連日不止，其脉何類？① 師曰：脉來輕輕在肌肉，尺中自溢②一云尺脉浮，目睛暈黃，衄必③未止，暈黃去，目睛慧了，知衄今止。

師曰④：從春至夏發⑤衄者太陽，從秋至冬發⑥衄者陽明。

寸口脉微弱，尺脉澀弱，則發熱，澀爲無血，其人必厥，微嘔。夫厥，當眩不眩，而反頭痛，痛爲實，下虛上實必衄也。

太陽脉大而浮，必衄、吐血。

病人面無血⑦色，無寒熱，脉沈弦者，衄也。

衄家，不可發其汗⑧，汗出必額上促急而緊⑨，直視而⑩不能眴，不得眠。

脉⑪浮弱，手按之絕者，下血，煩欬者，必吐血。

---

①問曰：病衄連日不止，其脉何類？：《金匱·卷中·驚悸吐衄下血胸滿瘀血病脈證治》無此二句。
②脉來輕輕在肌肉，尺中自溢：《金匱·卷中·驚悸吐衄下血胸滿瘀血病脈證治》作「尺脉浮」。
③必：《金匱·卷中·驚悸吐衄下血胸滿瘀血病脈證治》無「必」字。
④師曰：《金匱·卷中·驚悸吐衄下血胸滿瘀血病脈證治》作「又曰」。
⑤發：《金匱·卷中·驚悸吐衄下血胸滿瘀血病脈證治》無「發」字。
⑥發：《金匱·卷中·驚悸吐衄下血胸滿瘀血病脈證治》無「發」字。
⑦血：《金匱·卷中·驚悸吐衄下血胸滿瘀血病脈證治》無「血」字。
⑧不可發其汗：《金匱·卷中·驚悸吐衄下血胸滿瘀血病脈證治》作「不可其汗」，《千金翼·卷第十·傷寒宜忌》作「忌攻其表」。
⑨汗出必額上促急而緊：《金匱·卷中·驚悸吐衄下血胸滿瘀血病脈證治》作「汗出必額上陷，脉緊急」，《千金翼·卷第十·傷寒宜忌》作「汗出必額上促急」。
⑩而：《金匱·卷中·驚悸吐衄下血胸滿瘀血病脈證治》無「而」字。
⑪脉：《金匱·卷中·驚悸吐衄下血胸滿瘀血病脈證治》無「脉」字。

寸口脉微而弱，氣血俱虚，男子則吐血，女子①則下血。嘔吐、汗出者爲可②。

趺陽脉微而弱，春以胃氣爲本，吐利者爲可。不者，此爲有水氣，其腹必滿，小便則難。

病人身熱，脉小絶者，吐血，若下血，婦人亡經，此爲寒。脉遲者，胸上有寒，悸氣喜唾。

脉有陰陽，趺陽、少陰脉皆微，其人不吐下，必亡血。

脉沈爲在裏，榮衛内結，胸滿，必吐血。

男子盛大，其脉陰陽微，趺陽亦微，獨少陰浮大，必便血而失精。設言淋者，當小便不利。

趺陽脉弦，必腸痔下血。

病人胸滿，脣痿，舌青，口燥，其人③但欲漱水，不欲嚥，無寒熱，脉微大來遲，腹不滿，其人言我滿，爲有瘀血。當汗出不出，内結亦爲瘀血。病者如熱狀，煩滿，口乾燥而渴，其脉反無熱，此爲陰伏④，是瘀血也，當下之。

下血，先見血，後見便⑤，此近血⑥也。先見便，後見血⑦，此遠血⑧也。

---

①女子：《千金方·卷第二十八·三關主對法》作「婦人」。
②嘔吐、汗出者爲可：《千金方·卷第二十八·三關主對法》作「嘔汗出」。
③其人：《金匱·卷中·驚悸吐衄下血胸滿瘀血病脈證治》無「其人」二字。
④伏：《金匱·卷中·驚悸吐衄下血胸滿瘀血病脈證治》作「狀」。
⑤先見血，後見便：《金匱·卷中·驚悸吐衄下血胸滿瘀血病脈證治》作「先血後便」。
⑥近血：《千金翼·卷第十八·吐血第四》作「遠血」。
⑦先見便，後見血：《金匱·卷中·驚悸吐衄下血胸滿瘀血病脈證治》作「先便後血」。
⑧遠血：《千金翼·卷第十八·吐血第四》作「近血」。

平嘔吐噦下利脉證第十四

嘔而脉弱，小便復利，身有微熱，見厥者，難治①。

趺陽脉浮者，胃氣虚，寒氣在上，憂氣在下，二氣並爭，但出不入，其人即嘔而不得食，恐怖而②死，寬緩即差。夫嘔家有癰膿者③，不可治嘔，膿儘自愈。

先嘔却渴者，此爲欲解。先渴却嘔者，爲水停心下，此屬飲家。嘔家本渴，今反不渴者，以心下有支飲也④。

問曰：病人脉數，數爲熱，當消穀引食，而反吐者，何也？師曰：以發其汗⑤，令陽微⑥，膈氣虚，脉乃數⑦，數爲客熱，不能消穀，胃中虚冷，故吐⑧也。

陽緊陰數，其人食已即吐。陽浮而數，亦爲吐。

---

① 見厥者，難治：《千金方·卷第十六·嘔吐噦逆》作「見厥難治」，《千金翼·卷第十·厥陰病狀》同，並在此句後有「四逆湯主之」。

② 而：《千金方·卷第十六·嘔吐噦逆》作「如」。

③ 夫嘔家有癰膿者：《金匱·卷中·嘔吐噦下利病脈證治》無「者」字，《千金翼·卷第十·厥陰病狀》作「嘔家有癰膿」。

④ 以心下有支飲也：《金匱·卷中·嘔吐噦下利病脈證治》作「以心下有支飲故也，此屬支飲」。《千金方·卷第十八·痰飲》作「心下有支飲故也」。

⑤ 以發其汗：《千金翼·卷第十·發汗吐下後病狀》作「以醫發其汗」。

⑥ 令陽微：《千金翼·卷第十·發汗吐下後病狀》作「陽氣微」。

⑦ 脉乃數：《千金翼·卷第十·發汗吐下後病狀》作「脉則爲數」。

⑧ 吐：《金匱·卷中·嘔吐噦下利病脈證治》無「吐」字。

寸緊尺澀，其人胸滿，不能食而吐，吐止者爲下之，故不能食，設言未止者，此爲胃反，故尺爲之微澀也。

寸口脉緊而芤，緊則爲寒，芤則爲虛，虛寒①相搏，脉爲陰結而遲，其人則噎。關上脉②數，其人則吐。

脉弦者，虛也。胃氣無餘，朝食暮吐，變爲胃反，寒在於上，醫反下之，今脉反弦，故名曰虛。

趺陽脉微而澀，微則下利，澀則吐逆，穀③不得入也。

寸口脉微而數，微則無氣，無氣則榮④虛，榮虛則血不足，血不足則胸中冷。

趺陽脉浮而澀，浮則爲虛，澀則傷脾，脾傷則不磨，朝食暮吐，暮食朝吐，宿穀不化，名曰⑤胃反。

脉緊而澀⑥，其病難治。

夫吐家，脉來形狀如新臥起。病人欲吐者，不可下之。

嘔吐而病在膈上，後思水者解，急與之。思水者，豬苓散主之。

噦而腹滿⑦，視其前後，知何部不利，利之即愈。

---

①虛寒：《千金方·卷第十六·嘔吐噦逆》作「寒虛」。
②脉：《千金方·卷第十六·嘔吐噦逆》無。
③穀：《金匱·卷中·嘔吐噦下利病脈證治》《千金方·卷第十六·嘔吐噦逆》同，廣勤堂本作「殺」。
④榮：《金匱·卷中·嘔吐噦下利病脈證治》同，廣勤堂本作「柔」。
⑤曰：《千金方·卷第十六·反胃》作「爲」。
⑥脉緊而澀：《千金方·卷第十六·反胃》於其前有「趺陽」二字。
⑦噦而腹滿：《千金翼·卷第十·厥陰病狀》作「傷寒噦而滿者」。

夫六腑氣絶於外者，手足寒，上氣，脚縮。五藏氣絶於内者，下利不禁①，下甚者，手足不仁。

下利，脉沈弦者，下重，其②脉大者，爲未止。脉微弱數者，爲欲自止，雖發熱不死。

脉滑，按之虚絶者，其人必下利。

下利，有微熱，其人渴③。脉弱者，今自愈。

下利，脉數，若微發熱④，汗自出者自愈⑤。設脉復緊⑥，爲未解。下利，寸⑦脉反浮數，尺中自濇⑧，其人⑨必清膿血。

下利，手足厥⑩，無脉⑪，灸之不溫，若脉不還，反微喘者死。

少陰負趺陽者爲順也。

---

① 下利不禁：《金匱·卷中·嘔吐噦下利病脈證治》作「利不禁」，《千金方·卷第十五·熱利》作「下不自禁」。
② 其：《金匱·卷中·嘔吐噦下利病脈證治》無「其」字。
③ 有微熱，其人渴：《金匱·卷中·嘔吐噦下利病脈證治》作「有微熱而渴」，《千金方·卷第十五·熱利》同。
④ 若微發熱：《金匱·卷中·嘔吐噦下利病脈證治》作「有微熱」，《千金方·卷第十五·熱利》同。
⑤ 汗自出者自愈：《金匱·卷中·嘔吐噦下利病脈證治》作「汗出，今自愈」，《千金方·卷第十五·熱利》同。
⑥ 設脉復緊：《金匱·卷中·嘔吐噦下利病脈證治》作「設脉緊」，《千金方·卷第十五·熱利》同。
⑦ 寸：《千金方·卷第十五·熱利》無。
⑧ 尺中自濇：《金匱·卷中·嘔吐噦下利病脈證治》與此句後有「者」字。
⑨ 其人：《金匱·卷中·嘔吐噦下利病脈證治》無「其人」二字。
⑩ 手足厥：《金匱·卷中·嘔吐噦下利病脈證治》作「手足厥冷」，《千金方·卷第十五·熱利》同。
⑪ 無脉：《金匱·卷中·嘔吐噦下利病脈證治》作「無脉者」，《千金方·卷第十五·熱利》同。

下利，脉數而浮①一作渴者，今自愈。設不差，其人②必清膿血，以③有熱故也。

下利後，脉絕，手足厥冷，晬時脉還，手足溫者生。脉不還者死④。

下利，脉反弦，發熱身汗者自愈。

下利氣者，當利其小便。

下利清穀，不可攻其表，汗出必脹滿，其藏寒者，當下之⑤。

下利，脉沈而遲，其人面少赤，身有微熱。

下利清穀，必鬱冒，汗出而解，其人微厥⑥。所以然者，其面戴陽，下虛故也。

下利，腹脹滿⑦，身體疼痛，先溫其裏，乃攻其表⑧。

下利，脉遲而滑者實也。利未欲止，當下之⑨。

下利，脉反滑者，當有所去，下乃愈⑩。

---

① 浮：《金匱·卷中·嘔吐噦下利病脈證治》作『渴』，《千金方·卷第十五·熱利》同。
② 其人：《金匱·卷中·嘔吐噦下利病脈證治》無『其人』二字，《千金方·卷第十五·熱利》同。
③ 以：《千金方·卷第十五·熱利》無。
④ 脉不還者死：《千金方·卷第十五·熱利》作『不還不溫者死』。
⑤ 藏寒者，當下之：《金匱·卷中·嘔吐噦下利病脈證治》無此句，《千金方·卷第十五·熱利》《千金翼·卷第十·厥陰病狀》同。
⑥ 其人微厥：《千金翼·卷第十·厥陰病狀》同，《千金方·卷第十五·熱利》作『病人微厥』，《金匱·卷中·嘔吐噦下利病脈證治》作『病人微熱』。
⑦ 腹脹滿：《千金翼·卷第十·厥陰病狀》作『腹滿』。
⑧ 乃攻其表：《金匱·卷中·嘔吐噦下利病脈證治》於此句後有『溫裏宜四逆湯，攻表宜桂枝湯』，《千金翼·卷第十·厥陰病狀》同。
⑨ 當下之：《金匱·卷中·嘔吐噦下利病脈證治》作『急下之，宜大承氣湯』。《千金方·卷第十五·熱利》作『急下之』。
⑩ 下乃愈：《金匱·卷中·嘔吐噦下利病脈證治》於此句後有『宜大承氣湯』。

下利差①，至其年、月、日、時復發，此爲病不盡，當復下之②。

下利而③譫語者，爲④有燥屎也，宜下之⑤。

下利而腹痛滿，爲寒實，當下之。

下利，腹中堅者，當下之。

下利後更煩，按其⑥心下濡者，爲虛煩也⑦。

下利後⑧，脉三部⑨皆平，按其⑩心下堅者，可下之⑪。

下利，脉浮⑫大者虛也⑬，以強下之故也。設脉浮革，因爾腸鳴，當溫之⑭。

病者痿黃，躁而不渴，胃中寒實，而下利不止者死。

---

① 差：《金匱·卷中·嘔吐噦下利病脈證治》作「已差」。

② 此爲病不盡，當復下之：《金匱·卷中·嘔吐噦下利病脈證治》作「以病不盡故也，當下之，宜大承氣湯」，《千金方·卷第十五·熱利》作「此爲下不盡，更下之愈」。

③ 而：《金匱·卷中·嘔吐噦下利病脈證治》無「而」字。

④ 爲：《金匱·卷中·嘔吐噦下利病脈證治》無「爲」字。《千金方·卷第十五·熱利》作「腹內」。

⑤ 宜下之：《金匱·卷中·嘔吐噦下利病脈證治》無此句，而有「小承氣湯主之」，《千金翼·卷第十·厥陰病狀》同。

⑥ 其：《金匱·卷中·嘔吐噦下利病脈證治》作「之」。

⑦ 爲虛煩也：《金匱·卷中·嘔吐噦下利病脈證治》於此句後有「梔子豉湯主之」，《千金翼·卷第十·厥陰病狀》同。

⑧ 後：《金匱·卷中·嘔吐噦下利病脈證治》無「後」字，《千金方·卷第十五·熱利》同。

⑨ 脉三部：《金匱·卷中·嘔吐噦下利病脈證治》作「三部脉」，《千金方·卷第十五·熱利》作「三部」。

⑩ 其：《金匱·卷中·嘔吐噦下利病脈證治》作「之」。

⑪ 可下之：《金匱·卷中·嘔吐噦下利病脈證治》作「急下之，宜大承氣湯」，《千金方·卷第十五·熱利》作「急下之」。

⑫ 浮：《傷寒論·卷第九·辨不可下病脉證并治》無「浮」字。

⑬ 虛也：《千金方·卷第十五·熱利》作「此爲虛」。

⑭ 因爾腸鳴，當溫之：《傷寒論·卷第九·辨不可下病脉證并治》作「因爾腸鳴者，屬當歸四逆湯」。

夫風寒下者，不可下之。下之後，心下堅痛。脉遲者，爲寒，但當溫之。脉沈緊，下之亦然。脉大浮弦，下之當已。

平肺痿肺癰欬逆上氣淡飲脉證第十五

問曰：熱①在上膲者，因欬爲肺痿。肺痿之病，從何②得之？師曰：或從汗出，或從嘔吐，或從消渴，小便利數，或從便難，數③被駃藥下利④，重亡津液，故得之。

寸口脉不出，而反發汗，陽脉早索，陰脉不濇，三膲踟躕，入而不出，陰脉不濇，身體反冷，其內反煩，多唾，脣燥，小便反難，此爲肺痿。傷於津液，便如爛瓜，亦⑤如豚腦，但坐發汗故也。

肺痿，其人⑥欲欬不得欬，欬則⑦出乾沫，久久小便不利，甚則脉浮弱⑧。

①熱：《千金方·卷第十七·肺痿》作「病熱」。
②從何：《千金方·卷第十七·肺痿》作「何從」。
③數：《金匱·卷上·肺痿肺癰欬嗽上氣病脈證治》作「又」。
④利：《千金方·卷第十七·肺痿》無。
⑤亦：《千金方·卷第十七·肺痿》作「下」。
⑥人：《千金方·卷第十七·肺痿》作「病」。
⑦則：《千金方·卷第十七·肺痿》無。
⑧甚則脉浮弱：《千金方·卷第十七·肺痿》作「其脉平弱」。

肺痿，吐涎沫而不欬者，其人不渴，必遺溺①，小便數。所以然者，以上虛不能制下也②，此爲肺中冷，必眩，多涎唾，甘草乾薑湯以溫其藏③。

師曰：肺痿欬唾，咽燥，欲飲水者自愈④。自張口者，短氣也。

欬而口中自有津液，舌上胎滑，此爲浮寒，非肺痿也。

問曰：寸口脉數，其人欬⑤，口中反有濁唾涎沫者⑥，何也？師曰：此⑦爲肺痿之病。

若口中辟辟燥，欬則胸中隱隱痛，脉反滑數，此爲肺癰。

欬唾膿血，脉數，虛者爲⑧肺痿。脉⑨數，實者爲⑩肺癰。

問曰：病欬逆，脉之⑪，何以知此爲肺癰？當有膿血，吐之則死，後竟吐膿死⑫。其脉何類⑬？師

---

① 溺：《金匱·卷上·肺痿肺癰欬嗽上氣病脈證治》作『尿』。
② 以上虛不能制下也：《金匱·卷上·肺痿肺癰欬嗽上氣病脈證治》作『以上虛不能制下故也』，《千金方·卷第十七·肺痿》作『上虛不能制下故也』。
③ 以溫其藏：《金匱·卷上·肺痿肺癰欬嗽上氣病脈證治》作『以溫之』，并於此句後有『若服湯已，渴者屬消渴』。
④ 欲飲水者自愈：《千金方·卷第十七·肺痿》作『欲者自愈』。
⑤ 其人欬：《千金方·卷第十七·肺痿》作『其人病欬』。
⑥ 者：《千金方·卷第十七·肺痿》作『出』。
⑦ 此：《金匱·卷上·肺痿肺癰欬嗽上氣病脈證治》無。
⑧ 爲：《千金方·卷第十七·肺癰》作『屬』。
⑨ 脉：《金匱·卷上·肺痿肺癰欬嗽上氣病脈證治》無『脉』字。
⑩ 爲：《千金方·卷第十七·肺癰》作『屬』。
⑪ 病欬逆，脉之：《千金方·卷第十七·肺癰》作『病者欬逆，師脉之』。
⑫ 後竟吐膿死：《金匱·卷上·肺痿肺癰欬嗽上氣病脈證治》無此句。
⑬ 其脉何類：《千金方·卷第十七·肺癰》後有『何以別之』。

曰：寸口脉微而數，微則爲風，數則爲熱。微則汗出，數則惡寒。風中於衛，呼氣不入。熱過於榮，吸而不出。風傷皮毛，熱傷血脉①。風舍於肺，其人則欬，口乾，喘滿，咽燥不渴，多②唾濁沫，時時振寒。熱之所過，血爲凝滯③，畜結癰膿，吐如米粥。始萌可救，膿成則死④。

欬而胸滿，振寒⑤，脉數，咽乾不渴，時時⑥出濁唾腥臭，久久吐膿如粳⑦米粥者，爲⑧肺癰，桔梗湯主之。

肺癰，胸滿脹⑨，一身面目浮腫，鼻塞⑩清涕出，不聞香，鼻酸辛⑪，欬逆上氣，喘鳴迫塞，葶藶大棗瀉肺湯主之。

寸口脉數，趺陽脉緊，寒熱相摶，故振寒而欬。趺陽脉浮緩，胃氣如經，此爲肺癰。

問曰：振寒發熱，寸口脉滑而數，其人飲食起居如故，此爲癰腫病。醫反不知，而以傷寒治之，應

---

① 脉：《金匱・卷上・肺痿肺癰欬嗽上氣病脈證治》作「肺」。
② 多：《金匱・卷上・肺痿肺癰欬嗽上氣病脈證治》作「時」。
③ 血爲凝滯：《金匱・卷上・肺痿肺癰欬嗽上氣病脈證治》作「血爲之凝滯」。
④ 膿成則死：《千金方・卷第十七・肺癰》作「膿已成，則難治」。
⑤ 欬而胸滿，振寒：《千金方・卷第十七・肺癰》作「治欬，胸中滿而振寒」。
⑥ 時時：《金匱・卷上・肺痿肺癰欬嗽上氣病脈證治》作「時」。
⑦ 粳：《金匱・卷上・肺痿肺癰欬嗽上氣病脈證治》無「粳」字。
⑧ 爲：《千金方・卷第十七・肺癰》作「是爲」。
⑨ 胸滿脹：《千金方・卷第十七・肺癰》作「胸脇脹」。
⑩ 塞：《金匱・卷上・肺痿肺癰欬嗽上氣病脈證治》作「塞」，《千金方・卷第十七・肺癰》同。
⑪ 不聞香，鼻酸辛：廣勤堂本、《金匱・卷上・肺痿肺癰欬嗽上氣病脈證治》均作「不聞香臭酸辛」，《千金方・卷第十七・肺癰》作「不聞香臭」。

不①愈也。何以知有膿？膿之所在，何以別知其處？師曰：假令膿在胸中者，爲肺癰。其人②脉數，欬唾有膿血。設膿未成，其脉自緊數。緊去但數，膿爲已成也。

夫病③吐血，喘欬④上氣，其脉數，有熱⑤，不得臥者死。上氣，面浮⑥腫，肩息，其脉浮大，不治。又加利尤甚，上氣燥而喘⑦者，屬肺脹，欲作風水，發汗則愈（一云：欬而上氣，肺脹，其脉沈，心下有水氣也。《要略》、《千金》、《外臺》沈作浮）。夫酒客欬者，必致吐血，此坐⑧極⑨飲過度所致也。

欬家，脉弦⑩，爲有水，可與十棗湯下之⑪。欬而脉浮，其人不欬不食，如是四十日乃已（一云三十日）。欬而時發熱，脉卒弦者⑫，非虛也，此爲胸中寒實所致也，當吐之。欬家，其脉弦，欲行吐藥，當相人強弱而無熱，乃可吐之⑬。其脉沈者，不可發汗。久欬數歲，其脉弱者可治。實大數者，不可治⑭。其脉虛

---

① 應不：《千金方·卷第十七·肺癰》作「不應」。
② 人：《千金方·卷第十七·肺癰》無。
③ 病：《金匱·卷中·驚悸吐衄下血胸滿瘀血病脈證治》無「病」字。
④ 喘欬：《金匱·卷中·驚悸吐衄下血胸滿瘀血病脈證治》作「欬逆」。
⑤ 有熱：《金匱·卷中·驚悸吐衄下血胸滿瘀血病脈證治》作「而有熱」。
⑥ 浮：《千金方·卷第十八·欬嗽》作「胕」。
⑦ 燥而喘：《金匱·卷上·肺痿肺癰欬嗽上氣病脈證治》作「喘而躁」。
⑧ 坐：《金匱·卷中·驚悸吐衄下血胸滿瘀血病脈證治》作「因」。
⑨ 極：《千金方·卷第十八·痰飲》作「久」。
⑩ 脉弦：《金匱·卷中·痰飲欬嗽病脈證并治》作「其脉弦」，《千金方·卷第十八·欬嗽》作「其人脉弦」。
⑪ 可與十棗湯下之：《金匱·卷中·痰飲欬嗽病脈證并治》作「十棗湯主之」。
⑫ 脉卒弦者：《千金方·卷第十八·欬嗽》作「脉在九菽者」。
⑬ 之：《千金方·卷第十八·欬嗽》作「耳」。
⑭ 不可治：《千金方·卷第十八·欬嗽》作「死」。

者，必苦①冒，其人本有支飲在胸中故也，治屬飲家。

問曰：夫飲有四，何謂也？師曰：有淡飲②一云留飲，有懸飲，有溢飲，有支飲。問曰：四飲③何以爲異？師曰：其人素盛今瘦，水走腸間，瀝瀝有聲，謂之淡飲④。飲後水流在脇下，欬唾引痛，謂之懸飲。飲水流行，歸於四肢⑤，當汗出而不汗出⑥，身體疼重，謂之溢飲。欬逆倚息⑦，短氣不得臥，其形如腫，謂之支飲。

留飲⑧者，脇下痛引缺盆，欬嗽轉甚⑨一云輒已。

胸中有留飲，其人短氣而渴，四肢歷節痛，其⑩脉沈者，有留飲。

夫心下有留飲，其人背寒冷大如手⑪。

---

① 苦：《千金方·卷第十八·欬嗽》作「善」。
② 淡飲：《金匱·卷中·痰飲欬嗽病脈證并治》作「痰飲」，《千金方·卷第十八·痰飲》同。
③ 四飲：《千金方·卷第十八·痰飲》作「四飲之證」。
④ 淡飲：《金匱·卷中·痰飲欬嗽病脈證并治》作「痰飲」，《千金方·卷第十八·痰飲》同。
⑤ 飲水流行，歸於四肢：《千金方·卷第十八·痰飲》作「飲水過多，水行歸於四肢」。
⑥ 不汗出：《千金方·卷第十八·痰飲》作「汗不出」。
⑦ 欬逆倚息：《千金方·卷第十八·痰飲》於其前有「其人」二字。
⑧ 留飲：《千金方·卷第十八·痰飲》於其前有「病有」二字。
⑨ 欬嗽轉甚：廣勤堂本「甚」作「盛」，《金匱·卷中·痰飲欬嗽病脈證并治》作「欬嗽則輒已」，《千金方·卷第十八·痰飲》作「嗽轉甚」。
⑩ 其：《金匱·卷中·痰飲欬嗽病脈證并治》無「其」字。
⑪ 大如手：《金匱·卷中·痰飲欬嗽病脈證并治》作「如水大」。

病者脉伏，其人欲自利，利者[1]反快，雖利，心下續堅滿，此爲留飲欲去故也。甘遂半夏湯主之。

病淡飲[2]者，當以溫藥和之。

心下有[3]淡飲[4]，胸脇支滿，目眩，甘草草一作遂湯主之[5]。

病溢飲者，當發其汗，小青龍湯主之[6]。

支飲，亦喘而不能臥[7]，加短氣，其脉平也。

膈間支飲[8]，其人喘滿，心下痞堅，面色黧黑[9]，其脉沈緊，得之數十日，醫吐下之，不愈，木防己湯主之。

心下有支飲，其人苦冒眩，澤瀉湯主之。

嘔家本渴[10]，渴者爲欲解，今反不渴[11]，心下有支飲故也，小半夏湯主之。

---

① 者：《金匱·卷中·痰飲欬嗽病脈證并治》無「者」字。
② 淡飲：《金匱·卷中·痰飲欬嗽病脈證并治》作「痰飲」，《千金方·卷第十八·痰飲》同。
③ 有：《千金方·卷第十八·痰飲》無。
④ 淡飲：《金匱·卷中·痰飲欬嗽病脈證并治》作「痰飲」，《千金方·卷第十八·痰飲》同。
⑤ 甘草草一作遂湯主之：《金匱·卷中·痰飲欬嗽病脈證并治》作「苓桂朮甘湯主之」。
⑥ 小青龍湯主之：《金匱·卷中·痰飲欬嗽病脈證并治》作「大青龍湯主之。小青龍湯亦主之」。
⑦ 臥：《千金方·卷第十八·痰飲》作「眠」。
⑧ 膈間支飲：《千金方·卷第十八·痰飲》作「膈間有支飲」。
⑨ 面色黧黑：《千金方·卷第十八·痰飲》作「面黧黑」。
⑩ 本渴：《千金方·卷第十八·痰飲》作「不渴」。
⑪ 今反不渴：《千金方·卷第十八·痰飲》前有「本渴」二字。

夫有支飲家，欬煩，胸中痛者，不卒死，至一百日或①一歲，可與②十棗湯。

膈上之病，滿喘欬吐③，發則寒熱，背痛腰疼④，目泣自出（目泣自出，一作目眩），其人振振身瞤劇，必有伏飲。

夫病人飲水多⑤，必暴喘滿。凡食少飲多，心下水停⑥，甚者則悸，微者短氣。

脉雙弦者，寒也。皆大下後喜虛。脉偏弦者，飲也。肺飲不弦，但喜⑦喘短氣。

病人一臂不隨，時復轉移在一臂，其脉沈細，非風也⑧。必有飲在上膲。其脉虛者爲微勞，榮衛氣不周故也，久久自差⑨（一云：冬自差）。腹滿，口苦⑩乾燥，此腸間有水氣也，防己椒目葶藶大黄圓⑪主之。

假令瘦人臍下悸⑫，吐涎沫而癲眩者⑬水也，五苓散主之。

---

① 或：《金匱·卷中·痰飲欬嗽病脈證并治》無「或」字，《千金方·卷第十八·欬嗽》同。
② 可與：《金匱·卷中·痰飲欬嗽病脈證并治》作「宜」。
③ 膈上之病，滿喘欬吐：《金匱·卷中·痰飲欬嗽病脈證并治》作「膈上病痰滿喘欬吐」。
④ 腰疼：《千金方·卷第十八·痰飲》作「惡寒」。
⑤ 夫病人飲水多：《千金方·卷第十八·痰飲》作「夫病人卒飲水多」。
⑥ 心下水停：《金匱·卷中·痰飲欬嗽病脈證并治》作「水停心下」，《千金方·卷第十八·痰飲》同。
⑦ 喜：《金匱·卷中·痰飲欬嗽病脈證并治》作「苦」。
⑧ 非風也：《千金方·卷第十八·痰飲》作「此非風也」。
⑨ 久久自差：《千金方·卷第十八·痰飲》作「冬自差」。
⑩ 苦：《千金方·卷第十八·痰飲》無「苦」字。
⑪ 防己椒目葶藶大黄圓：「圓」廣勤堂本作「丸」。《千金方·卷第十八·痰飲》作「椒目丸」。
⑫ 臍下悸：《金匱·卷中·痰飲欬嗽病脈證并治》作「臍下有悸」，《千金方·卷第十八·痰飲》同。
⑬ 者：《金匱·卷中·痰飲欬嗽病脈證并治》作「此」。

先渴却①嘔，爲水停心下，此屬飲家②，半夏加茯苓湯③主之。

水在心，心下堅築短氣，惡水不欲飲。水在肺，吐涎沫欲飲水。水在脾，少氣身重。水在肝，脇下支滿，嚏而痛。水在腎，心下悸。

平癰腫腸癰金瘡侵淫脉證第十六

脉數，身無熱，內有癰也④。一云腹無積聚身躰一本作無⑤熱，脉數，此爲腸有膿。薏苡附子敗醬湯主之。

諸浮數脉，應⑥當發熱，而反灑淅⑦惡寒，若有痛處，當發其癰⑧。

脉微而遲，必發熱，弱而數，爲振寒⑨，當發癰腫。

---

① 却：《金匱·卷中·痰飲欬嗽病脈證并治》作『後』。
② 此屬飲家：《千金方·卷第十八·痰飲》無此句。
③ 半夏加茯苓湯：《金匱·卷中·痰飲欬嗽病脈證并治》作『小半夏茯苓湯』，《千金方·卷第十八·痰飲》同。
④ 內有癰也：《千金方·卷第二十二·癰疽》作『即內有癰』。
⑤ 一本作無：廣勤堂本字體大小與前後一致。
⑥ 應：《千金方·卷第二十二·癰疽》無『應』字。
⑦ 灑淅：《千金方·卷第二十二·癰疽》作『洗洗』。
⑧ 當發其癰：《千金方·卷第二十二·癰疽》作『當結爲癰』。
⑨ 弱而數，爲振寒：《千金方·卷第二十二·癰疽》作『脉弱而數，此爲振寒』。

脉浮而數，身體無熱，其形嘿嘿，胸中①微燥（一作胃中微燥），不知痛之所在②，此人③當發癰腫。

脉滑而數，數則爲熱，滑則爲實④，滑則主榮，數則主衛⑤，榮衛相逢，則結爲癰。熱之所過，則爲膿也。

師曰：諸癰腫，欲知有膿與⑥無膿，以手掩腫上，熱者爲有膿，不熱者爲無膿。

問曰：官⑦羽林婦病，醫脉之，何以知婦人腸中有膿，爲下之則愈？師曰：寸口脉滑而數，滑則爲實，數則爲熱，滑則爲榮，數則爲衛，衛數下降，榮滑上昇。榮衛相干，血爲濁敗，少腹痞堅，小便或澀，或時⑧汗出，或復惡寒，膿爲已成。設脉遲緊，聚⑨爲瘀血，血下則愈。

腸癰之爲病，其身體甲錯⑩，腹皮（一作支）急，按之濡⑪如腫狀。腸癰者，少腹腫⑫，按之則痛⑬，小便數

---

① 胸中：《千金方·卷第二十二·癰疽》作『胃中』。
② 不知痛之所在：《千金方·卷第二十二·癰疽》作『不知痛處』。
③ 此人：《千金方·卷第二十二·癰疽》作『其人』。
④ 數則爲熱，滑則爲實：《千金方·卷第二十二·癰疽》作『滑則爲實，數則爲熱』。
⑤ 滑則主榮，數則主衛：《千金方·卷第二十二·癰疽》作『滑即爲榮，數即爲衛』。
⑥ 與：《金匱·卷中·瘡癰腸癰浸淫病脈證並治》無『與』字。
⑦ 官：廣勤堂本作『宮』。
⑧ 時：《千金方·卷第二十三·腸癰》作『復』。
⑨ 聚：《千金方·卷第二十三·腸癰》作『即』。
⑩ 其身體甲錯：《金匱·卷中·瘡癰腸癰浸淫病脈證並治》作『其身甲錯』，《千金方·卷第二十三·腸癰》作『其身皮皆甲錯』。
⑪ 按之濡：《千金方·卷第二十三·腸癰》無此三字。
⑫ 少腹腫：《金匱·卷中·瘡癰腸癰浸淫病脈證並治》於此句後有『痞』字。《千金方·卷第二十三·腸癰》作『小腹重而彊』。
⑬ 按之則痛：《金匱·卷中·瘡癰腸癰浸淫病脈證並治》作『按之即痛』。《千金方·卷第二十三·腸癰》作『抑之則痛』。

如淋[①]，時時發熱，自汗出[②]，復惡寒，其脉遲緊者，膿未成，可下之，當有血。脉洪數者，膿已成，不可下也，大黄牡丹湯主之。

問曰：寸口脉微而澀[③]，法[④]當亡血，若汗出，設不汗者云何[⑤]？答曰：若身有瘡，被刀器[⑥]所傷，亡血故也。

侵淫瘡，從口起[⑦]流向四肢者可治，從四肢流來入口者不可治[⑧]。

脉經卷第八

① 小便數如淋：《金匱·卷中·瘡癰腸癰浸淫病脈證並治》作「如淋小便自調」。《千金方·卷第二十三·腸癰》作「小便數似淋」。
② 時時發熱，自汗出：《千金方·卷第二十三·腸癰》作「時時汗出」。
③ 脉微而澀：《金匱·卷中·瘡癰腸癰浸淫病脈證並治》作「脉浮微而澀」。
④ 法：《金匱·卷中·瘡癰腸癰浸淫病脈證並治》作「然」。
⑤ 云何：《千金方·卷第二十二·癰疽》作「當云何」。
⑥ 刀器：《金匱·卷中·瘡癰腸癰浸淫病脈證並治》作「刀斧」。
⑦ 起：《金匱·卷中·瘡癰腸癰浸淫病脈證並治》無「起」字。
⑧ 不可治：廣勤堂本作「不可治之」。

脉經卷第九

朝散大夫守光祿卿直秘閣判登聞檢院上護軍臣林億等類次

平姙娠分別男女將產諸證第一

脉平而虛者①，乳子法也。經云：陰搏陽別，謂之有子。此是血氣和調，陽施陰化也。診其手少陰脉動甚者，姙子也。少陰，心脉也。心主血脉，又腎名胞門子戶。尺中，腎脉也。尺中之脉，按之不絕，法姙娠也。三部脉沈浮正等，按之無絕者，有娠也。姙娠初時，寸微小，呼吸五至。三月而尺數

① 脉平而虛者：《千金方·卷第二·姙娠惡阻》於此句前有『論曰：何以知婦人姙娠』。

也。脉滑疾重，以手按之散者①，胎已三月也。脉重手按之不散②，但疾不滑者，五月也。婦人③姙娠四月，欲知男女法④，左疾爲男，右疾爲女，俱疾爲生二子⑤。

又法：得太陰脉爲男，得太陽脉爲女。太陰脉沈，太陽脉浮。

又法：左手沈實爲男，右手浮大爲女。左右手俱沈實，猥生二男。左右手⑥俱浮大，猥生二女。

又法：尺脉⑦左偏大爲男，右偏大爲女，左右俱大産二子。大者，如實狀。

又法：左右尺俱浮，爲産二男，不爾⑧則女作男生。左右尺⑨俱沈爲産二女，不爾則男作女生也。

又法：遣姙娠人面南行，還復呼之，左迴首者是男，右迴首者是女也。

又法：看上圊時，夫從後急呼之，左迴首是男，右迴首是女也。

又法：婦人姙娠，其夫左乳房有核是男，右乳房有核是女也。

婦人懷娠離經，其脉浮，設腹痛引腰脊，爲今欲生⑩也。但離經者，不病也。

---

① 以手按之散者：《千金翼·卷第二十五·診雜病脈》作「手按之不散者」。
② 脉重手按之不散：《千金翼·卷第二十五·診雜病脈》無。
③ 婦人：《千金方·卷第二·妊娠惡阻》無。
④ 法：《千金方·卷第二·妊娠惡阻》作「者」。
⑤ 俱疾爲生二子：《千金方·卷第二·妊娠惡阻》作「左右俱疾爲産二子」。
⑥ 左右手：《千金方·卷第二·妊娠惡阻》無。
⑦ 尺脉：《千金方·卷第二·妊娠惡阻》後有「若」字。
⑧ 不爾：《千金方·卷第二·妊娠惡阻》作「不然」。
⑨ 左右尺：《千金方·卷第二·妊娠惡阻》無此三字。
⑩ 欲生：《千金方·卷第二·妊娠惡阻》作「出」。

又法：婦人欲生，其脉離經，夜半覺①，日中則生也。

平姙娠胎動血分水分吐下腹痛證第二

婦人懷胎，一月之時，足厥陰脉養。二月，足少陽脉養。三月，手心主脉養。四月，手少陽脉養。五月，足太陰脉養。六月，足陽明脉養。七月，手太陰脉養。八月，手陽明脉養。九月，足少陰脉養。十月，足太陽脉養。諸陰陽各養三十日活兒。手太陽、少陰不養者，下主月水，上爲乳汁②，活兒養母。懷娠者不可灸刺其經，必墮胎。

婦人懷娠三月而渴，其脉反遲者，欲爲水分。復腹痛者，必墮胎。脉浮汗出者，必閉。其脉數者，必發癰膿。五月、六月脉數者，必向壞。脉緊者，必胞漏。脉遲者，必腹滿而喘。脉浮者，必水壞爲腫。

問曰：有一婦人，年二十所，其脉浮數，發熱嘔欬，時下利，不欲食。脉復浮，經水絕，何也？師曰：法當有娠。何以故？此虛家法當微弱，而反浮數，此爲戴陽。陰陽和合，法當有娠③。到立秋，熱當自去。何以知然？數則爲熱，熱者是火，火是木之子，死於未。未爲六月位，土王，火休廢，陰氣

---

① 夜半覺：《千金方·卷第二·妊娠惡阻》作『夜半覺痛』。
② 汁：廣勤堂本作『汗』。
③ 有娠：廣勤堂本作『妊娠』。

生，秋節氣至，火氣當罷，熱自除去，其病即①愈。

師曰：乳後三月有所見，後三月來，脉無所見，此便是軀。有兒者護之，恐病利也，何以故？懷姙陽氣內養，乳中虛冷。故令兒利。

婦人懷娠六月、七月，脉弦發熱，其胎踰腹②，腹痛惡寒，寒③者小腹如扇之狀④。所以然者，子藏開⑤故也，當以附子湯溫其藏。

婦人姙娠七月，脉實大牢強者生，沈細者死。

婦人姙娠八月，脉實大牢強弦緊者生，沈細者死⑥。

婦人懷軀六月、七月，暴下斗餘水，其胎必倚而墮。此非時，孤漿預下故也。

師曰：寸口脉洪而濇，洪則爲氣，濇則爲血。氣動丹田，其形即溫。濇在於下，胎冷若冰。陽氣胎活，陰氣必終。

欲別陰陽，其下必殭。假令陽終，畜然若杯。

問曰：婦人姙娠病，師脉之，何以知此婦人雙胎，其一獨死，其一獨生？而爲下其死者，其病即

---

① 病即：廣勤堂本作小字注文。
② 踰腹：《金匱・卷下・婦人姙娠病脈證並治》作「愈脹」。
③ 寒：《金匱・卷下・婦人姙娠病脈證並治》無。
④ 小腹如扇之狀：《金匱・卷下・婦人姙娠病脈證並治》作「少腹如扇」。
⑤ 開：廣勤堂本作「閉」。
⑥ 婦人姙娠七月……脉實大牢強弦緊者生，沈細者死：《千金翼・卷第二十五・診雜病脈》作「姙娠七、八月脉實大牢強弦緊者生，沈細者死」。

愈，然後竟免軀，其脉何類，何以①別之？

師曰：寸口脉，衛氣平調，榮氣緩舒。陽施陰化，精盛有餘，陰陽俱盛，故成雙軀。今少陰微緊，血即濁凝，經養不周，胎則偏夭。少腹冷滿，膝臏疼痛，腰重起難，此爲血理。若不早去，害母失胎。

師曰：婦人有胎腹痛，其人不安，若胎病不長，欲知生死，令人摸之，如覆杯者則男，如肘頭參差起者女也。冷在何面？冷者爲死，溫者爲生。

師曰：婦人有漏下者，有中生②後因續下血都不絕者，有妊娠下血者。假令妊娠腹中痛，爲胞漏③（一云阻），膠艾湯主之。

婦人妊娠，經斷三月，而得漏下，下血四十日不止，胎欲動，在於臍上。此爲④妊娠六月動者，前三月經水利時胎也。下血者，後斷三月，衃也。所以下血不止者，其癥不去故也。當下其癥，宜桂枝茯苓圓⑤。

問曰：婦人病，經水斷一、二月，而反經來，今脉反微澀，何也？師曰：此前月中，若當下利，故令妨經。利止，月經當自下，此非軀也。

婦人經自斷而有軀，其脉反弦，恐其後必大下，不成軀也。

---

① 何以：廣勤堂本作小字注文。
② 中生：《金匱·卷下·婦人妊娠病脈證並治》作「半産」。
③ 漏：《金匱·卷下·婦人妊娠病脈證並治》作「阻」。
④ 此爲：《金匱·卷下·婦人妊娠病脈證並治》無。
⑤ 宜桂枝茯苓圓：《金匱·卷下·婦人妊娠病脈證並治》作「桂枝茯苓丸主之」。

婦人懷軀，七月而不可知，時時衄血而轉筋者，此爲軀也。衄時嚔而動者，非軀也。脉來近去遠，故曰反，以爲有軀而反斷，此爲有陽無陰故也。

婦人經月下，但爲微少。師脉之，反言有軀，其後審然，其脉何類？何以別之？師曰：寸口脉陰陽俱平，榮衛調和，按之滑，浮之則輕，陽明、少陰各如經法，身反灑淅，不欲食飲，頭痛心亂，嘔噦欲吐，呼則微數，吸則不驚，陽多氣溢，陰滑氣盛，滑則多實，六經養成，所以月見，陰見陽精，汁凝胞散，散者損墮。設復陽盛，雙姙二胎。今陽不足，故令激經也。

婦人①姙娠，小便難，飲如故②，當歸貝母苦參圓③主之。

婦人④姙娠有水氣，身重，小便不利，洒洒⑤惡寒，起即頭眩，葵子茯苓散主之。

婦人姙娠，宜服當歸散⑥，即易産無疾苦⑦。

師曰：有一婦人來診一作脉，自道經斷不來。師言：一月爲衃，二月爲血，三月爲居經。是定作軀也，或爲血積，譬如雞乳子，熱者爲祿，寒者多濁，且當須後月復來，經當入月幾日來。假令以七日所來，因言且須後月十日所來相間。設其主復來者，因脉之，脉反沈而濇，因問曾經半生。若漏下亡血者，定

①婦人：《金匱·卷下·婦人妊娠病脈證並治》無「婦人」二字。
②飲如故：《金匱·卷下·婦人妊娠病脈證並治》作「飲食如故」。
③當歸貝母苦參圓：《金匱·卷下·婦人妊娠病脈證並治》作「歸母苦參丸」。
④婦人：《金匱·卷下·婦人妊娠病脈證並治》無。
⑤洒洒：《金匱·卷下·婦人妊娠病脈證並治》作「洒淅」。
⑥宜服當歸散：《金匱·卷下·婦人妊娠病脈證並治》作「宜常服當歸散主之」。
⑦即易産無疾苦：《金匱·卷下·婦人妊娠病脈證並治》作「即易産胎無苦疾，産後百病悉主之」。

爲有軀。其人言實有是①，宜②當護之。今經微弱，恐復不安。設言當奈何？當爲合藥治之。

師曰：有一婦人來診，自道經斷，即去。師曰：一月血爲閉，二月若有若無，三月爲血積，譬如雞伏子，中寒即濁，中熱即祿，欲令胎壽，當治其母，俠寒懷子，命則不壽也。譬如雞伏子，試取雞一毛拔去，覆子不遍，中寒者濁。今夫人有軀，少腹寒，手掌反逆，奈何得有軀？婦人因言，當奈何？師曰：當與溫經湯。設與夫家俱來者有軀，與父母家俱來者，當言寒多，久不作軀。

師曰：有一婦人來診，因言陰陽俱和調，陽氣長，陰氣短，但出不入，去近來遠，故曰反。以爲有軀，偏反血斷，斷來幾日，假令審實者，因言急當治，恐經復下。設令宮中人，若寡婦無夫，曾夜夢寐交通，邪氣或懷久作癥瘕，急當治下，服二湯。設復不愈，因言髮湯，當中。下胎而反不下，此何等意邪？可使且將視赤烏一作赤馬。

師曰：若宮裏張氏不差，復來相問。臣億等詳此文理脫誤不屬，無本可校，以示闕疑，餘皆做此③。

師曰：脉④婦人得平脉，陰脉小弱，其人渴，不能食，無寒熱，名爲軀⑤，桂枝主之⑥，法六十日當

---

① 是：廣勤堂本作「宜」。
② 宜：廣勤堂本作「是」。
③ 做此：廣勤堂本作「做於此」。
④ 脉：《金匱·卷下·婦人妊娠病脈證並治》無。
⑤ 名爲軀：《金匱·卷下·婦人妊娠病脈證並治》作「名妊娠」。
⑥ 桂枝主之：《金匱·卷下·婦人妊娠病脈證並治》作「桂枝湯主之」。

有娠[①]。設有醫治逆者，却一月加吐下者，則絕之。方在《傷寒》中[②]。

婦人脉平而虚者，乳子法也。平而微者實，奄續法也。而反微濇，其人不亡血下利，而反甚，其脉虚，但坐乳大兒及乳小兒，此自其常，不能令甚虚竭，病與亡血虚等，必眩冒而短氣也。

師曰：有一婦人好裝衣來診，而得脉濇，因問曾乳子下利，乃當得此脉耳，曾半生漏下者可。設不者，經斷三月、六月。設乳子漏下，可爲奄續，斷小兒勿乳，須利止，復來相問，脉之。

師曰：寸口脉微遲，尺微於寸，寸遲爲寒，在上焦，但當吐耳。今尺反虚，復爲強下之，如此，發胸滿而痛者，必吐血。少腹痛，腰脊痛者，必下血。師曰：寸口脉微而弱，氣血俱虚，若下血、嘔吐、汗出者可，不者，趺陽脉微而弱。春以胃氣爲本，吐利者可，不者，此爲水氣，其腹必滿，小便則難。

婦人常嘔吐而胃反，若常喘（一作多唾），其經又斷，設來者，必少。

師曰：有一婦人，年六十所，經水常自下，設久得病利，少腹堅滿者爲難治。

師曰：有一婦人來診，言經水少，不如前者，何也？師曰：曾更下利，若汗出、小便利者可。何以故？師曰：亡其津液，故令經水少。設經下反多於前者，當所苦困。當言恐大便難，身無復汗也。

師曰：寸口脉沈而遲，沈則爲水，遲則爲寒，寒水相搏，趺陽脉伏，水穀不化，脾氣衰則鶩溏，胃氣衰則身體[③]腫。

---

① 法六十日當有娠：《金匱·卷下·婦人妊娠病脈證並治》作「於法六十日當有此證」。
② 方在《傷寒》中：《金匱·卷下·婦人妊娠病脈證並治》無此句。
③ 體：《金匱·卷中·水氣病脈證並治》無。

少陽脉卑，少陰脉細，男子則小便不利，婦人則經水不通，經爲血，血不利則爲水，名曰血分（一作水分）。

師曰：寸口脉沈而數，數則爲出，沈則爲入，出則爲陽實，入則爲陰結。趺陽脉微而弦，微則無胃氣，弦則不得息。少陰脉沈而滑，沈則爲在裏，滑則爲實，沈滑相搏，血結胞門，其藏不瀉，經絡不通，名曰血分。

問曰：病有血分。何謂也？師曰：經水前斷，後病水，名曰血分。此病爲難治。

問曰：病有水分，何謂也？師曰：先病水，後經水斷，名曰水分，此病易治。何以故？去水，其經自當下。

脉濡而弱，弱反在關，濡反在顛。遲在上，緊在下。遲則爲寒，名曰渾。陽濁則濕，名曰霧。緊則陰氣慄，脉反濡弱，濡則中濕，弱則中寒，寒濕相搏，名曰痹。腰脊骨節苦煩，肌爲不仁，此當爲痹。而反懷軀，遲歸經，體重，以下脚爲腫，按之沒指，腰冷不仁，此爲水懷。喘則倚息，小便不通，緊脉爲嘔，血氣無餘，此爲水分。榮衛乖亡，此爲非軀。

平產後諸病鬱冒中風發熱煩嘔下利證第三

問曰：新產婦人有三病：一者病痓（亦作痙），二者病鬱冒，三者大便難，何謂也？師曰：新產亡①血虛，

① 亡：《金匱·卷下·婦人產後病脈證治》無。

多汗出，喜中風，故令病痓。何故鬱冒①？師曰：亡血復汗，寒多，故令鬱冒。何故大便難？師曰②：亡津液，胃燥，故大便難。産婦鬱冒，其脉微弱，嘔③不能食，大便反堅，但頭④汗出，所以然者，血虚而厥，厥而必冒，冒家欲解，必大汗出，以血虚下厥，孤陽上出，故但⑤頭汗出。所以生⑥婦喜汗出者，亡陰血虚，陽氣獨盛，故當汗出，陰陽乃復。所以便堅者⑦，嘔不能食也，小柴胡湯主之，病解能食。七、八日而⑧更發熱者，此爲胃熱氣實⑨，承氣湯主之。方在《傷寒》中。

婦人産得風續之，數十日不解，頭微痛，惡寒，時時有熱，心下堅，乾嘔，汗出，雖久，陽旦證續在，可與陽旦，方在《傷寒》中，桂枝是也。

婦人産後，中風發熱，面正赤，喘而頭痛⑩，竹葉湯主之。

婦人産後腹中㽲痛，可與當歸羊肉湯。

師曰：産婦腹痛，煩滿不得臥，法當枳實芍藥散主之。假令不愈者，此爲腹中有乾血著臍下，與下瘀血湯。

---

① 何故鬱冒？師曰：《金匱·卷下·婦人産後病脈證治》無。
② 何故大便難？師曰：《金匱·卷下·婦人産後病脈證治》無。
③ 嘔：《金匱·卷下·婦人産後病脈證治》無。
④ 頭：廣勤堂本作「頭」。
⑤ 但：《金匱·卷下·婦人産後病脈證治》無。
⑥ 生：《金匱·卷下·婦人産後病脈證治》作「産」。
⑦ 所以便堅者：《金匱·卷下·婦人産後病脈證治》作「大便堅」。
⑧ 而：《金匱·卷下·婦人産後病脈證治》無。
⑨ 胃熱氣實：《金匱·卷下·婦人産後病脈證治》作「胃實」。
⑩ 喘而頭痛：《千金方·卷第三·中風》作「喘氣頭痛」。

婦人產後七、八日，無太陽證，少腹堅痛，此惡露不盡，不大便四、五日，趺陽脉微，實再倍，其人發熱，日晡所煩躁者，不能食，譫語，利之則愈，宜承氣湯。以熱在裏，結在膀胱也。方在《傷寒》中。

婦人產中虛，煩亂嘔逆，安中益氣，竹皮大圓主之。

婦人熱利，重下，新產虛極，白頭翁加甘草湯主之《千金方》又加阿膠。

平帶下絕產無子亡血居經證第四

師曰：婦人帶下、六極之病，脉浮則爲腸鳴腹滿，緊則爲腹中痛，數則爲陰中癢，痛則生瘡，弦則陰疼掣痛。師曰：帶下有三門，一曰胞門，二曰龍門，三曰玉門。已產屬胞門，未產屬龍門，未嫁女屬玉門。

問曰：未出門女有三病，何謂也？師曰：一病者，經水初下，陰中熱，或有當風，或有扇者。二病者，或有以寒水洗之。三病者，或見丹下，驚怖得病，屬帶下。

師曰：婦人帶下，九實中事，假令得鼠乳之病，劇易，當劇有期，當庚辛爲期。餘皆倣此。

問曰：有一婦人，年五十所，病但苦背痛，時時腹中痛，少食多厭，喜䐜脹，其脉陽微關尺小緊，形脉不相應，願知所說？師曰：當問病者飲食何如。假令病者言，我不欲飲食，聞穀氣臭者，病爲在上膲。假令病者言，我少多爲欲食，不食亦可，病爲在中膲。假令病者言，我自飲食如故，病爲在下膲，爲病屬帶下，當以帶下治之。

婦人帶下，經水不利，少腹滿痛，經一月再見，土瓜根散主之。

婦人帶下，脉浮惡寒漏下者，不治。

師曰：有一婦人將一女子，年十五所來診①。言女年十四時經水自下，今經反斷，其母言恐怖。師曰：言此女爲是夫人親女，非耶？若親者，當相爲說之。婦人因答言：自是女爾。師曰：所以問者無他，夫人年十四時，亦以經水下，所以斷，此爲避年，勿怪，後當自下。

婦人少腹冷，惡寒久，年少者得之，此爲無子。年大者得之，絶産。

師曰：脉微弱而澀，年少得此爲無子，中年得此爲絶産。

師曰：少陰脉浮而緊，緊則疝瘕，腹中痛，半産而墮傷。浮則亡血，絶産，惡寒。

師曰：肥人脉細，胞有寒，故令少子。其色黄者，胸上有寒。

婦人少腹磈音衰磊力罪切轉痛，而復自解，發作無常，經反斷，膀胱中結堅急痛，下引陰中氣衝者，久必兩脇拘急。

問曰：婦人年五十所，病下利，數十日不止，暮則發熱，少腹裏急痛，腹滿，手掌熱。脣口乾燥，何也？師曰：此病屬帶下。何以故？曾經半産，瘀血在少腹中不去。何以知之？其證脣口乾燥，故知之。當與溫經湯。

問曰：婦人病下利，而經水反斷者，何也？師曰：但當止利，經自當下，勿恠。所以利不止而血斷

① 來診：廣勤堂本作『來問診』。

者，但下利亡津液，故經斷。利止，津液復，經當自下。

婦人血下，咽乾而不渴，其經必斷，此榮不足，本自有微寒，故不引飲。渴而引飲者，津液得通，榮衛自和，其經必復下。

師曰：寸口脉微而濇，微則衛氣不足，濇則血氣無餘。衛不足，其息短，其形燥。血不足其形逆，榮衛俱虚，言語謬誤。趺陽脉浮而濇，濇則胃氣虚，虚則短氣，咽燥而口苦，胃氣濇則失液。少陰脉微而遲，微則無精，遲則陰中寒，濇則血不來，此爲居經，三月一來。

師曰：脉微血氣俱虚，年少者亡血也。乳子下利爲可，不者，此爲居經，三月一來。

問曰：婦人姙娠三月，師脉之，言此婦人非軀，今月經當下。其脉何類？何以別之？師曰：寸口脉，衛浮而大，榮反而弱，浮大則氣強，反弱則少血，孤陽獨呼，陰不能吸，二氣不停，衛降榮竭，陰爲積寒，陽爲聚熱，陽盛不潤，經絡不足，陰虚陽往一作實，故令少血。時發灑淅，咽燥汗出，或溲稠數，多唾涎沫，此令重虚。津液漏泄，故知非軀，畜煩滿洫，月禀一經，三月一來，陰盛則瀉，名曰居經。

問曰：婦人年五十所，一朝而清血，二、三日不止。何以治之？師曰：此婦人前絶生，經水不下，今反清血，此爲居經，不須治，當自止。經水下常五日止者，五日愈。

婦人月經一月再來者，經來，其脉欲自如①常。而反微，不利，不汗出者，其經二月必來。

① 如：廣勤堂本作「知」，「如」義勝。

平鬱冒五崩漏下經閉不利腹中諸病證第五

問曰：婦人病經水適下，而發其汗，則鬱冒不知人，何也？師曰：經水下，故爲裏虛，而發其汗，爲表復虛，此爲表裏俱虛，故令鬱冒也。

問曰：婦人病如癲疾鬱冒，一日二十餘發。師脉之，反言帶下，皆如師言，其脉何類？何以別之？師曰：寸口脉濡而緊，濡則陽氣微，緊則榮中寒，陽微衛氣虛，血竭凝寒，陰陽不和，邪氣舍於榮衛，疾（疾一作候）起年少時，經水來以合房室，移時過度，精感命門開，經下血虛，百脉皆張，中極感陽動，微風激成寒，因虛舍榮衛，冷積於丹田，發動上衝，奔在胸隔，津液掩口入，涎唾湧溢出，眩冒狀如厥，氣衝髀裏熱，粗醫名爲癲，灸之因大劇。

問曰：婦人病苦氣上衝胸，眩冒，吐涎沫，髀裏氣衝熱。師脉之，不名帶下，其脉何類？何以別之？師曰：寸口脉沈而微，沈則衛氣伏，微則榮氣絕，陽伏則爲疹，陰絕則亡血。病當小便不利，津液閉塞，今反小便通，微汗出，沈變爲寒，欬逆嘔沫，其肺成痿，津液竭少，亡血損經絡，因寒爲血①厥，手足苦痹，氣從丹田起，上至胸脇，沈寒怫鬱於上，胸中窒塞，氣歷陽部，面翕如醉，形體似肥，此乃浮虛，醫反下之長針，復重虛榮衛，久發眩冒，故知爲血厥也。

問曰：五崩何等類？師曰：白崩者形如涕，赤崩者形如絳津，黃崩者形如爛瓜，青崩者形如藍色，

①血：廣勤堂本作「氣」。

黑崩者形如衃血也。

師曰：有一婦人來脉，反得微濇，法當吐，若下利，而言不，因言夫人年幾何？夫人年七七四十九，經水當斷，反至今不止，以故致此虚也。

寸口脉弦而大，弦則爲減，大則爲芤，減則爲寒，芤則爲虚，寒虚相搏，脉則爲革，婦人則半産漏下，旋復花湯主之。

婦人陷經漏下，黑不解，膠薑湯主之。

婦人經水不利，抵當湯主之。在《傷寒》中。

婦人經水閉不利，藏堅僻不止，中有乾血。下白物，礬石圓主之。

婦人腹中諸疾痛，當歸芍藥散主之一云：治懷妊腹中疼痛。

婦人腹中痛，小建中湯主之。方在《傷寒》中。一云：腹中痛，小便利，理中湯主之。

平咽中如有炙腐喜悲熱入血室腹滿證第六

婦人咽中如有炙腐狀，半夏厚朴湯主之。

婦人藏燥，喜悲傷，欲哭，象如神靈所作①，數欠，甘草小麥湯主之②。

---

① 作：廣勤堂本作「以」。

② 主之：廣勤堂本作小字注文。

婦人中風，發熱惡寒，經水適來，得之七、八日熱除，脉遲，身涼，胸脇下滿如結胸狀，其人譫語，此爲熱入血室。當刺期門，隨其虛實而取之。

婦人中風七、八日，續有寒熱，發作有時，經水適斷者，此爲熱入血室，其血必結，故使如瘧狀，發作有時，小柴胡湯主之。方在《傷寒》中。

婦人傷寒發熱，經水適來，晝日了了，暮則譫語，如見鬼狀，此爲熱入血室，無犯胃氣，若上二膲，必當自愈二字疑。

陽明病，下血而譫語，此爲熱入血室，但頭汗出者，當刺期門，隨其實而寫之，濈然汗出者則愈。

婦人少腹滿如敦敦狀《要略》云，滿而熱，小便微難而不渴，生後生後疑者，此爲水與血幷結在血室，大黃甘遂湯主之。

平陰中寒轉胞陰吹陰生瘡脫下證第七

婦人陰寒，溫中坐藥，蛇床子散主之。

婦人著坐藥，強下其經，目眶爲痛，足跟難以踐地，心中狀如懸。

問曰：有一婦人病，飲食如故，煩熱不得臥，而反倚息者，何也？師曰：得病轉胞，不得溺也。何以故？師曰：此人故肌盛，頭舉身滿，今反羸瘦，頭舉中空感一作減，胞系了戾，故致此病，但利小便則愈，宜服腎氣圓，以中有茯苓故也。方在《虛勞》中。

師曰：脉得浮緊，法當身軀疼痛。設不痛者，當射云何，因當射言。若腸中痛腹中鳴欬者，因失便。婦人得此脉者，法當陰吹。

師曰：寸口脉浮而弱，浮則爲虚，弱則無血，浮則短氣，弱則有熱，而自汗出。趺陽脉浮而濇，浮則氣滿，濇則有寒，喜噫吞酸。其氣而下，少腹則寒。少陰脉弱而微，微則少血，弱則生風，微弱相搏，陰中惡寒，胃氣下泄，吹而正喧。

師曰：胃氣下泄，吹而正喧，此穀氣之實也，膏髮導之。

少陰脉滑而數者，陰中則生瘡。

少陰脉數則氣淋，陰中生瘡。

婦人陰中蝕瘡爛，狼牙湯洗之。

婦人藏腫如瓜，陰中疼引腰痛者，杏仁湯主之。

少陰脉弦者，白腸必挺核。

少陰脉浮而動，浮則爲虚，動則爲痛，婦人則脱下。

平婦人病生死證第八

診婦人漏血下赤白，日下血數升，脉急疾者死，遲者生。

診婦人漏下赤白不止，脉小虚滑者生，大緊實數者死。

診婦人新生乳子，脉沈小滑者生，實大堅弦急者死。

診婦人疝瘕積聚，脉弦急者生，虚弱小者死。

診婦人新生乳子。因得熱病，其脉懸小，四肢溫者生，寒清者死。

診婦人生産，因中風傷寒熱病，喘鳴而肩息，脉實大浮緩者生，小急者死。

診婦人生産之後[1]，寸口脉[2]焱[3]疾不調者死，沈微附骨不絕者生。

金瘡在陰處，出血不絕，陰脉不能至陽者死，接陽而復出者生。

平小兒雜病證第九

小兒脉，呼吸八至者平，九至者傷，十至者困。

診小兒脉法，多雀鬭，要以三部脉爲主。若緊爲風癇，沈者乳不消，弦急者客忤氣。

小兒是其日數應變蒸之時，身熱而脉亂，汗不出，不欲食，食輒吐哯者，脉亂無苦也。

小兒脉沈而數者，骨間有熱，欲以腹按冷清也。

小兒大便赤，青瓣，飧洩，脉小，手足寒，難已。脉小，手足溫，易已。

小兒病困，汗出如珠，著身不流者死。

小兒病，其頭毛皆上逆者必死。耳間青脉起者瘈痛。

---

① 診婦人生産之後：《千金翼·卷第二十五·診雜病脈》作「産後」。

② 脉：《千金翼·卷第二十五·診雜病脈》無。

③ 焱：廣勤堂本作「炎」。

小兒病而囟陷入，其口脣乾，目皮反，口中氣出冷，足與頭相抵，臥不舉身，手足四肢垂，其臥正直如得縛，其掌中冷，皆死。至十日，不可復治之。

脉經卷第九

脉經卷第十 手檢圖三十一部

朝散大夫守光祿卿直秘閣判登聞檢院上護軍臣林億等類次

經言：肺者，人之五藏華蓋也，上以應天，解理萬物，主行精氣，法五行、四時，知五味。寸口之中，陰陽交會，中有五部。前、後、左、右各有所主，上、下、中央分爲九道。浮、沈、結、散知邪所在，其道奈何？岐伯曰：脉大而弱者，氣實血虚也。脉大而長者，病在下候。浮直上下交通者，陽脉也。堅在腎，急在肝，實在肺。前如外者，足太陽也。中央如外者，足陽明也。後如外者，足少陽也。中央直前者，手少陰也。中央直中者，手心主也。中央直後者，手太陰也。前如內者，足厥陰也。中央如內者，足太陰也。後如內者，足少陰也。前部左右彈者，陽蹻也。中部左右彈者，帶脉也。後部左右彈者，陰蹻也。從少陽之厥陰者，陰維也。從少陰之太陽者，陽維也。來大時小者，陰絡也。來小時大者，陽絡也。

前如外者，足太陽也。動，苦頭項腰痛，浮爲風，濇爲寒熱，緊爲宿食。

前如外者，足太陽也。動，苦目眩，頭頸項腰背強痛也。男子陰下濕，女子月水不利，少腹痛，引命門、陰中痛，子藏閉。浮爲風，濇爲寒血，滑爲勞熱，緊爲宿食。鍼入九分，却至六分。

中央如外者，足陽明也。動，苦頭痛，面赤，微滑，苦大便不利，腸鳴，不能食，足脛痹。

中央如外者，足陽明也。動，苦頭痛，面赤熱，浮微滑，苦大便不利，喜氣滿。滑者爲飲，濇爲嗜臥，腸鳴不能食，足胻痹。鍼入九分，却至六分。

後如外者，足少陽也。動，苦腰背胻股肢節痛。

後如外者，足少陽也。浮爲氣濇，濇爲風血，急爲轉筋，弦爲勞。鍼入九分，却至六分。

右足三陽脉

前如內者，足厥陰也。動，苦少腹痛，月經不利，子藏閉。前如內者，足厥陰也。動，苦少腹痛與腰相連，大便不利，小便難，莖中痛，女子月水不利，陰中寒，子門壅絶內，少腹急。男子疝氣，兩丸上入，淋也。鍼入六分，却至三分。

中央如內者，足太陰也。動，苦胃中痛，食不下，欬唾有血，足脛寒，少氣，身重，從腰上狀如居水中。

中央如內者，足太陰也。動，苦腹滿，上管有寒，食不下，病以飲食得之。沈濇者，苦身重，四肢不動，食不化，煩滿，不能臥，足脛痛，苦寒，時欬血，泄利黃。鍼入六分，却至三分。

後如內者，足少陰也。動，苦少腹痛，與心相引背痛，淋。從高墮下傷於內，小便血。

後如內者，足少陰也。動，苦小腹痛，與心相引背痛，淋。從高墮下，傷於尻內，便血裏急，月水來，上搶心，胸脇滿拘急，股裏急也。鍼入六分，却至三分。

右足三陰脉

前部左右彈者，陽蹻也。動，苦腰背痛，微濇爲風癇。取陽蹻。

前部左右彈者，陽蹻也。動，苦腰痛，癲癇，惡風，偏枯，僵仆羊鳴，瘰痹，皮膚身體強（一作淫）痹。直取陽蹻，在外踝上三寸，直絶骨是。

中部左右彈者，帶脉也。動，苦少腹痛引命門，女子月水不來，絕繼復下止，陰辟寒，令人無子，男子苦少腹拘急，或失精也。

後部左右彈者陰蹻也。動，苦癲癇，寒熱，皮膚強一作淫痹。

後部左右彈者，陰蹻也。動，苦少腹痛，裹急，腰及髖窌下相連陰中痛，男子陰疝，女子漏下不止。

右陽蹻陰蹻帶脉

中央直前者，手少陰也。動，苦心痛微堅，腹脇急。實堅者，爲感忤。純虛者，爲下利，腸鳴。滑者，爲有娠，女子陰中癢痛，痛出玉門上一分前。

中央直中者，手心主也。動，苦心痛①，面赤，食苦，咽多，喜怒。微浮者，苦悲傷，恍惚不樂也。濇爲心下寒。沈爲恐怖，如人捕之狀也。時寒熱，有血氣。

中央直後者，手太陰也。動，苦欬逆，氣不得息。浮爲內風。緊濇者，胸中有積熱，時欬血也，有沈熱。

右手三陰脉

從少陰斜至太陽，是陽維也。動，苦肌肉痹癢。

從少陰斜至太陽，是陽維也。動，苦顛，僵仆羊②鳴，手足相引，甚者失音，不能言，癲疾。直取

① 痛：廣勤堂本作「疼」。

② 羊：原作「年」，據廣勤堂本改。

客主人，兩陽維脉，在外踝絕骨下二寸。

從少陽斜至厥陰，是陰維也。動，苦癲癇，僵仆羊鳴。

從少陽斜至厥陰，是陰維也。動，苦僵仆，失音，肌肉淫，癢痹。汗出惡風。

脉來暫大暫小，是陰絡也一作結。動，苦肉痹，應時自發，身洗洗也。

脉來暫小暫大者，是陽絡也一作結。動，苦皮膚痛，下部不仁，汗出而寒也。

右陽維陰維陽絡陰絡脉①

前部橫於寸口九丸者，任脈也。動，苦少腹痛，逆氣搶心胸，拘急，不得俛仰。

三部俱牢，直上直下者，衝脈也。動，苦胸中有寒疝。

三部俱浮，直上直下者，督脈也。動，苦腰脊強痛，不得俛仰，大人顛，小兒癇。

右任衝督三脈②

肺脉之來也。如循榆葉，曰平。如風吹毛，曰病。狀如③連珠者死，期丙丁日禺中日中。

心脉之來也，如反筍莞大，曰平。如連珠，曰病。前曲後居如帶鉤者死。期壬癸日人定夜半。

肝脉之來也，搏而弱④，曰平。如張新弓絃，曰病。如雞踐地者死。期庚辛日晡時日入。

脾脉之來也，阿阿如緩，曰平。來如雞舉足，曰病。如鳥之啄，如水之漏者死。期甲乙日平旦

---

① 右陽維陰維陽絡陰絡脉：原無此句，據廣勤堂本加。

② 前部橫於寸口九丸者……右任衝督三脈：原無此段，據廣勤堂本加。

③ 狀如：廣勤堂本作『如狀』。

④ 弱：廣勤堂本作『若』，『弱』義勝。

日出。

腎脉之來也，微細以長，曰平。來如彈石，曰病。去如解索者死，期戊己日，食時、日昳、黄昏、鷄鳴。

右平五藏脉①

寸口中脉躁竟尺，關中無脉應，陽幹陰也。動，苦腰背腹痛，陰中若傷，足寒。刺足太陽，少陰直絶骨，入九分，灸大陰五壯。

尺中脉堅實竟尺，寸口無脉，應陰幹陽也。動，苦兩脛腰重，少腹痛，癲疾。刺足太陰踝上三寸，鍼入五分。又灸太陽、陽蹻，在足外踝上三寸直絶骨是也。

寸口脉緊，直至魚際下，小按之如持維子②（一作雞毛）狀，其病腸鳴，足痹痛酸，腹滿，不能食，得之寒濕③。刺陽維，在外踝上三寸間也，入五分。此脉出魚（一作原④）際。

寸口脉沈著骨，反仰其手，乃得之，此腎脉也。動，苦少腹痛，腰體酸，癲疾。刺腎俞，入七分，又刺陰維，入五分。

初持寸口中脉，如細堅狀，久按之，大而深。動，苦心下有寒，胸脇苦痛，陰中痛，不欲近丈夫也，此陰逆。刺期門，入六分。又刺腎俞，入五分，可灸胃管七壯。

① 右平五藏脉：原無此句，據廣勤堂本加。
② 子：廣勤堂本作『竿』。
③ 濕：廣勤堂本作『溫』。
④ 一作原：廣勤堂本無此三字。

初持寸口中脉，如躁狀，洪大，久按之，細而牢堅①。動，苦腰腹相引痛，以下至足胻重也，不能食。刺腎俞，入四分，至五分亦可，灸胃管七壯。

尺寸俱沈，但有關上脉，苦寒，心下痛。

尺寸俱沈，關上無有者，苦心下喘。

尺寸俱數有熱，俱遲有寒。

尺寸俱微，厥，血氣不足，其人少氣。

尺寸俱濡弱，發熱，惡寒，汗出一云内溫熱，手足逆冷，汗出。

寸口沈，胸中痛，引背一云短氣。

關上沈，心痛，上吞酸。

尺中沈，引背痛。

寸口伏，胸中有逆氣。

關上伏，有水氣，泄溏。

尺中伏，水穀不消。

寸口絃，胃中拘急一作心下愊愊。

關上絃，胃中有寒，心下拘急。

① 牢堅：廣勤堂本作『堅牢』。

尺中紘，少腹、臍下拘急。
寸口緊，頭痛，逆氣。
關上緊，心下痛。
尺中緊，臍下少腹痛。
寸口濇，無陽，少氣。
關上濇，無血，厥冷。
尺中濇，無陰，厥冷。
寸口微，無陽，外寒。
關上微，中實（一作胃虛），能食，故里急（一作無胃氣）。
尺中微，無陰，厥冷，腹中拘急。
寸口滑，胸滿逆。
關上滑，中實逆。
尺中滑，下利，少氣。
寸口數即吐。
關上數，胃中有熱。
尺中數，惡寒，小便赤黃。
寸口實即生熱，虛即生寒。
關上實即痛，虛即脹滿。

尺中實即小便難，少腹牢痛，虚即閉澀①。

寸口芤吐血，微芤衄血。

關上芤，胃中虚。

尺中芤下血，微芤小便血。

寸口浮，其人中風，發熱頭痛。

關上浮，腹痛，心下滿。

尺中浮，小便難。

寸口遲，上焦有寒。

關上遲，弱無胃氣有熱。

尺中遲，下焦有寒，背痛。

寸口濡，陽弱，自汗出。

關上濡，下重。

尺中濡，少血，發熱惡寒。

寸弱，陽氣少。

關弱，無胃氣。②

---

① 澀：廣勤堂本作『塞』。

② 關弱，無胃氣：原無此句，據廣勤堂本加。

少關元闕。①

尺弱，少血。

右雜言三部二十四種脈

脈經卷第十

① 少關元闕：廣勤堂本無此句。

熙寧元年七月十六日

進呈奉

聖旨鏤版施行

朝奉郎守國子博士同校正醫書上騎都尉賜緋魚袋臣高保衡

朝奉郎守尚書屯田郎中同校正醫書騎都尉賜緋魚袋臣孫奇

朝散大夫守光祿卿直祕閣判登聞檢院上護軍臣林億

熙寧二年七月十四日

朝散大夫右諫議大夫參知政事護軍長安郡開國侯食邑一千一百户賜紫金魚袋臣王安石

推忠佐理功臣正奉大夫行右諫議大夫參知政事上柱國南陽郡開國侯食邑一千户賜紫金魚袋臣趙抃

推忠協謀同德守正亮節佐理翊戴功臣開府儀同三司行尚書左仆射兼門下侍郎同中書門下

平章事集賢殿大學士上柱國魯國公食邑一萬一千一百户食實封三阡八伯户臣曾公亮

推忠協謀同德守正亮節佐理功臣開府儀同三司行尚書左仆射兼門下侍郎同中書門下平章事昭文

館大學士監修國史兼譯經潤文使上柱國鄭國公食邑一萬一千户食實封肆阡貳伯户臣富弼

國子監

准　監關准　尚書禮部符准　紹聖元年六月二十五日

勑中書省、尚書省送到禮部狀據、國子監狀據，翰林醫學本監三學，看治任仲言狀伏覩　本監先准

朝旨開雕小字聖惠方等共五部出賣，并每節鎮各十部，餘州各五部。本處出賣，今有《千金翼方》、《金匱要略方》、王氏《脉經》、《補注本草》、《圖經本草》等五件醫書，日用而不可闕。本監雖見印賣，皆是大字，醫人往往無錢請買，兼外州軍尤不可得，欲乞開作小字，重行校對出賣，及降外州軍施行。本部看詳，欲依國子監申請事理施行，伏候指揮。六月二十三日奉。

聖旨依奉　勑如右牒到奉行　都省前批六月二十六日未時，付禮部施行，仍關合屬去處主者，一依

勑命指揮施行

紹聖三年六月　日雕

集慶軍節度推官監國子監書庫　向宗恕

承務郎監國子監書庫　曾　繰

延安府臨真縣令監國子監書庫　鄧　平

潁州萬壽縣令監國子監書庫　郭直卿

宣義郎國子監主薄　王仲薿

通直郎國子監丞武騎尉　檀宗益

朝散郎守國子監司業上輕車都尉賜緋魚袋　趙挺之

朝奉郎守國子司業兼侍講云騎尉　龔　原

王氏脉經後序

醫之學以七經爲本，猶儒家之六藝也。然七經中，其論脉理精微莫詳於王氏《脉經》，綱舉目分，言近旨遠，是以自西晉至於今日與黄帝、盧扁之書並傳，學者咸宗師之。南渡以來，此經罕得善本。凡所刊行，頗多訛舛，大任每切病之。有家藏紹聖小字監本，歷歲既深，陳故漫滅，字畫不能無謬。然昔賢參考，必不失真。久欲校正傳之，未暇。茲再承乏醫學，偶一時教官，如毛君升、李君邦彦、王君邦佐、高君宗卿皆恰聞者，知大任有志於斯，乃同博驗群書，孜孜凡累月，正其誤千有餘字，遂鳩工創刊於本局，與衆共之。其中舊有闕文，意涉疑似者，亦不敢妄加補注，尚賴後之賢者。

嘉定丁醜仲夏望日濠梁何大任後序

《醫道傳承叢書》跋*（鄧老談中醫）

現在要發揚中醫經典，就要加入到弘揚國學的大洪流中去，就是要順應時代的需要。中華民族的精神，廣泛存在于十三億人民心中，抓住這個去發揚它，必然會得到大家的響應。中醫經典要宣揚，必須有中醫臨床作為後盾。中醫經典都是古代的語言，兩千多年前的，現在很多人沒有好好地學習《醫古文》，《醫古文》學習不好，就沒法理解中醫的經典。但更重要的是中醫臨床！沒有臨床療效，我們講得再好現在人也聽不進去，更不能讓人接受。

過去的一百年裏，民族虛無主義的影響很大，過去螺絲釘都叫洋釘，國內做不了。可現在我們中國可以載人航天，而且中醫已經應用到了航天事業上，例如北京中醫藥大學王綿之老就立了大功，為宇航員調理身體，使他們大大減少太空反應，這就是對中醫最好的宣揚。

中醫是個寶，她兩千多年前的理論比二十一世紀還超前很多，可以說是『後現代』。比如我們的治未病理論，西醫就沒有啊，那所謂的預防醫學就只是預防針（疫苗）而已，只去考慮那些微生物去殺病毒，不是以人為本，是拆補零件的機械的生物醫學。我們是仁心仁術啊！是開發人的『生生之機』的辯證的人的醫學！這個理論就高得多。那醫院裏的ICU病房，全封閉的，空調還開得很猛，病人就遭殃了！只知道防病毒、細菌，燒傷的病人就讓你盡量地密封，結果越密封越糟糕，而中醫主

* 邱浩、王心遠、張勇根據鄧鐵濤老中醫二〇〇八年八月十日講話整理，經鄧老本人審閱。

張運用的外敷藥幾千年來療效非常好！但自近現代西醫占主導地位後就不被認可。相比而言，中醫很先進，治病因時、因地、因人制宜，這是中醫的優勢，這些是機械唯物論所不能理解的。

治未病是戰略，（對一般人而言）養生重于治病。（對醫生而言）有養生沒有治病也不行。我們治療就是把防線前移，而且前移很多。比西醫而言，免疫學最早是中醫發明的，人痘接種是免疫學的開端。醫學上很多領域都是我們中醫學領先世界而開端的呢！但是，西醫認死了，免疫學就是打預防針！血清治療也有過敏的，並非萬無一失。現在這個流感他們西醫就沒辦法免疫，病毒變異太多太快，沒法免疫！無論病毒怎麽變異，兩千多年來我們中醫都是辨證論治，效果很好。西醫沒辦法就只好抗病毒，所以是對抗醫學，人體當做戰場，病毒消滅了，人本身的正氣也被打得稀巴爛了。所以，中醫學還有很多思想需要發揚光大。這兩年『治未病』的思想被大家知道了，多次在世界大會上宣講。中醫落後嗎？要我說中醫很先進，是走得太快了，遠遠超出了現代人的理解範圍，大家只是看到模糊的背影，因為是從後面看，現代人追不上中醫的境界，只能是遠遠地看，甚至根本就看不見，所以也沒法理解。現在，有人要把中醫理論西醫化，臨床簡單化，認為是『中醫現代化』。背離中醫固有的理論，放棄幾千年來老祖宗代代相傳的有效經驗，就取得不了中醫應有的臨床療效，怎麽能說是發展中醫？

中醫的優勢就存在于《神農本草》、《黄帝内經》、《八十一難》、《傷寒卒病論》等中醫經典裏。讀經典就是把古代醫家理論的精華先拿到，學中醫首先要繼承好。例如：《黄帝内經》給我們講陰陽五行、臟腑經絡、人與天地相參等理論，《傷寒論》教我們怎麽辨證、分析病機和處方用藥，溫病學是中醫臨床適應需要、沿着《内經》《傷寒》進一步的發展。中醫臨床的發展促進了理論的不斷豐富，後世中醫要在這個基礎上發展。所以，我有幾句話：四大經典是根，各家學說是本，臨床實踐是生命線，仁心仁術是醫之靈魂。

中醫文獻很重要，幾千年來的中醫經典也不限于四大經典，只是有些今天看不到了。從臨床的角度，後世的各家學說都是中醫經典的自然延續。傷寒派、溫病派……傷寒派一直在發展，不是停留在張仲景時代。歷史上，傷寒派中有『錯簡』的説法，其實是要把自己對醫學的理解塞進去，這也是一種發展。因為臨床上出現的新問題越來越多，前代注家的理論不能指導臨床，所以要尋找新的理論突破。

中醫發展的關鍵要在臨床實踐中去發展。因為臨床是醫學的生命線！我們當年曾經遇到急性胰腺炎的患者用大承氣湯就治好了，胃穿孔的病人只用一味白芨粉就拿下。嬰兒破傷風，面如豬肝，孩子母親放下就走了，認為死定了；我們用燈心草點火，一焠人中，孩子『哇』地哭出來了；孩子一哭，媽媽就回來了，孩子臉色也變過來了；再開中藥，以蟬蜕為主，加上僵蠶等，就治好了。十三焠火，《幼科鐵鏡》就有，二版教材編在書裏，三版的删掉了。十三焠火，是用燈心草點火焠穴位，百會、印堂、人中、承漿……，民國初年廣東名醫著作簡化為七個穴位。

還有，解放後五十年代，石家莊爆發的乙腦就是用白虎湯清陽明内熱拿下的。北京發病時，當時考慮濕重，不能簡單重複，蒲輔周加用了化濕藥，治愈率百分之九十以上。過了一年廣東流行，又不一樣了。我參加了兒童醫院會診工作，我的老師劉赤選帶西學中班學員去傳染病醫院會診。當時，廣東地區發的乙腦主要問題是伏濕，廣東那年先多雨潮濕，後來酷熱，患者病機濕遏熱伏。中醫治療關鍵在利濕透表，分消濕熱，濕去熱清，正氣自復。所以只要舌苔轉厚患者就死不了！這是伏濕由裏達表、胃氣來復之兆。廣東治療利濕透熱，治愈率又在百分之九十以上。我們中醫有很多好東西，現在重視還不夠。

我提倡要大溫課、拜名師。為什麼要跟名師？名師臨床多年了，幾十年積累的豐富學術與經驗，半年就教給你了，為什麼不跟？現在要多拜名師，老師們臨床多年了，經驗積累豐富，跟師學習起來就很快。讓中醫大夫們得到傳承，開始讀《內經》，可以先學針灸，學了針灸就可以立即去跟師臨床，老師點撥一下，自己親手取得療效之後就可以樹立強烈的信心，立志學習中醫。中醫思想建立起來、中醫理論鞏固了、中醫基本功紮實了，臨床才會有不斷提高的療效！之後有興趣可以學習些人體解剖等西醫的內容，中西彙通，必要時中西互補。但千萬別搞所謂的『中西結合』，中醫沒水平，西醫半吊子，那就錯了。在人類文明幾千年發展過程中，中醫、西醫是互為獨立的兩個體系，都在為人類健康長壽服務。我不反對西醫，但中醫更人性化，『以人為本』。現在也有好多西醫來學習中醫，把中醫運用到臨床，取得了很好的療效。我們年輕中醫值得深思啊！

大溫課就是要讀經典、背經典、反復體會經典，聯繫實踐，活學活用。我們這一代是通過學校教育、拜師、家傳、自學學成的中醫。新一代院校培養出來的年輕人要學好中醫，我很早就提出過：拜名師，讀經典，多臨證。臨證是核心，經典是不會說話的老師，拜師是捷徑。在沒有遇到合適的老師可拜時，經典是最好的老師！即使遇到合適的老師，經典也不可不讀，《論語》上說『溫故而知新』嘛！

在廣東我們已經很好地開展大溫課、拜名師活動。當年能夠戰勝非典，就是因為通過我提倡的這種方式的學習，教育、培養出來了一批過硬的中醫大夫。現在，應該讓全中國、全世界了解中醫學的仁心仁術，使中醫學更好地為人類健康長壽服務。希望年輕的中醫們沿著這個行之有效的方法加倍努力啊！

鄧鐵濤